EAUX MINÉRALES

DE LA FRANCE

DU MÊME AUTEUR :

TRAITÉ DE L'IMPUISSANCE ET DE LA STÉRILITÉ chez l'homme et chez la femme. 2 vol. in-8°. . . . . 10 fr.

DES HOPITAUX au point de vue de leur origine et de leur utilité, des conditions hygiéniques qu'ils doivent présenter et de leur administration. 1 vol. in-12 . . . . 3 fr.

THÉOPHRASTE RENAUDOT, étude sur les mœurs médicales du dix-septième siècle. Édition de bibliophile, tirée à un petit nombre d'exemplaires . . . . 3 fr.

HISTOIRE ET STATISTIQUE DE L'ACADÉMIE NATIONALE DE MÉDECINE, depuis sa fondation jusqu'en septembre 1852. In-8°. (*Très-rare.*) 1 fr.

ANNUAIRE MÉDICAL ET PHARMACEUTIQUE DE LA FRANCE, depuis 1849, chaque année séparément. . . . . 4 fr.

EN PRÉPARATION :

L'HYDROTHÉRAPIE, les bains de mer et les eaux minérales de l'étranger, guide du médecin praticien et du malade.

Paris. — Imp. de la Librairie Nouvelle, A. Bourdilliat, 15, rue Breda.

LES

EAUX MINÉRALES

DE LA FRANCE

GUIDE DU MÉDECIN PRATICIEN ET DU MALADE

PAR

LE Dr FÉLIX ROUBAUD

Rédacteur en chef de *la France médicale et pharmaceutique;* médecin inspecteur des eaux minérales de Pougues (Nièvre), etc.

PARIS

LIBRAIRIE NOUVELLE

BOULEVARD DES ITALIENS, 15.

A. BOURDILLIAT ET Cie, ÉDITEURS

1859

A M. TROUSSEAU

PROFESSEUR DE CLINIQUE MÉDICALE A LA FACULTÉ DE MÉDECINE DE PARIS

Très-cher et très-honoré maître,

D'autres pourront vous offrir de leurs sentiments un témoignage plus digne de votre grand nom et de votre beau talent, mais nul n'aura jamais pour vous une reconnaissance égale à celle que vos bontés ont gravée dans le cœur de votre élève respectueux et dévoué.

FÉLIX ROUBAUD.

> Les bons médecins font les bonnes eaux.
>
> (*Vieux dicton.*)

Le traitement des maladies chroniques par les eaux minérales a conquis, depuis quelques années, en France, une faveur que le succès légitime et justifie.

Cette nouvelle voie ouverte à la thérapeutique a été frayée par quelques hommes dont la persévérance et le talent ont tour à tour dissipé l'incrédulité des uns et les exagérations mystiques des autres, et, par ainsi, ont donné à la médication thermale le cachet d'une incontestable utilité.

Malheureusement, ne prenant conseil que de ses propres forces, chacun s'est tracé un sentier qu'il a plus ou moins heureusement parcouru, et ceux-là même qui ont tenté un travail d'ensemble se sont heurtés à des difficultés immenses qu'il était impossible de vaincre en l'absence de principes acceptés par tous et d'une règle de conduite invariable et commune.

De là, pour le lecteur, confusion, ténèbres et chaos.

Nous n'affichons pas la prétention d'apporter les lois qui doivent régir l'hydrologie médicale, mais nous espérons seulement en rendre l'étude moins incertaine et moins ardue.

Nous n'avons caressé qu'une seule et unique préoccupation : être pratiquement utile.

Dans ce but et en même temps pour rendre toute recherche prompte et facile, nous avons adopté l'ordre alphabétique pour les deux parties de cet ouvrage où cet ordre était possible ; et, par des indications rapides faisant tableau, nous avons prévenu la sécheresse des dictionnaires, tout en en conservant les avantages.

Cette méthode, non encore adoptée dans le sujet qui nous occupe, nous a été inspirée par l'embarras dans lequel nous nous sommes trouvé au début de nos études sur les eaux minérales, et nous l'avons suivie ici dans la conviction qu'elle rendra les services dont nous eussions nous-même profité, si elle eût été mise en pratique avant nous.

Un mot encore.

Ce volume ne contient que les eaux minérales de la France et n'est, par conséquent, qu'un chapitre séparé de l'hydrologie médicale.

Celle-ci, en effet, dans son acception la plus large, comprend l'emploi médical de l'eau, quels que soient ses modes d'administration, sa composition et sa température.

Nous avons l'intention de remplir ce vaste cadre et de faire pour l'hydrothérapie, les bains de mer et les eaux mirales de l'étranger ce que nous avons accompli pour les eaux minérales de la France.

Nous obtiendrons ainsi un ensemble dont toutes les parties, formant cependant un tout complet, se relieront par une pensée commune et une méthode identique.

EAUX MINÉRALES
DE LA FRANCE

PREMIÈRE PARTIE

DES EAUX MINÉRALES EN GÉNÉRAL

CHAPITRE PREMIER

§ I. — ORIGINE ET DÉFINITION DES EAUX MINÉRALES.

Malgré le vague qui règne encore dans la science sur l'origine des masses aqueuses dont les diverses couches du globe sont pénétrées, il faut reconnaître que les deux sources principales auxquelles on peut les rapporter sont : 1° les eaux de pluie, 2° les eaux de la mer.

Il est impossible de nier le rôle considérable que, pour la formation de ces masses liquides, jouent les eaux qui tombent de l'atmosphère, et nous verrons tout à l'heure la large part qu'il faut leur faire dans le phénomène de la minéralisation. Mais, sans nous arrêter à leur quantité qui n'est point en rapport avec le volume des eaux qui sortent du sein de la terre ou qui séjournent dans son intérieur, il est indispensable de recourir à une autre cause pour avoir l'explication de certaines circonstances que les eaux pluviales seules ne peuvent nous fournir. Ainsi, par exemple, comment se rendre compte de la présence de sources quelque fois très-considérables au milieu des terrains primitifs? L'infiltration est-elle possible à travers l'homogénéité et la compacité des roches granitiques qui offrent à peine quelques fissures sans anastomoses aux nombreux filets d'eau qui cherchent à les traverser? Et puis comment expliquer la composition de certaines sources très-bromurées et iodées? Comment enfin, avec l'infiltration seule des eaux de pluie, comprendre les volcans boueux et les Geysers?

Bien évidemment, la masse liquide qui de toutes parts entoure notre globe, pénètre les couches terrestres soit directement, soit par des moyens dont nous n'avons point encore le secret.

Qu'elle tombe de l'atmosphère ou qu'elle ait été portée par la mer dans les profondeurs du globe, l'eau s'empare des sels solubles qu'elle rencontre dans les terrains qu'elle traverse, et ces substances, aidées par la pression et la température, amènent des réactions chimiques à la suite desquelles naissent de nouveaux composés.

Ces actions et ces réactions chimiques, sans même parler de l'influence exercée par les matières organiques qui y jouent souvent un rôle considérable, et par les substances qui, fabriquées par la combustion volcanique, viennent se dissoudre dans l'eau et lui donner des caractères spéciaux, comme les acides sulfureux, sulfurique, chlorhydrique, borique, etc.; ces actions et ces réactions chimiques, disons-nous, rendent illusoire le rapprochement que d'aucuns ont voulu établir entre la composition des eaux et la nature des terrains qu'elles traversent : mais si l'on ne peut répéter avec Pline : *Tales sunt aquæ, qualis terra per quam fluunt*, il faut reconnaître que toutes les eaux terrestres contiennent des principes minéralisateurs, et que l'eau n'est pure qu'après avoir été convenablement distillée, ou mieux encore lorsqu'elle a été produite de toutes pièces par la combinaison de deux volumes d'hydrogène et de un d'oxigène, sous l'influence de l'électricité.

Hors ces deux circonstances exceptionnelles et purement artificielles, toute eau est *minérale*. Mais par la quantité et surtout par la qualité des substances minérales qu'elles renferment, les eaux ont été consacrées à des usages fort différents, car, tandis que les unes ne peuvent servir que comme forces motrices, les autres sont considérées comme de véritables agents médicaux, et à ce titre employées, soit extérieurement, soit intérieurement, au traitement des maladies.

L'usage a consacré à ces dernières l'épithète de *minérales,* bien que l'exactitude du langage les dût faire appeler *médicinales.*

C'est d'elles seules dont il sera question dans ce livre.

§ II. — GÉOGNOSIE DES EAUX MINÉRALES

Si les eaux ne tenaient en suspension ou en dissolution que les matériaux organiques ou inorganiques avec lesquels elles se sont trouvées en contact, elles dénonceraient, sans exiger un trop long examen, les terrains qui leur ont donné soit asile, soit passage, et l'on arriverait sans peine à déterminer la composition chimique des eaux d'après la nature des terrains d'où elles sourdent, et réciproquement à établir la nature des terrains d'après la composition chimique des eaux qui s'en échappent.

Malheureusement, les opérations qui se passent au sein de la terre n'ont pas cette simplicité désirable, et nous venons de voir, au contraire, qu'elles sont marquées par une foule d'actions et de réactions chimiques dont rien ne peut faire prévoir le nombre et le caractère.

Cependant, s'il est impossible de rattacher la composition chimique des eaux à la nature même des lieux d'où elles sortent, on peut constater des propriétés communes dans les sources d'une même origine. En partant de ce fait d'observation, Alexandre Brogniart tenta le premier de dresser la géognosie des eaux minérales, pour lesquelles il admit cinq grandes classes correspondant à cinq grandes divisions géologiques.

1° *Eaux minérales des terrains primitifs.* — Ces eaux sont toutes thermales; elles contiennent de l'acide carbonique, de l'acide sulfhydrique, de la soude à l'état de carbonate, très-peu de sels de chaux, encore moins de sels de fer ; mais elles offrent des quantités assez considérables de silice, ainsi qu'on peut s'en convaincre par les eaux des Pyrénées, de Chaudes-Aigues, etc.

2° *Eaux minérales des terrains de sédiments inférieurs.* — Assez semblables aux précédentes, ces eaux sont encore thermales et possèdent l'acide carbonique, le sel de soude et un peu de silice; mais l'hydrogène sulfuré disparaît en partie, et les sels de chaux, notamment le sulfate, y deviennent plus considérables.

3° *Eaux minérales des terrains de sédiments supérieurs.* — Ici les eaux sont froides et l'hydrogène sulfuré, l'acide carbonique, le carbonate de soude et la silice ont disparu; à leur place viennent en abondance le sel marin, les sels magnésiens, les sels de chaux et de fer à l'état de chlorures, sulfates, carbonates, phosphates, etc. Telles sont, en général, les eaux salines.

4° *Eaux minérales des terrains de transition.* — Par la place qu'elles occupent, elles partagent naturellement la composition des eaux des terrains primitifs et de celles des terrains de sédiments : la silice y existe encore, ainsi que l'acide carbonique, qui s'y montre souvent en abondance avec le carbonate de soude, celui de chaux, etc., etc. A ce groupe appartiennent les eaux de Vichy, de Pougues, de Seltz, etc.

5° *Eaux minérales des terrains trachitiques anciens et modernes.* — Elles se ressentent du voisinage des volcans, ressemblent beaucoup aux eaux des terrains de transition, et contiennent de plus des substances étrangères à celles que nous venons d'examiner. Les acides sulfureux, chlorhydrique, borique et quelquefois sulfurique peuvent s'y renontrer à l'état libre.

M. Chevreul a repris l'œuvre de Brogniart, et, quoiqu'il n'ait point adopté la même division géologique, il arrive à des résultats analogues, surtout en ce qui regarde les principes chimiques reconnus dans les mêmes espèces d'eaux.

§ III. — GÉOGRAPHIE DES EAUX MINÉRALES

Il est peu de départements en France qui ne compte au moins une source d'eaux minérales; mais il s'en faut de beaucoup que toutes ces richesses soient utilisées au point de vue médical, car sur 864 sources d'eaux minérales qui sont connues en France, d'après le rapport fait par M. Pâtissier à l'Académie de médecine, sur le service médical des établissements thermaux pendant les années 1851 et 1852, 141 seulement possèdent un établissement ouvert aux malades [1].

L'administration des mines, après avoir relevé nos principales sources d'eaux minérales, les a réparties, de la manière suivante, entre nos divers systèmes de montagnes :

1.	Système des Pyrénées	200
2.	— des montagnes centrales	200
3.	— des Vosges	80
4.	— des montagnes du nord-ouest	66
5.	— des Alpes	28
6.	— de la Corse	12
7.	— des Ardennes	7
8.	Pays des plaines basses de Paris	62
	Autres bassins	5

M. Herpin (de Metz), dans son excellent ouvrage sur la matière qui nous occupe, divise géographiquement les eaux minérales de France en quatre groupes, qui sont : 1° le groupe des Pyrénées, dont les principes constituants caractéristiques sont les sulfates et l'acide sulfhydrique ;

2° Les sources de l'Auvergne, dont les principes constituants caractéristiques sont le carbonate de soude et l'acide carbonique ;

3° Le groupe du versant occidental des Alpes, du Jura, des Vosges, dans lequel le chlorure de sodium est un des éléments prédominants ;

[1] Voir la partie de cet ouvrage consacrée aux établissements thermaux.

4° Enfin le groupe des contrées voisines de la Seine et de la Loire, le nord-est, les Ardennes, le Hainaut, la Bretagne, les plateaux tertiaires du nord et du midi, ne contiennent guère que des eaux douces avec du fer et un peu d'acide carbonique, dont le type pourrait être représenté par Forges pour les eaux ferrugineuses, et par Enghien pour celles qui sont en même temps sulfureuses.

L'*Annuaire des eaux de la France* divise notre territoire, au point de vue des sources minérales, en huit régions :

La première région, — *massif central de la France,* — est constituée par « la vaste protubérance à base granitique, percée par des porphyres secondaires et des roches volcaniques, et parsemée, surtout vers ses bords, de lambeaux de terrains sédimentaires, particulièrement de terrain houillier, qui s'étend du N. au S. d'Avallon au Vigan ou plutôt à Lodève, et de l'E. à l'O. entre le Rhône et Nontron ou Confolens. »

La seconde région, — *groupe des Pyrénées,* — comprend : 1° « la chaîne des Pyrénées, dont l'axe est composé de roches cristallines et de terrains anciens, tandis que les formations sédimentaires plus modernes en garnissent les flancs ; 2° deux appendices qui, des deux extrémités de la chaîne, s'avancent vers le N. E. »

La troisième région, — *groupe des Alpes et de la Corse,* — est assez naturellement circonscrite pour qu'il soit inutile d'en marquer les limites.

La quatrième région, — *Jura, collines de la Hautes-Saône et Vosges,* — forme pour ainsi dire trois groupes, dont le trait dominant est « le double relief des Vosges et de la Forêt-Noire, placé symétriquement des deux côtés de la grande vallée du Rhin, et formé d'un axe granitique. sur lequel s'appuyent successivement les diverses formations du trias. Ce massif, terminé par les collines de la Haute-Saône, se sépare assez nettement des terrains oolithiques qui l'entourent à l'O. et au S., et vont former dans cette dernière direction la chaîne recourbée du Jura, bordant, comme un amphithéâtre, la plaine Suisse ; enfin, entre cette chaîne et le Rhône, s'étend la Bresse qui, de Gray à Valence, forme un plan légèrement incliné. »

La cinquième région, — *Ardennes et Hainaut*, — ne possède qu'une seule source, celle de Laifour, qui appartienne à la France.

La sixième région, — *massif du nord-ouest*, — occupe tout le N.-O. de la France, c'est-à-dire la région accidentée qui forme la Vendée, la Bretagne et une portion de la Normandie.

Les septième et huitième régions, — *régions de plaines*, — comprennent toute la partie de notre territoire qui ne présente pour accidents orographiques que de simples collines, dont la hauteur atteint rarement 300 mètres d'élévation, et qui ne renferme pas de terrains plus anciens que le lias. Ces deux régions sont placées l'une au N. et l'autre au S. du plateau central, et sont séparées par une sorte de col, formé de terrains jurassiques, qui relie les deux pointes avancées des massifs granitiques de la Vendée et du Limousin. Au N.-E. de ce petit bombement s'étendent les plaines arrosées par la Loire, moyenne la Seine, la Somme, l'Escaut; au S. et au S.-O., les bassins de la Charente, de la Gironde et de l'Adour.

Dans la partie consacrée aux eaux minérales, l'*Annuaire*, revenant sur cette division géographique, ajoute : « Des huit grandes régions physiques dans lesquelles nous avons été amenés à diviser la France, quatre seulement, le groupe des Pyrénées, le massif central, le groupe formé par les Alpes et la Corse, enfin celui qui réunit le Jura, les collines de la Haute-Saône, et les Vosges, présentent des sources dont la température moyenne dépasse notablement celle du sol superficiel.

» Les quatre autres régions, comprenant le massif des Ardennes, le massif de la Bretagne, et les deux grandes régions de plaines qui entourent circulairement, au nord et au midi, la gibbosité centrale, présentent à peine quelques sources dont la température s'élève au-dessus de la température moyenne; et, en même temps, la teneur moyenne en sels fixes de celles de ces sources qu'on a rangées parmi les eaux minérales, c'est-à-dire de celles qui sont le plus chargées dans ces quatres groupes, ne dépasse pas la somme des matières tenues en dissolution par l'eau d'Arcueil. Cette teneur, comparée à celle des sources des quatre premières régions, n'en constitue guère respectivement que le tiers, un peu plus du quart, un peu moins du cinquième et même moins du septième. Pour les éléments constitutifs, même antagonisme ; dans les régions à sources froides, les carbonates l'emportent généralement sur les chlorures et les sulfates, mais surtout l'élément calcaire sur l'élément sodique. Les régions à sources chaudes ont des physionomies bien dessinées et des caractères tranchés : dans l'une prédomineront les carbonates, dans une autre les chlorures, dans une troisième, ce sera le souffre qui fournira essentiellement les éléments électronégatifs; mais dans toutes on remarquera la prééminence absolue de la base alcaline sur la base calcaire. »

Nous nous sommes étendu sur ces considérations géographiques des eaux minérales de la France, parce que la division proposée par l'*Annuaire* nous paraît la plus logique et, par conséquent, est celle que nous adoptons.

CHAPITRE II

§ I. — PROPRIÉTÉS CHIMIQUES DES EAUX MINÉRALES.

Dans leur passage à travers les couches plus ou moins profondes de la terre pour arriver à la surface du sol, les eaux se chargent, en quantités plus ou moins considérables, de substances avec lesquelles elles se sont trouvées en contact. De ces substances, les unes restent en dissolution, et les autres, se combinant entre elles, donnent naissance à des éléments et à des composés dont la présence ne peut être prévue ni d'après la nature des terrains, ni d'après la prédominance de certains corps, ni, en un mot, d'après une donnée quelconque de la science.

Cependant, **MM.** O. Henry assurent que « parmi le grand nombre de substances qui minéralisent les eaux en général, il en est plusieurs que l'on rencontre assez fréquemment en *association*, de telle sorte que la présence de l'une peut conduire à prévoir celle de l'autre [1]. »

C'est ce que ces auteurs expriment par le mot *concomitance*.

Quoi qu'il en soit, voici, d'après les mêmes savants, toutes les substances trouvées jusqu'à présent dans les eaux minérales :

[1] *Traité pratique d'analyse chimique des Eaux minérales*, page 7.

Substances indifférentes aux réactifs.

Volatiles.
- Gaz azote.
- Gaz oxygène et air atmosphérique.
- Hydrogène carboné.
- Gaz ammoniac.

Substances acides[1].

Acides. Carbonique, sulfurique, sulfureux, sulfhydrique, chlorhydrique, phosphorique, borique, silicique ou silice, sélénique? azotique, crénique, apocrénique, géique, mellitique? acétique?

Substances salines.

Carbonates : — de chaux, de magnésie, de soude, de potasse, de fer, de manganèse, de strontiane, de lithiner d'ammoniaque.

Bicarbonates et sesquicarbonates : — de chaux, de magnésie, de soude, de potasse, de fer, de manganèse, de cobalt, de nickel, d'ammoniaque, de strontiane, de cuivre, de lithine.

Sulfates : — de chaux, de magnésie, d'alumine, d'alumine et de potasse, d'ammoniaque, de fer, proto et sesqui-oxyde de manganèse, de strontiane, de cuivre.

Phosphates : — de chaux, d'alumine, d'yttria?

Sulfites : — de chaux, de soude, de magnésie, de potasse.

Hyposulfites : — de chaux, de soude, de magnésie, de potasse.

Borates : — de chaux, de soude.

Silicates : — de potasse, de soude, de chaux, d'alumine, de fer? d'yttria? de glucine, de zircone? de lithine.

Azotates : — de potasse, de soude de chaux, de magnésie.

Arséniates : — de soude, de chaux, de fer, de manganèse,

Arsénites : — de soude, de chaux? de fer?

Acétates : — de potasse.

Mellitates : — (?)

[1] Les substances basiques ne se rencontrent qu'à l'état de sels.

Sels haloïdes et sulfosels.

Sulfures : — de calcium, de sodium, de potassium, de magnésium, de fer, de manganèse, d'arsenic.

Arséniures : — de fer, de nickel, de cobalt ?

Chlorures : — de calcium, de manganèse, de sodium, de potassium, de lithium, d'ammonium, de glucynium.

Bromures : — de calcium, de magnésium, de sodium, de potassium.

Iodures : — de calicum, de magnésium, de potassium, de sodium, de fer, de manganèse.

Séléniures : — (?)

Substances organiques.

Bitume, pétrole... conferves, animaux infusoires.

Matière organique de l'humus.

Substances indiquées, mais encore douteuses.

Acide titanique, tungstène, tantale, molybdène, cerium, yttria ? étain, argent, acide mellitique.

Ainsi, jusqu'à présent, l'analyse chimique a indiqué dans les eaux minérales 127 substances, dont 9, à la vérité, sont encore douteuses, et dont, parmi les 118 restantes, 112 sont minérales, et 6 organiques.

Cependant, soit par leur inertie médicamenteuse, soit par leur quantité infinitésimale, le plus grand nombre de ces substances ne joue aucun rôle dans l'action thérapeutique des eaux minérales, et s'efface plus ou moins complétement devant les principes minéralisateurs qui se trouvent en proportion suffisante pour produire des effets curatifs bien réels.

Le nombre de ces principes minéralisateurs est assez restreint, et l'on peut dire que le chlore, le soufre, le carbone et leurs combinaisons avec la soude, la magnésie et la chaux ; le fer, le manganèse, l'arsenic, l'iode, le brome et la silice, sont les substances qui constituent les éléments essentiels que l'on rencontre dans les eaux minérales.

§ II. — CIRCONSTANCES QUI INFLUENT SUR LES PROPRIÉTÉS CHIMIQUES DES EAUX MINÉRALES.

Si l'on se rappelle les conditions de circulation, de pression et de température au milieu desquelles les eaux se minéralisent, on concevra facilement que plusieurs circonstances puissent, en altérant ces conditions, modifier les propriétés chimiques des eaux, moins peut-être dans la qualité que dans la quantité de leurs éléments.

Mais ces altérations, qu'elles portent sur la nature ou sur le chiffre proportionnel des principes minéralisateurs, modifient plus ou moins l'action thérapeutique des sources minérales, et méritent, en conséquence, de fixer un instant notre attention.

Au premier rang des causes modificatrices de la composition chimique des eaux minérales, il faut placer le temps. De quelle manière agissent ici les années et les siècles dans leurs lentes évolutions? Est-ce au moyen de quelque phénomène physique, ou, mieux encore, par quelque procédé mécanique qui détournerait de sa route l'infiltration des eaux? ou bien le temps userait-il, comme toutes choses, les éléments des eaux minérales et amènerait-il leur complet épuisement? Cette dernière opinion a pour elle les travertins de Rome et de Vichy, dans lesquels se rencontrent des substances qui ne se trouvent plus aujourd'hui dans les eaux de ces localités. Qui ne connaît les travertins de Saint-Nectaire, où des dépôts successifs de sable argileux, d'arragonite et d'ocre marquent, pour ainsi dire, la composition de ces eaux à différentes époques? Au Mont-Dore, ne rencontre-t-on pas d'immenses dépôts de silice alors que dans ses eaux il est impossible d'en saisir des traces aujourd'hui? Reconnaissons-le donc, le temps est un puissant modificateur des eaux minérales, et il en altère plus ou moins rapidement la composition.

La température, par le rôle important qu'elle joue dans les opérations chimiques et par l'influence qu'elle exerce sur la densité de l'eau, a une action incontestable dans le phénomène qui nous occupe. Nous rappellerons comme preuve de ce fait que pendant l'hiver, alors que le froid est intense, la mer Morte et la mer Caspienne déposent abondamment des sels de soude, ce qui n'a jamais lieu pendant les chaleurs de l'été. Selon M. Lambron, la sulfuration des sources varie aussi d'un saison à l'autre, et on a pu noter ce phénomène dans l'espace de quelques heures. Bien plus, la nature des eaux peut complétement changer, et l'on cite telle source qui est sulfureuse à une époque de l'année et ferrugineuse dans une autre; ou bien, comme celles de Pyrmont, dit M. Struve, il en est qui sont *alcalines* et *gypseuses* pendant les mois les plus chauds, et qui perdent ces qualités pendant l'hiver.

Le captage des sources, disent MM. O. Henry, est d'une grande importance dans cette question, car les eaux éprouvent d'autant moins de changements dans leur composition qu'elles sortent d'un granit plus compacte et plus profond; tandis qu'elles sont facilement disposées à subir des altérations lorsque les terrains d'où elles émergent sont lamelleux, schisteux et d'une désagrégation facile.

Certaines conditions météorologiques ou électriques exercent aussi une influence incontestable sur la composition des eaux minérales; ainsi on a vu, pendant des orages, des sources devenir bourbeuses, déposer des matières salines en plus grande abondance que d'habitude, diminuer de volume et même disparaître soit momentanément, soit pendant un temps assez prolongé. Les mêmes phénomènes se produisent à la suite des tremblements de terre, dont nous parlerons tout à l'heure à l'occasion de la thermalité des eaux.

Une des causes les plus puissantes des altérations que peuvent subir les eaux minérales est le mélange de celles-ci avec des eaux étrangères fournies, soit par la fonte des neiges, soit par des sources voisines alimentées par les eaux pluviales. Ce mélange a une double action : l'une chimique, en augmentant la quantité du véhicule dans lequel sont dissous les éléments minéralisateurs; l'autre physique, en changeant la température

2

de l'eau minérale, et rentrent par conséquent dans les considérations que nous ferons valoir tout à l'heure.

Enfin, l'air atmosphérique agissant par l'oxygène qu'il contient, n'a pas une influence moins décisive sur certaines eaux que les circonstances que nous avons déjà énumérées. Par le simple contact de l'air, dit M. Herpin, quelques eaux se troublent, deviennent blanches et laiteuses (Aix-la-Chapelle, Bagnères-de-Luchon), les combinaisons sulfureuses se décomposent et le soufre se précipite. Ailleurs, à Ems, Wiesbaden, par exemple, les eaux, exposées à l'air pendant un temps plus ou moins long, se recouvrent à leur surface d'une pellicule très-mince, irisée, que l'on nomme *crème*, et qui paraît due au carbonate de chaux neutre qui se forme par l'effet du dégagement du gaz carbonique qui était contenu dans l'eau.

CHAPITRE III

§ I. — PROPRIÉTÉS PHYSIQUES DES EAUX MINÉRALES.

Généralement les eaux minérales sont incolores et arrivent à la surface du sol claires, limpides et transparentes comme du cristal. Si quelques-unes paraissent affecter une coloration quelconque, elles le doivent à des circonstances étrangères à leur composition. Ainsi, par exemple, la teinte verdâtre qui caractérise les eaux de Néris et de Dax, tient à la présence des plantes aquatiques, ulves, conferves, etc., qui tapissent le fond et les parois de ces bassins. De même pour les eaux de Naples et de Castellamare, dont la teinte azurée est produite par la réflexion de la lumière bleue du ciel.

L'odeur des eaux minérales est entièrement subordonnée aux éléments qui les composent. Quelquefois nulle, elle est tantôt fade, animale, et tantôt piquante, si la source dégage de l'acide carbonique. Dans les eaux sulfureuses l'odeur est généralement prononcée, soit qu'elle se rapproche de celle des œufs cuits, soit qu'elle rappelle celle des œufs pourris quand elle contient du gaz sulfhydrique.

Plus que l'odeur encore, la saveur des eaux minérales varie avec les principes qui les constituent. Il est impossible de rien généraliser à cet égard, et l'on peut dire que les eaux minérales affectent le goût de toutes les façons : nulle quelquefois, leur saveur est, dans d'autres circonstances, agréable et appétente, tandis qu'elle est ailleurs nauséabonde et rebutante ; celle-ci est plus ou moins salée, celle-là est saumâtre; l'une est amère, l'autre est aigrelette; rien, en un mot, ne peut être précisé à cet égard.

De tous les caractères physiques que présentent les eaux minérales, le plus remarquable, sans contredit, est leur thermalité. Toutes, il est vrai, n'ont pas une température supérieure ou inférieure à la température ordinaire; mais ce phénomène occupe une si large place dans l'étude et les applications des eaux minérales, que nous croyons utile de nous y arrêter un instant.

La thermalité des eaux minérales a tour à tour occupé les philosophes, les géologues et les médecins, et il n'est pas facile de se reconnaître au milieu des opinions diverses et quelquefois contradictoires qui ont été émises sur ce sujet, depuis l'antiquité jusqu'à nos jours.

Thermophyle, disciple de Pythagore, rapportait tout l'honneur du phénomène à l'action solaire, explication inadmissible aujourd'hui, alors que nous savons que la chaleur augmente à mesure que l'on pénètre plus profondément dans l'intérieur de la terre.

Mileus l'attribuait à l'action des vents chauds et toujours remuants, et péchait en conséquence par une ignorance égale à celle de Thermophyle.

Blodelli voulait que la thermalité fût produite par le mouvement seul des eaux dans les entrailles de la terre; Lemaire, par la fermentation des substances végétales et animales; Martinet et Foderé, par des réactions chimiques. Sans doute, toutes ces circonstances développent du calorique, mais elles ne peuvent s'appliquer qu'à la thermalisation d'un certain nombre de sources et seraient d'ailleurs incapables de produire une chaleur constante, ainsi que cela existe dans les sources thermales.

Aristote expliquait le phénomène par le passage de l'eau à travers de mines de soufre; Démocrite, et après lui Berthemin, par l'infiltration du liquide à travers de couches de chaux, et Werner, à travers de mines de charbon de terre; enfin Valmont de Bomare le concevait par la décomposition des pyrites. — Toutes ces théories sont aussi illusoires que les précédentes et ne peuvent s'appliquer qu'à un certain nombre de cas. Toutes les eaux thermales sont bien loin de traverser soit des mines de soufre, soit des couches de chaux; la présence de la houille ne paraît pas avoir une grande influence sur la production de la thermalité des eaux, car les sources du Bourbonnais, pour lesquelles cette explication a été donnée, ne contiennent pas, ou du moins contiennent à peine du gaz hydrogène sulfuré, tandis que les sources des Pyrénées, qui sont remarquables surtout par la quantité de ce même gaz, sont fournies par des terrains où il n'existe pas de charbon de terre. Enfin, quant aux pyrites, leur décomposition ne peut avoir lieu dans les profondeurs de la terre, car cette décomposition est impossible sans le contact de l'air; d'ailleurs, la plupart des sources thermales, ainsi que l'a établi Brogniart, sont fournies par les terrains primitifs, dans lesquels les sulfures de fer (pyrites) sont fort rares.

L'électricité, on le doit prévoir, n'a pas été négligée en un cas aussi difficile; Diderot, considérant le centre de la terre comme un noyau vitrifié, veut que l'écorce mobile agisse sur lui de la même manière que les coussins d'une machine électrique agissent sur son plateau; Steffens envisageait la terre comme une immense pile dont les éléments seraient constitués par les couches diverses qui constituent l'enveloppe corticale du globe; Ampère admettait des courants électriques qui, avec les combinaisons chimiques, concouraient à la production de la thermalité.

Quelques médecins, Bordeu et Fabas, entre autres, s'égarant dans les conceptions les plus hautes, pensent que le globe est doué d'une certaine vitalité, que les eaux minérales appartiennent à ses sécrétions, et que la chaleur est produite par la circulation de ces matériaux ainsi élaborés.

Nous n'en finirions point si nous voulions énumérer toutes les théories proposées pour expliquer la formation de la thermalité des eaux, et nous avons hâte d'arriver à l'opinion de Solenander et du père Kircher, admise généralement aujourd'hui,

2.

d'après les travaux de Descartes, de Leibnitz, de Buffon, de Laplace, de Humboldt, etc., etc. Cette opinion, consacrée par les observations et les expériences de la science moderne, admet que primitivement la terre était à un état de fluidité ignée, et que les couches superficielles de ce globe de feu en se refroidissant de la circonférence au centre, ont enfermé dans une écorce solide dont l'épaisseur augmente sans cesse, les masses fluides et incandescentes. Or, comme le refroidissement n'a point encore atteint la partie la plus centrale du globe, il faut bien admettre qu'à cette partie centrale existe un foyer permanent et immense de calorique, avec lequel on explique tout à la fois les éruptions volcaniques, les tremblements de terre et la chaleur des eaux thermales.

Nous verrons tout à l'heure, en effet, qu'il existe entre ces trois phénomènes les relations les plus intimes.

Mais en cette place nous devons faire remarquer qu'en admettant la théorie d'un feu central il est nécessaire que la température du globe soit d'autant plus élevée qu'on s'éloigne davantage de la surface. C'est ce qui arrive en effet, à ce point qu'il a été possible d'établir numériquement la loi que suit l'accroissement du calorique en allant de la circonférence de la terre à son centre. Cet accroissement est de 1 degré centigrade par 30 mètres de profondeur. Le forage des puits artésiens a de tous points confirmé ces calculs, et Arago était moins enthousiaste qu'on ne le croit, quand il proposait de fournir, sans dépense de combustible, de l'eau bouillante aux habitants de Paris.

Quoi qu'il en soit, grâce à l'existence du feu central, il est facile d'expliquer la température des eaux thermales, en admettant que ces eaux ont circulé dans des terrains compris dans la sphère d'activité du foyer intérieur; et pour ne laisser aucun doute sur la réalité de cette explication, nous rappellerons que les sources thermales sont remarquables par la constance et la régularité de leurs eaux, ce qui n'aurait point lieu si ces eaux ne subissaient pas invariablement et toujours l'influence des mêmes causes.

Nous ne reproduirons pas ici toutes les fables qui ont été racontées sur la nature du calorique que possèdent les eaux thermales; ce calorique se comporte exactement comme le calorique naturel, et ne rend pas plus la fraîcheur aux fleurs fanées qu'il ne se conserve indéfiniment.

§ II. — CIRCONSTANCES QUI INFLUENT SUR LES PROPRIÉTÉS PHYSIQUES DES EAUX MINÉRALES.

Les limites de la température des sources sont très-étendues : tandis que quelques eaux présentent une température inférieure à celle des lieux où elles sourdent, d'autres possèdent un calorique qui peut aller jusqu'à l'ébullition ; afin de bien faire saisir dans un seul coup d'œil les dégrés divers de cette thermalité, nous allons donner, en commençant par les plus chaudes, la température des principales sources de la France, remettant au volume qui traite des eaux minérales étrangères un tableau analogue de la thermalité des sources principales de l'Europe :

	Deg. cent.		Deg. cent.
Chaudes-Aigues.....	81	Balaruc............	50-40
Olette.............	78-27	Bains..............	50
Ax.................	75	Bagnères (Bigorre)..	48-18
Plombières.........	70-10	Vichy..............	48-12
Luxeuil............	63	Bagnols............	45
Bourbon-Lancy......	62-39	Mont-Dore..........	45
Dax................	61-31	St-Nectaire.........	44
Arles (Amélie.......	61	Tercis.............	41
Bourbon-l'Arch.....	60-10	Ussat..............	40-32
Bourbonne-les-Bains.	59	Cauterets..........	39
Bagnères de Luchon.	56	Gréoulx............	38-33
Evaux..............	55	Sylvanès...........	38
Néris..............	53	Vernet.............	37
St-Antoine (Corse)...	52	Aix................	36-34
La Bourboule.......	52	Baréges............	36
Rennes.............	51	Royat..............	35

	Deg. cent.		Deg. cent.
Chatelguyon	35-25	Forbach	17
Saint-Sauveur	34	Saint-Alban	17
Eaux-Chaudes	34	Cusset	16
Saint-Honoré	32	Hauterive	15
Eaux-Bonnes	32	Salies	15
Campagne	27	Vals	14
Capvern	24	Dieuze	14
Allevard	24	Enghien	14-10
Vinça	23	Chateldon	13-10
Cambo	23	Vic-sur-Cère	12
Encausse	22	Camarès	12-10
Audinac	22	Pougues	12
Uriage	19-15	Soultzbach	10
Soultz-les-Bains	18	Saint-Pardoux	7
Bilazai	18	Forges	7
Niederbronn	17		

Si, comme on le voit par ce rapide tableau, les limites de la température des sources sont extrêmes, sa stabilité est, ainsi que nous le disions plus haut, très-remarquable, c'est-à-dire que cette température ne varie ni avec les saisons ni avec les années, et qu'en dehors de quelques circonstances que nous allons faire connaître, elle se maintient constamment la même pendant un temps très-long.

Parmi ces circonstances il faut noter en première ligne les cataclysmes, tremblements de terre et éruptions volcaniques. On sait les relations qui existent entre ces deux derniers phénomènes, dont la cause est rapportée au feu central dont nous avons déjà parlé; la thermalité des eaux est tellement liée, dans les modifications qu'elle en éprouve, à ces graves événements qui altèrent l'harmonie du globe, qu'il faut admettre entre ces altérations et ces événements soit une communauté d'origine, soit, ce qui est plus probable, une relation de cause à effet.

Quoi qu'il en soit, et malgré l'éloignement des contrées où

ces commotions se passent, la thermalité des eaux n'en est pas moins influencée par ces phénomènes : « Ainsi, dit M. Herpin (de Metz), certaines sources thermales ont éprouvé un changement total, dans leurs qualités et leur quantité, à la suite de tremblements de terre. Quelques-unes ont même disparu; d'autres se sont subitement arrêtées; le cours des eaux a été suspendu pendant plusieurs heures, plusieurs jours, plusieurs semaines, après quoi les sources ont reparu, quelquefois avec des modifications dans leur température et leurs qualités. »

Tous les auteurs qui ont écrit sur les eaux minérales se plaisent à décrire les altérations subies par diverses sources à la suite de tremblements de terre, et, si l'espace nous le permettait, nous n'aurions vraiment que l'embarras du choix pour nos exemples. Mais cette simple mention suffit aux besoins de notre cause, et nous avons hâte d'arriver aux autres circonstances qui modifient la thermalité des eaux minérales.

Nous ne citerons que pour mémoire la solidification progressive des couches terrestres, parce que son action est si lente qu'elle se fait à peine sentir d'un siècle à l'autre.

Le mélange des eaux mal captées avec des eaux froides, quelle qu'en soit l'origine, est une cause d'abaissement de température dont la fréquence est surtout remarquable dans les pays montagneux, les Alpes et les Pyrénées, à l'époque de la fonte des neiges. Cependant, M. Bonjean, dans ses *Considérations sur les eaux d'Aix en Savoie*, rapporte un fait remarquable et qui constitue la seule exception, peut-être, à la règle que nous venons de poser. Il prétend que les eaux de Brig-Baden, en Valais, qui restent neuf mois de l'année à 34° et 35° centigrades, acquièrent tout à coup une température de 45 à 50° lorsque la fonte des neiges du glacier de l'Young-Frau permet d'arroser les pâturages immenses qui entourent sa base au-dessous de laquelle on voit sourdre, au niveau du lit du Rhône, la source thermale dont il s'agit.

Les variations atmosphériques, les changements de saison, les grands froids, les chaleurs excessives ne sont peut-être pas sans influence sur les propriétés physiques des eaux; mais il faut reconnaître que cette influence est d'autant moindre que l'origine des eaux thermales est à une plus grande profondeur dans la terre. Les sources plus superficiellement situées éprouvent, à n'en pas douter, cette influence, car à Bussang, à Pullna, etc., les eaux sont beaucoup plus froides que d'habitude quand les pluies ont été très-abondantes et très-prolongées. Le médecin des eaux doit être averti de cette particularité, afin qu'il puisse, selon le besoin, modifier ses prescriptions.

L'influence qu'exercent les nuages sur certaines sources minérales est bien manifeste : quelques-unes bouillonnent plus fortement et émettent une plus forte quantité de gaz ; d'autres se troublent et tiennent en suspension des matières terreuses. M. Herpin attribue ces phénomènes, d'une part à la diminution de la pression barométrique, et d'une autre à la dilatation plus considérable des gaz, due elle-même à la chaleur des couches terrestres supérieures que traversent les eaux.

CHAPITRE IV

§ I. — PRORIÉTÉS MÉDICALES DES EAUX MINÉRALES.

Il y a quelques années à peine, les auteurs qui écrivaient sur les eaux minérales avaient à combattre deux exagérations également funestes, et qui, pendant longtemps, ont retardé chez nous l'étude de l'hydrologie médicale; ces deux exagérations étaient:

D'une part, l'enthousiasme superstitieux et mystique avec lequel on expliquait les vertus curatives des eaux;

Et d'autre part, l'incrédulité systématique qui déniait toute valeur thérapeutique aux sources les mieux autorisées.

Aujourd'hui, grâce aux efforts de quelques hommes et grâce aussi aux progrès de l'esprit public, la médication thermale a été placée au juste rang qu'elle doit occuper; et si elle a été arrachée aux arcanes mystérieux des divinités inconnues, elle a pris place parmi les moyens puissants que la médecine possède contre certains états morbides.

Nous ne nous arrêterons donc à réagir ni contre les superstitions et les fables qui transforment en miracles les cures par les eaux minérales, ni le scepticisme railleur qui se refuse à voir et à comprendre; et, sans sortir de l'exacte observation des faits, nous reconnaîtrons aux eaux minérales des vertus médicamenteuses réelles et positives.

Le principe de ces vertus est complexe et touche à tous les éléments qui constituent le vaste problème des eaux minérales. Ne s'arrêter qu'à un de ces éléments et vouloir en déduire les applications thérapeutiques des eaux, c'est se créer des illusions étranges et se préparer des mécomptes funestes; ainsi, la présence dans une source d'un principe minéralisateur est, dans bien des circonstances, impuissante à nous expliquer les effets thérapeutiques qu'on en retire, des sources à peine minéralisées produisent des résultats impossibles à obtenir dans les stations thermales les plus riches; enfin des sources à composition chimique identique amènent, dans quelques cas, des effets thérapeutiques contraires.

Il faut donc chercher l'explication médicamenteuse des eaux minérales dans un ensemble de conditions dont nous allons tenter d'isoler les éléments.

De ces conditions, celles-ci se rapportent aux propriétés dynamiques des eaux, celles-là à leurs propriétés chimiques, d'autres enfin à leurs propriétés physiques.

Ce n'est pas tout :

Le mode d'emploi a sur la puissance médicatrice des eaux une telle importance, qu'un grand nombre de stations thermales lui doivent exclusivement leur réputation et leur succès. Ne voyons-nous pas l'eau ordinaire, méthodiquement employée, faire, sous le nom d'hydrothérapie, des cures merveilleuses et inespérées?

Nous reviendrons tout à l'heure sur ce sujet intéressant, car il nous faut à cette heure parler de la triple action médicamenteuse des eaux minérales qui découle exclusivement de leur nature intime.

Action dynamique. — Les malades qui se rendent aux stations minérales absorbent chacun, par l'estomac ou par la peau, une quantité d'eau s'élevant en moyenne à 2 kilogrammes par jour. Cette évaluation paraît exagérée au premier abord; mais elle devient facilement admissible si l'on songe aux circonstances qui activent et favorisent l'absorption du liquide. C'est d'abord, d'un côté, le but même du voyage, qui consiste soit à boire beaucoup, soit à se baigner souvent et longtemps; puis les qualités de l'eau, sa pureté, sa limpidité, son goût aigrelet, etc., qui la font appétissante et d'une saveur agréable; d'autre part, la thermalité de certaines eaux, la présence du sel, et surtout de l'acide carbonique dans quelques autres, qui en rendent la digestion prompte et facile; toutes conditions qui militent en faveur de l'appréciation ci-dessus.

Cette quantité énorme de liquide, abstraction faite des principes minéralisateurs qu'elle peut contenir, introduite chaque jour dans l'économie et pendant un temps plus ou moins long, exerce bien évidemment une action dont il faut tenir compte : « Absorbée par les vaisseaux veineux, dit M. Herpin, cette eau passe dans le sang, se mêle avec lui, le délaye, le fluidifie; en circulant avec le sang, elle pénètre dans l'intérieur des viscères, des organes, et jusque dans les plus petites ramifications des vaisseaux et des tissus les plus fins; elle les lave, les nettoie; elle dissout et entraîne les substances hétérogènes, morbides ou anormales qui s'y trouvent accidentellement déposées.—Reprise ensuite par les organes excréteurs, l'eau est rejetée au dehors de l'économie par toutes les voies excrétoires : soit par le canal intestinal; soit par les reins et la vessie, avec les urines; soit par la peau, sous la forme de sueurs abondantes, d'éruptions; soit enfin par l'expectoration même, entrainant avec elle les substances inutiles ou nuisibles à l'économie, dont elle s'est chargée pendant son parcours à travers le tissu des divers organes, et dont l'économie générale se trouve ainsi purgée et débarrassée. »

Cette action mécaniquement dépurative de l'eau, est pour un grand nombre de sources la seule propriété médicamenteuse.

Si, à côté de cette expulsion de tous les materiaux nuisibles qui encombrent l'économie, on place l'assimilation d'élements constitutifs pleins de vie, de force et de santé, s'opérant sous l'influence des meilleures conditions d'hygiène et de salubrité, on se rendra compte des résultats merveilleux que l'on obtient à des sources dont la minéralisation est nulle ou insignifiante.

La réunion de ces deux conditions est indispensable ; l'une est le complément ou le correctif de l'autre : qu'un malade essaye de boire chez lui, au milieu de l'air empesté des villes, et sans se dégager des préoccupations de sa vie laborieuse ou sociale, la quantité d'eau qu'il absorberait dans un établissement thermal, à coup sûr il n'obtiendra pas les effets salutaires que lui procurera une visite aux eaux minérales ; d'autre part, qu'un graveleux, qu'un rhumatisant, par exemple, aille dans les contrées les plus favorisées, à Nice, à Naples, en Suisse, et bien certainement il ne retirera aucun bénéfice, au point de vue de son affection, des circonstances heureuses au milieu desquelles il se trouvera placé.

Mais, par contre, interrogez les malades qui vont à Plombières, à Néris, à Luxeuil, à Dax, etc., etc. ; que de cures étonnantes ! que de merveilleuses guérisons ! et cependant le chlorure de sodium, qui est l'élément principal de toutes ces eaux, s'y trouve en si faible quantité, que plusieurs litres de ces liquides en fournissent à peine une quantité égale à celle que nous consommons dans un seul repas.

Reconnaissons-le donc, en dehors de certaines eaux véritablement minéralisées et dont l'action chimique est incontestable, les sources minérales empruntent leur puissance curative à un ensemble de conditions qui, prises séparement, n'ont bien souvent qu'une influence négative, mais qui doivent, pour la thérapeutique qui nous occupe, agir simultanément et se prêter un mutuel appui.

L'action dynamique de l'eau est une de ces conditions.

ACTION PHYSIQUE. — Il ne s'agit ici que de la thermalité des eaux. Cette thermalité, c'est-à-dire une température supérieure à la température ordinaire, favorise singulièrement les propriétés dissolvantes que nous venons de reconnaître à l'eau prise à l'intérieur. En dilatant les solides et les liquides de l'économie, elle facilite leur pénétration et rend la circulation du sang plus active et plus rapide. Mais tout en secondant l'action dynamique de l'eau, la thermalité porte dans l'estomac une somme de calorique qui le stimule, éveille sa vitalité, et, par ainsi, concourt à la réparation des forces de l'organisme.

A l'extérieur et sous forme de bain, l'eau chaude détermine sur la peau une sorte de rubéfaction qui se trahit par des éruptions et des exanthèmes, et cause ainsi une dérivation qui, dans certaines maladies, joue un rôle considérable.

Cette action sera encore plus énergique si, la localisant, pour ainsi dire, au moyen de la douche, on appelle sur un seul point donné du corps les réactions produites par les alternatives répétées de la chaleur et du froid.

Dans quelques eaux à température ordinaire, cette action tonique du calorique est remplacée par de l'acide carbonique qui, lui aussi, stimule l'estomac et facilite les digestions. Des établissements, pour rendre l'assimilation encore plus complète, ont établi des bains et des douches d'acide carbonique qui dans certains cas, comme nous l'avons plusieurs fois observé à Pougues, favorisent merveilleusement les effets des eaux minérales.

ACTION CHIMIQUE. — Qu'on nous permette d'emprunter à l'*Annuaire des eaux de la France* la page suivante, car nous ne pourrions dire ni mieux, ni d'une manière plus concise l'action chimique des eaux minérales : « Entraîné par l'absorption jusque dans les ramifications les plus déliées du système vasculaire, le liquide minéral pénètre tous les tissus de l'économie et leur communique un nouveau mouvement, une nouvelle vie, d'où résulte une *excitation* plus ou moins marquée de tout l'organisme ; vers le cinquième ou le sixième jour de la cure thermale, il survient des lassitudes, du dégoût, de l'insomnie, et un mouvement fébrile ; les douleurs anciennes se réveillent, les affections chroniques, telles que le rhumatisme, les névralgies et les dermatoses, passent à un état momentanément aigu, transformation le plus souvent favorable à leur amélioration. Le malade ne doit pas s'inquiéter de ces recrudescences, qui se dissipent ordinairement en peu de jours, même en continuant les eaux. Elles sont parfois suivies de crises par les urines, les selles, les sueurs, ou par des éruptions cutanées ; c'est donc dans l'excitation de l'organisme et de la partie malade que réside la principale force médicatrice des sources sanitaires ; lorsque cette excitation est lente, modérée, elle facilite la solution des maladies chroniques ; mais, trop forte, elle les exaspère, ranime les inflammations latentes, et précipite les progrès des dégénérescences organiques. Le talent du médecin des eaux consiste principalement à maintenir cette excitation dans des limites convenables, à la *doser* suivant la nature, la période de la lésion morbide et le tempérament du malade. Ce mode *excitant*, commun à la plupart des sources, est facile à constater en étudiant leurs effets physiologiques, soit en boissons, soit en bains; mais les eaux qui renferment un principe actif prédominant, tel que le soufre, le fer, le bicarbonate de soude, etc., possèdent, outre l'action excitante, une action spéciale, *altérante*, qui modifie nos humeurs dans les maladies diathésiques; ainsi les eaux sulfurées se montrent plus aptes que celles d'une autre classe pour guérir les dermatoses, le rhumatisme, les scrofules, etc., les eaux alcalines diminuent la plasticité du sang, impriment un caractère alcalin aux sécrétions acides, liquéfient la lymphe, la bile, et sont favorables pour résoudre les engorgements passifs des viscères abdominaux; les eaux ferrugineuses agissent sur l'hermatose, donnent au sang plus de plasticité, et aux tissus plus de tonicité. En résumé, les eaux minérales, par leur *mode excitant*, relèvent graduellement les forces singulièrement affaiblies dans les maladies de long cours, et substituent à un état chronique, un état momentanément aigu, qui réveille les organes engourdis, active les sécrétions et provoque des crises salutaires par les urines, les sueurs, etc.; tandis que leur *mode altérant* ramène, par un travail lent, insensible, mais continu, les liquides altérés à leur état normal. De cette simultanéité d'action résulte une puissance curative à nulle autre pareille, pour le traitement des affections chroniques. »

Si l'on rapproche de cette savante page ce que nous avons dit tout à l'heure de l'action dynamique, on se convaincra que les eaux minérales, grâce aux propriétés diverses dont elles sont douées, concourent au même but et par des routes identiques.

§ II. — CIRCONSTANCES QUI INFLUENT SUR LES PROPRIÉTÉS MÉDICALES DES EAUX MINÉRALES.

Quand on songe aux résultats merveilleux que produisent certaines eaux dans lesquelles l'analyse chimique ne décèle rien ou presque rien de plus que ce qui se trouve dans l'eau potable ordinaire ; et d'autre part, quand on voit des eaux à principes minéralisateurs différents modifier d'une manière heureuse des affections identiques ; ou des maladies contraires améliorées et guéries par les mêmes eaux minérales, on se prend à douter de l'action *chimiquement* thérapeutique des thermes, et l'on place la cause des succès obtenus dans les circonstances au milieu desquelles s'exerce la balnéologie minérale.

Sans doute, et il y aurait folie à le contester, les conditions qui président à la médication par les eaux minérales jouent un rôle considérable dans les effets obtenus ; mais ce rôle, il serait également insensé de ne pas le reconnaître, ne constitue pas à lui seul tout le succès. Envoyez un graveleux, comme nous le disions plus haut, sur les plages enchantées de l'Italie, où dans les cottages charmants de la Suisse, et vous verrez si la pureté de l'air, la variété des distractions, l'oubli des affaires, etc. etc., pourront remplacer les eaux de Vichy ou de Pougues.

Soyons justes envers toutes choses ; ne nous laissons entraîner ni par un enthousiasme irréfléchi, ni par un scepticisme déplacé ; faisons une part légitime à tous les éléments du problème si compliqué d'une cure minérale, e nous parviendrons peut-être ainsi à nous rendre compte des apparentes contradictions signalées dans le sujet qui nous occupe.

Il est évident que les conditions tirées du déplacement, des distractions, du grand air, etc., n'ont qu'une influence secondaire sur l'action chimique des eaux que nous appellerions volontiers *action spécifique* ; le soufre contenu dans les eaux sulfurées agit contre les dermatoses aussi bien à Baréges qu'à Paris ; les sels de soude et de magnésie qui se trouvent dans les eaux sulfatées purgent le malade dans sa chambre comme ils le purgent à Pulna ou à Sedlitz. Mais si les circonstances dont il s'agit, n'ajoutent rien à l'action spécifique des eaux, elles disposent l'organisme à mieux en éprouver les effets et à en retirer de plus grands avantages. Ne sait-on pas, par exemple, que l'action du fer, dans la chlorose et l'anémie, quelquefois nulle au sein des villes, est puissamment réparatrice à la campagne? Je me souviens avoir donné pendant tout un hiver et sans succès, les préparations ferrugineuses les plus vantées et l'eau de Spa à une dame profondément anémique, qui recouvra rapidement la santé au printemps, après une saison à Spa même.

Il est donc incontestable que les voyages, les distractions, le grand air, etc., secondent puissamment l'action spécifique des eaux minérales, en mettant l'économie dans les conditions les plus favorables à cette action. Mais, hâtons-nous de le reconnaître, c'est à l'égard de l'action dynamique des eaux que ces circonstances jouent le rôle le plus important, et, pour en convaincre le lecteur, nous n'aurions qu'à évoquer les souvenirs de Grœfenberg. Pourtant, sans vouloir pénétrer ici le secret des cures obtenues par Priesnitz avec l'hydrothérapie [1], nous rappellerons ce que nous écrivions plus haut sur l'action dynamique des eaux : « Si, disions-nous après avoir parlé de l'effet dépuratif, si à côté de cette expulsion de tous les matériaux nuisibles qui encombrent l'économie, on place l'assimilation d'éléments constitutifs pleins de vice, de force et de santé, s'opérant sous l'influence des *meilleures conditions d'hygiène et de salubrité*, on se rendra compte des résultats merveilleux que l'on obtient à des sources dont la minéralisation est nulle ou insignifiante. »

Ces conditions excellentes d'hygiène et de salubrité sont précisément celles dont il est ici question.

Nous allons indiquer les principales, celles, du moins, qui exercent une influence manifeste sur les propriétés thérapeutiques des eaux minérales.

Conditions météorologiques. — « La composition chimique d'une source minérale et sa température étant données, il ne faut pas croire que ses effets sur l'économie seraient identiques sous le climat de Marseille ou celui de Strasbourg, au niveau de la mer ou à une altitude de plusieurs centaines de mètres,

[1] Voir au volume consacré aux eaux minérales de l'étranger, le chapitre relatif à l'hydrothérapie.

sur un plateau élevé, ou dans une vallée profonde, sur la pente méridionale,, ou au nord d'une montagne, etc. — Toutes ces circonstances, ainsi que beaucoup d'autres, générales et même purement locales, comme le degré d'humidité ou de sécheresse, les vents dominants, les courants d'air, les variations plus ou moins brusques de la tenpérature, etc., influent nécessairement sur le mode d'administration des eaux, sur la quantité que l'on doit en prendre, la durée de la saison, l'époque la plus convenable, etc., et définitivement sur les résultats qu'on doit en retirer. »

Ainsi parle M. Herpin (de Metz), que nous aimons toujours à citer, tant son travail est lucide et consciencieusement fait; et M. Herpin a mille fois raison, car il serait à craindre, à coup sûr, que la phthisie et le rhumatisme, par exemple, ne s'aggravassent, au lieu de s'amender, dans une localité froide, humide, exposée aux courants et aux brusques changements de température.

Les conditions météorologiques d'un pays sont presque toutes sous la dépendance de son altitude ; le baromètre et le thermomètre lui obéissent presque exclusivement et l'on sait l'empire exercé sur les fonctions vitales par la pression atmosphérique et la température.

Il faudra donc que l'altitude de la station thermale à choisir entre dans les prévisions du médecin, car il exposerait ses malades à de graves mécomptes s'il envoyait, par exemple, des hémoptysies ou des rhumathismes à des sources placées trop au-dessus du niveau de la mer.

Ces considérations nous amènent tout naturellement à la question des climats et des saisons.

Pour les climats, nous n'en dirons pas grand'chose, car chaque pays et surtout la France, dont nous nous occupons exclusivement ici, possèdent des sources qui répondent à toutes les indications, et s'il arrivait, par hasard, qu'il fût nécessaire de recourir à des sources étrangères, la question de climat s'effacerait devant les nécessités qui dicteraient une semblable détermination, et n'arrêterait ni le malade ni le médecin.

Il n'en est pas tout à fait de même de la saison, bien que la très-grande majorité et l'on pourrait même dire la totalité des établissements thermaux soient fermés pendant l'hiver. C'est donc durant la saison chaude qu'est en faveur le traitement par les eaux minérales.

Mais, dira-t-on, depuis le mois de mai jusqu'au mois d'octobre, la température est loin d'être uniforme, et la différence qui existe sous ce rapport, entre les mois de juillet et d'août d'une part, et les mois de mai, juin, septembre et octobre d'autre part, doit établir une préférence qu'il peut être utile de noter.

Ce point d'hydrologie ne peut être résolu d'une manière générale, car sa solution est subordonnée tout à la fois à la nature de l'affection qu'il s'agit de combattre et à la position géographique qu'occcupe la station choisie.

N'est-il pas évident que dans les maladies où la crise s'opère du côté de la peau, l'époque de la canicule et un pays chaud aideront puissamment cette crise, en activant et en favorisant la transpiration ? Les états morbides, au contraire, qui se jugeront par une révulsion sur le tube digestif, se trouveront mieux d'une chaleur tempérée, et retireront un plus grand bénéfice des eaux pendant les mois de juin et de septembre.

Comme on le voit, rien de précis ne peut être formulé à cet égard ; mais d'une manière plus générale et par rapport aux diverses saisons de l'année, il faut reconnaître que l'été est incontestablement la meilleure, car en dehors de l'action de la température, elle permet la promenade, l'exercice au grand air et la respiration des émanations végétales, toutes circonstances qui, nous allons le dire, sont importantes dans la médication thermale.

Conditions hygiéniques. — Ces conditions sont de deux sortes :

1° Celles qui se rapportent aux habitudes extérieures, telles que la promenade, l'exercice, le repos, etc. ;

2° Celles qui se rattachent plus particulièrement au régime alimentaire.

Les promenades, et partant l'exercice, doivent occuper une

large place dans la vie du buveur d'eau minérale. En France, les médecins n'y attachent pas une suffisante importance, et c'est un tort : après chaque verre bu, le mouvement doit faciliter la digestion du liquide et épargner ainsi à l'estomac une fatigue nuisible, tout en le bien disposant pour un nouveau travail d'absorption. Les Allemands, qui sont nos maîtres en balnéologie médicale, se conforment scrupuleusement à ces prescriptions, et ils sont admirables de gravité dans l'accomplissement de ce devoir.

La même obligation doit être observée après les repas ; elle se déduit des mêmes motifs, car pour que la séparation des matériaux inutiles ou nuisibles expulsés par l'action dynamique des eaux se fasse convenablement, il faut que l'estomac accomplisse ses fonctions sans fatigue, et l'exercice, tout le monde le sait, contribue puissamment à ce résultat.

Il est un troisième résultat que la promenade amène, celui de la distraction, qui, tout aussi important que les autres, ne saurait être négligé sans dommage. — Nous en parlerons tout à l'heure.

D'après ce que nous avons dit précédemment de l'action excitante des eaux, il faut reconnaître que, d'une manière générale, le régime alimentaire doit être doux et pour ainsi dire émollient. Il est sans doute à cette règle des exceptions tirées de la nature de l'affection qu'il s'agit de combattre et du caractère des eaux à employer. C'est au médecin qu'il appartient de modifier le régime selon ces circonstances, et, sous ce rapport et sous beaucoup d'autres, nous ne saurions trop répéter aux malades de voir souvent le médecin auquel ils se sont confiés en arrivant à la station minérale.

Il est difficile, pour ne pas dire impossible, de spécifier, même dans la catégorie des aliments dont on peut faire usage, ceux qui seront préférés et ceux dont il faudra s'abstenir. M. Rotureau rapporte qu'à Pyrmont il est bien rare qu'on puisse digérer les fraises lorsque l'on suit un traitement minéral, et l'on pourrait composer une liste de ces répugnances de l'estomac avec les faits les plus contraires.

En thèse générale, en dehors des accidents constants et indubitables, comme ceux que produisent les fraises à Pyrmont, il faut essayer les aptitudes de l'estomac et ne se permettre que les aliments supportés et d'une facile digestion. Bien plus qu'à l'état de santé, il faut se souvenir que la réparation de l'organisme se fait moins en proportion de la nature et de la quantité des aliments ingérés, que de la *digestibilité*, qu'on me passe le mot, de ces mêmes aliments.

Conditions morales. — Le malade qui se rend à une station minérale a deux sortes de préoccupations : 1° la préoccupation de ce qu'il laisse en partant; 2° la préoccupation de ce qu'il va chercher aux eaux.

La préoccupation de ce qu'il laisse en partant s'adresse tantôt à ses affaires, tantôt à ses affections, tantôt même à ses habitudes.

La préoccupation de ce qu'il va chercher aux eaux est une espérance, chez l'un pleine de confiance, chez l'autre mêlée de doute.

Aucune de ces dispositions de l'âme n'est favorable au succès de la médication thermale; le moral, nous avons presque honte de rappeler cet axiome, exerce sur le physique une telle influence que le médecin, soucieux des résultats de son ministère, a pour premier devoir de consoler, de rassurer et même de récréer son malade. La quiétude de l'esprit et l'espérance du cœur ont fait plus de miracles qu'Hippocrate et Galien.

Il n'est pas toujours facile, nous le savons, d'effacer la préoccupation de ce qu'on laisse en partant : la société forge des chaînes dont il est mal aisé de s'affranchir; l'âme a des aspirations auxquelles il est difficile de se soustraire, et l'homme se crée des besoins qui, par leur journalière satisfaction, lui deviennent une seconde nature. La volonté, inspirée et conduite par la raison, doit ici prévaloir. On se dira que les affaires, que les affections, que les habitudes que l'on quitte auront, au retour, d'autant plus de charmes que la souffrance n'en troublera plus les douceurs. Si cet éloignement est un sacrifice, il faut que ce sacrifice soit complet pour en avoir tous les bénéfices.

La préoccupation de ce que l'on va chercher aux eaux est également nuisible, soit qu'elle s'appuie sur le doute, soit qu'elle s'inspire d'une confiance exagérée.

Le doute thérapeutique, masque transparent de l'hypocondrie, s'accommode peu des exigences médicales : inattentif aux conseils, rétif à l'obéissance, il se conforme à peine ou se conforme mal aux prescriptions de la science — à quoi bon tant de soins s'ils ne doivent pas aboutir ? — Ce n'est pas tout, à côté des inconvénients et quelquefois même des dangers d'une médication mal observée, l'incertitude, le découragement réagissent sur l'organisme d'une manière funeste et le mettent dans les conditions les moins favorables pour éprouver l'action médicamenteuse des eaux.

Une trop entière confiance n'a pas des résultats aussi funestes ; mais, comme l'imagination trop facile à s'enthousiasmer est également prompte à sonner l'alarme, il est à craindre, si la rapidité, sinon de la guérison, du moins de l'amélioration, ne répond pas à ces impatiences, il est à craindre, disons-nous, que le découragement ne succède à la confiance, et que le doute, si ce n'est l'incrédulité, ne pénètre dans une âme qui ne doit connaître que les douces et calmes espérances.

La vie des eaux se propose d'atteindre ce résultat.

Un chapitre lui est plus loin consacré ; nous y renvoyons le lecteur ; mais disons ici en terminant que la vie aux eaux a pour but la quiétude de l'esprit, et pour moyens la promenade en commun, la danse, les concerts, les jeux de commerce, en un mot, tous les plaisirs qui n'exitent ni les agitations des sens ni les passions de l'âme.

CHAPITRE V

MODES D'ADMINISTRATION DES EAUX MINÉRALES.

Le mode d'administration des eaux minérales joue, comme nous l'avons dit plus haut, un rôle considérable dans la manifestation de leurs effets thérapeuthiques, et l'on doit maintenant le comprendre d'après ce que nous avons rapporté de l'action dynamique et chimique des eaux. En effet, ne sera-ce pas par un usage méthodique et rationnel du liquide minéralisé que l'on maintiendra l'excitation produite dans les limites prescrites par l'âge, le sexe, la constitution, le degré de la maladie, etc., etc.? et n'est-il pas à craindre que le but ne soit pas atteint ou soit dépassé, si l'on s'éloigne des règles tracées par l'observation et l'expérience ?

Chaque station minérale a, nous le savons, des habitudes consacrées par le temps et la tradition; si quelques-unes sont repoussées par la raison et reniées par la science, la plupart, il faut le reconnaître, reposent sur une longue suite d'observations favorables et méritent, par cela même, d'être conservées. Nous les exposerons plus loin, alors que nous passerons en revue les établissements thermaux de la France.

En cette place, exclusivement réservée à des considérations générales, nous ne pouvons indiquer que d'une manière sommaire les modes les plus communs d'administration des eaux minérales, d'autant mieux que nous nous étendons longuement sur la plupart de ces modes d'emploi dans le volume qui, avec les eaux minérales de l'étranger, expose les services que rend à la médecine l'usage rationnel des eaux, soit de l'eau pure, soit de l'eau de mer, soit des eaux minérales. Nous renvoyons donc le lecteur à ce volume pour toutes les particularités qui ne pourront trouver place ici.

De l'eau minérale en boisson. — L'absorption des eaux minérales est d'autant plus facile et plus sûre que l'estomac est vide et est resté plus longtemps en repos. Le matin est donc le moment le plus favorable pour l'injestion des eaux. C'est à la source même qu'il les faut boire, parce que là seulement elles contiennent tous leurs principes minéralisateurs. Des malades, poussés par un calcul pitoyable, s'imaginent atteindre par une intempérance excessive le but qu'ils poursuivent ; c'est une erreur qui peut devenir funeste. En toutes circonstances, mais surtout lorsque le siége de la maladie est dans les voies digestives ou aériennes, il faut éviter de provoquer sur le tube intestinal une fluxion permanente qui, sans parler de l'état inflammatoire qui pourrait survenir, s'opposerait à l'absorption du liquide et par suite rendrait illusoire le traitement thermal. Les petites doses sont donc préférables, et l'action, pour en être un peu moins lente, en est continue et partant plus sûre. D'ailleurs, en cette occurence comme sur tous les autres points, il faut s'en rapporter au médecin des eaux, qui, connaissant l'énergie de la source, en calcule et en prévoit les effets d'après l'état du malade.

De l'eau minérale en bain. — S'il est incontestable qu'une haute température appliquée au corps humain surexcite fortement l'enveloppe cutanée et la prédispose mieux à l'absorption, il ne faut pas conclure de ce fait que les eaux minérales les plus chaudes sont les plus convenables pour l'usage des bains. Une température trop élevée oblige à laisser refroidir les eaux ou, ce qui est pire encore, à les mélanger avec de l'eau froide ; dans l'une et l'autre opération, les eaux perdent quelques-uns de leurs principes minéralisateurs et ne produisent plus, en conséquence, les effets médicaux que promettait leur composition chimique. Il vaut donc mieux que le calorique des eaux minérales ne soit pas trop énergique et reste dans les limites de 35° à 36°.

Cette température, qui n'a d'ailleurs rien d'absolu et qui devra nécessairement varier avec la constitution, l'état des forces du malade et les effets à produire, ne détermine généralement ni sensation de froid, ni sensation de chaud, et tient dans une juste balance les deux fonctions contraires de la peau, l'exhalation et l'absorption. Mais en deçà et au delà de cette température, l'harmonie est rompue, et le médecin ne doit jamais oublier les phénomènes qui se manifestent dans l'un et l'autre cas.

Si la température d'un bain descend au dessous de 35° à 30°, l'exhalation cutanée s'arrête et l'absorption s'augmente; celle-ci s'accroît à mesure que le bain devient plus frais; il survient alors une abondante diurèse. Si, au contraire, la température du bain dépasse 30° ou 35°, l'absorption s'arrête et l'exhalation se manifeste avec un activité qui est en raison même de la chaleur du bain; aussi, à la suite d'un bain chaud, survient-il de la soif, parce que le sang a perdu une partie de ses principes aqueux. En conséquence, pour activer l'absorption cutanée, il faut donner des bains au-dessous de 30° à 35°, et pour activer l'exhalation, il faut dépasser cette température.

Outre les considérations relatives au tempérament, à l'état des forces du malade et aux résultats qu'il s'agit de produire, il faut tenir compte encore de la constitution atmosphérique qui règne pendant la saison des eaux. Ainsi dans les temps pluvieux, les bains doivent être plus chauds, pour obtenir une stimulation suffisante du système cutané, en ranimer les fonctions languissantes et déterminer une révulsion favorable de l'intérieur à l'extérieur. Au contraire, dans les temps secs, chauds, orageux, ces bains doivent être tempérés; pris à une température élevée, ils provoquent une surexcitation qui aggrave l'état des malades, notamment de ceux dont le tempérament est nerveux et irritable.

Le bain peut être pris également dans une *baignoire* ou en commun dans les *piscines*; à quel mode donner la préférence? l'un et l'autre ont des avantages et des inconvénients que nous allons exposer en peu de mots.

Dans une baignoire on a de l'eau minérale chaude et refroidie à sa disposition; le médecin peut prescrire tous les degrés de température, rendre à volonté le bain tempérant ou excitant; l'approprier au tempérament du malade, à la nature de l'affection morbide, etc. Mais dans une baignoire, les mouvements du malade sont gênés; on ne peut, malgré les plus grandes précautions, éviter les alternatives de chaud et de froid, et l'eau, en ne se renouvelant pas, se charge de toutes les exhalaisons que laisse dégager le corps; de plus, le malade, livré à lui-même, s'abandonne aux préoccupations de son esprit; il pense ou à ses affaires, ou à son mal : son imagination n'est point distraite et entretient dans la solitude les dispositions les plus contraires à la médication thermale.

Dans les piscines, cet effet moral n'est pas à craindre : généralement une conversation amusante et variée amène la gaieté, et anime les repas que beaucoup de malades prennent pendant le bain. L'eau, constamment renouvelée par des canaux afférents et déférents, conserve tout à la fois sa température et ses principes minéralisateurs. Ce mouvement continu du liquide en favorise singulièrement l'évaporation, de telle sorte que le baigneur absorbe encore par la vaste surface pulmonaire les principes médicamenteux que ces vapeurs tiennent en suspension ; à ces avantages incontestables des piscines on a opposé des reproches qui ne sont pas sans quelque fondement. Nous ne répéterons pas l'accusation inspirée par un sentiment exagéré de la décence, parce que, sans parler de la séparation des sexes dans des piscines respectives, on sait que les baigneurs sont couverts depuis le cou juqu'aux pieds, d'une longue robe de flanelle ou de grosse toile qui dérobe aux yeux toute nudité. Mais on reproche aux piscines de ne pouvoir adapter leur température à la susceptibilité individuelle, surtout chez les personnes dont la mobilité nerveuse très-grande peut faire varier chaque jour l'aptitude à la chaleur du bain. Nous savons bien que dans quelques établissements, tels que Luxeuil, Plombières, Bains, Néris, etc., il existe des bassins différemment gradués qui s'approprient aux indications les plus générales.

Mais dans beaucoup de cas ces conditions sont insuffisantes, et rien ne peut remplacer les facilités que présentent, sous ce rapport, les bains de baignoire. Enfin beaucoup de malades répugnent à se plonger dans une eau souillée par des mélanges de toutes sortes, qui doivent en altérer la composition et peuvent être d'énergiques agents de contagion.

Nous ne savons jusqu'à quel point ces derniers reproches sont fondés ; mais la répugnance et les appréhensions des malades sont si enracinées que, dans un assez grand nombre des stations thermales, les piscines sont aujourd'hui abandonnées et remplacées par des baignoires.

Mais que le bain soit en commun ou isolé, il peut être général ou partiel : le bain général est celui où la totalité du corps plonge dans l'eau, et le bain partiel est dit *demi-bain* quand l'eau ne monte que jusqu'à l'ombilic, et *pédiluve* quand les pieds seuls sont baignés.

Les demi-bains conviennent aux personnes délicates qui éprouvent, sous l'influence du bain général, un sentiment de gêne ou d'oppression vers la région épigastrique ; ils doivent encore avoir la préférence dans toutes les affections chroniques de la poitrine et dans les cas ou l'on redoute l'afflux du sang vers le cerveau.

Les pédiluves, dont la durée ne doit pas dépasser dix minutes, sont puissamment dérivatifs et deviennent nécessaires après les bains chauds et les bains de vapeur, pour prévenir les congestions vers la tête.

Les bains d'eau minérale produisent fréquemment, dès les premiers jours de leur emploi, une éruption assez semblable à celle de la scarlatine et de la miliaire, que l'on nomme *la poussée*. Elle est le résultat d'un effort salutaire de la nature et constitue bien souvent un avant-coureur du retour de la santé. Les malades ne doivent donc point s'en effrayer, car elle se dissipe spontanément, même en continuant les bains.

De l'eau minérale en douches. Tandis que les boissons et les bains agissent sur l'ensemble de l'organisme, les douches ont une action toute locale qui rend à la médication thermale les services les plus éclatants.

Constituée par une colonne d'eau d'une température plus ou moins élevée et dirigée sur une partie du corps, la douche agit : 1° par sa température ; 2° par son diamètre ; 3° par sa direction ; 4° par sa force de projection.

Au point de vue de sa température, la douche peut passer par tous les degrés de chaleur ; celle-ci se détermine d'après les forces du malade, et d'après l'effet qu'il s'agit de produire ; on ne peut donc rien préciser à cet égard. Mais quand il s'agit d'appeler une stimulation énergique, une réaction violente du côté de la peau, il faut recourir à la *douche écossaise* qui consiste en des alternatives de douches chaudes et de douches froides. Ces changements brusques et fréquents de températures extrêmes ont pour effet d'exercer une dérivation puissante du côté de la peau, et conviennent merveilleusement dans les affections asthéniques et surtout dans les névroses.

Sous le rapport de son diamètre, la douche est d'autant plus active que ce diamètre est plus grand, car son action s'exerce alors sur une plus large surface. Cet effet s'obtient au moyen d'ajoutages de différentes grandeurs, et se calcule d'après la partie qu'il s'agit de stimuler.

Au point de vue de la direction, la douche est descendante, horizontale ou ascendante.

La douche descendante et la douche horizontale ont une action identique ; elles augmentent la vitalité de la partie sur laquelle elles frappent ; elles rendent de la force aux membres affaiblis, activent la circulation, avivent les affections lentes et facilitent la résolution des engorgements abdominaux. On varie la force de ces douches en allongeant ou raccourcissant la colonne du liquide, et en augmentant ou rétrécissant son diamètre.

La douche ascendante se pratique dans les ouvertures naturelles situées à la partie inférieure du tronc ; on a donc la *douche rectale* pour les deux sexes, et la *douche vaginale* pour la femme.

La *douche rectale* est, à proprement parler, un lavement, avec cette seule différence, que pour la douche, la colonne de liquide est projetée avec plus de force et avec un plus grand diamètre que dans le lavement. A cette occasion, nous ferons remarquer que nos établissements thermaux ne font pas suffisamment usage des lavements d'eau minérale ; c'est un tort ; le gros intestin est une voie précieuse d'absorption pour les principes minéralisateurs, et cette voie est quelquefois plus sûre que celle de l'estomac, où les substances médicamenteuses éprouvent toujours, sous l'influence des fluides gastriques, une certaine altération qui ne saurait avoir lieu dans le gros intestin. Ces lavements nous semblent surtout indiqués dans les cas où l'estomac ne peut digérer l'eau minérale et où alors ils deviennent les succédanés de la boisson ; dans les engorgements des viscères abdominaux, parce qu'en présentant les principes minéralisateurs à l'absorption du système de la veine-porte, ils les mettent ainsi en contact direct avec l'organe engorgé.

La *douche vaginale* exige les plus grandes précautions : on ne saurait être trop réservé sur la force d'impulsion du liquide et sur sa température, et l'on doit toujours craindre de produire une trop vive excitation sur la matrice, que ses fonctions et son organisation prédisposent singulièrement aux maladies inflammatoires.

La force de projection de la colonne d'eau a, sur l'action de la douche, une influence que personne ne conteste : plus cette force est énergique, plus l'action de la douche est violente. Cette force s'obtient, soit par la longueur de la colonne du liquide dans la douche descendante, soit par une pression exercée sur cette colonne, comme dans les pompes foulantes. Quel que soit le moyen mis en usage, il est essentiel de pouvoir graduer cette force et la mettre ainsi en harmonie avec la constitution du malade et l'effet à produire.

De l'eau minérale en inhalation. — Dans ces dernières années, le propriétaire de l'établissement thermal de Pierrefonds, réalisant une pensée de M. le docteur Sales-Girons, a fait construire un appareil au moyen duquel les malades aspirent l'eau minérale réduite en poussière. Cette méthode, qu'il ne faut pas confondre avec l'inhalation des vapeurs d'eau minérale, dont nous parlerons tout à l'heure, a sur cette dernière l'avantage de ne pas soumettre l'eau à une vaporisation artificielle pendant laquelle se perdent à coup sûr certains principes minéralisateurs. Dans la méthode de M. Sales-Girons, l'eau minérale, enfermée dans un récipient, s'échappe, sous une pression de plusieurs atmosphères, par quatre ouvertures capillaires situées à la partie supérieure du récipient, et ces quatre filets de liquide se brisant contre des écrans, sont projetés sous forme de poussière impalpable qui, en peu de temps, remplit la pièce où sont amenés les malades. Les substances minérales tenues en dissolution dans l'eau arrivent ainsi aux voies respiratoires qui, étant le siége de l'hématose, les versent directement dans le torrent de la circulation.

Ce mode d'administration de l'eau minérale n'a pas suffisamment subi l'épreuve de l'expérience, pour qu'il soit encore possible de se prononcer sur sa bonté. Nous croyons savoir que des appareils d'inhalation seront prochainement établis à Pau, à Nice et sur quelques points du littoral où se rendent les phthisiques. Mais, nous le répétons, jusqu'à ce jour il n'est guère possible de formuler une opinion sur ce nouveau mode d'emploi de l'eau minérale, et nous n'en avons parlé ici qu'à titre de renseignement et pour ne rien négliger de ce qui se rapporte au sujet de ce livre.

De l'eau minérale en vapeur. — Toutes les eaux thermales laissent dégager de la vapeur ; mais dans beaucoup de cas le calorique qu'elles contiennent est insuffisant, et il faut alors recourir aux procédés de l'art.— Il y a donc deux sortes de vapeur : la vapeur naturelle et la vapeur artificielle.

L'eau minérale réduite en vapeur n'a que deux voies d'absorption : les organes respiratoires et la peau.

L'inhalation des vapeurs minérales se fait dans des salles disposées pour cet usage, et jouit d'une certaine vogue au Vernet, à Amélie-les-Bains et au Mont-Dore. Ces vapeurs, plus ou moins chargées des principes fixes et gazeux contenus dans les eaux minérales, agissent d'abord topiquement sur la membrane muqueuse pulmonaire, dont elles modifient la vitalité, et sont ensuite absorbées et portées dans la circulation.

L'absorption par la peau de l'eau minérale vaporisée ne se fait pas sans une violente excitation locale.

Le mode d'emploi est le bain et la douche.

L'action des bains est pertubatrice : la peau est vivement irritée et devient le siége d'une vaste congestion sanguine ; le pouls s'accélère, la respiration est plus fréquente, la face se congestionne et la sueur ruisselle. Ces phénomènes d'excitation pourraient se changer en de graves accidents, si la durée des bains dépassait quinze minutes ; et même, les personnes prédisposées aux congestions cérébrales devront placer leur tête hors de la vapeur, et n'user que des bains de vapeur dits *par encaissement*.

Les bains de vapeur généraux sont particulièrement invoqués dans les maladies chroniques où il est nécessaire de produire une vive excitation, une sorte de fièvre passagère, d'activer la circulation, d'augmenter et de régulariser les fonctions de la peau.

Les *douches de vapeur* sont administrées dans les cas où les douches liquides sont trop actives. On peut, comme pour ces dernières, graduer à volonté la force de ces douches en ouvrant plus ou moins les robinets qui livrent passage à la vapeur, ou en vissant à l'appareil une pomme en arrosoir. La partie sur laquelle on dirige la douche s'échauffe, rougit et se gonfle. Les indications qui en réclament l'emploi sont identiques à celles des douches liquides; nous n'avons donc pas à y revenir ici.

De l'eau minérale en boue.— Nous ne parlerons pas ici de ce mode d'emploi de l'eau minérale, parce qu'il est moins usité en France qu'en Hongrie ; nous nous y arrêterons plus largement alors que nous ferons l'histoire des stations thermales de ce pays.

Nous dirons seulement ici que les boues minérales sont naturelles ou artificielles.

Les boues naturelles sont produites sur place par le suintement de l'eau minérale à travers un terrain argileux; les bains sont institués sur le lieu même de la source, ainsi qu'on le peut voir à Saint-Amand, près Valenciennes.

Les boues artificielles ne sont guère en usage que dans quelques établissements thermaux de Hongrie, dont l'histoire nous fournira l'occasion de revenir sur l'administration et la valeur thérapeutique de ce mode d'emploi des eaux minérales.

CHAPITRE VI

§ I. — DES ÉTABLISSEMENTS D'EAUX MINÉRALES.

L'État, les communes et des particuliers, se partagent la propriété des nombreuses sources minérales répandues en France. L'État en possède le moins, et les communes le plus grand nombre. L'un et l'autre exploitent leurs établissements, soit par voie de *régie*, soit par *fermage*. Les particuliers exploitent les leurs, soit de la même manière que l'État ou les communes, soit au moyen de compagnies qui agissent par leur conseil d'administration et leurs employés.

L'exploitation par *régie* se fait à l'aide d'agents comptables nommés par le gouvernement ou les administrations propriétaires des sources, et chargés d'effectuer les recettes et les dépenses des établissements, conformément aux tarifs fixés par les préfets et aux instructions administratives.

Dans le *fermage*, l'exploitation des sources est louée pendant un certain nombre d'années à des concessionnaires qui la font à leurs risques et périls, en se conformant toutefois aux conditions ou obligations stipulées dans le cahier des charges.

De ces divers modes d'exploitation, quel est le plus profitable à la santé publique et concurremment au bon entretien et à l'agrément que doivent offrir les sources ?

L'exploitation directe par les particuliers ou les administrations propriétaires des établissements minéraux, ou, ce qui est à peu près la même chose, l'exploitation par voie de régie, est le mode qui se prête le moins à une bonne ordination des établissements. D'une part, les propriétaires ou sont trop pauvres, ou ne sont pas assez hardis pour entreprendre des dépenses quelquefois considérables, mais nécessaires; et d'autre part, les régisseurs employés à appointemens fixes, n'ont pas assez d'intérêt pour aller chercher le client, et se contentent de l'attendre. L'établissement est alors enfermé dans un cercle vicieux d'où il lui est impossible de sortir; le propriétaire ne consentira à des dépenses que si la source est fréquentée, et la source ne peut être fréquentée que si les malades y trouvent le bien-être, le confortable, les agréments, en un mot, toutes les conditions hygiéniques que nous avons énumérées ailleurs, et qui secondent si merveilleusement l'action thérapeutique des eaux.

L'exploitation des sources par des fermiers ou par des compagnies, comme le sont les Eaux-Bonnes, Vichy, Pougues, etc., est essentiellement favorable à une bonne organisation des établissements minéraux. Il n'en pourrait être autrement, car, ici, l'exploitation est une spéculation, et c'est surtout en fait de spéculation, qu'il est vrai de dire que, qui veut la fin veut les moyens.

Malheureusement, ce mode d'exploitation est le moins répandu en France, et c'est en grande partie à l'absence du confortable et à l'oubli de toutes les conditions hygiéniques qui en est résulté, qu'il faut rapporter l'espèce d'abandon dans lequel, jusqu'à ces dernières années, était tenue la médication hydrologique.

Comment, en effet, concilier les nécessités de toutes sortes auxquelles sont soumis les malades, avec le tableau suivant que nous empruntons à M. Herpin (de Metz). « Quant aux localités d'un ordre inférieur, elles sont chez nous, pour la plupart, dans un état si déplorable, dans un dénûment si absolu de tout confortable, qu'il serait impossible d'y envoyer des malades appartenant aux classes élevées de la société, habitués à vivre dans une certaine aisance.

» Des rues inégales, mal pavées, remplies de fumier, d'immondices, d'eaux croupissantes, d'animaux de toutes sortes.

» Pour habitations, des espèces de casernes traîtreusement décorées du nom *d'auberge* et même *d'hôtel* ; des chambres basses, humides et obscures, ayant vue sur les cours aux fumiers ou aux écuries ; des fenêtres étroites dont souvent une partie des carreaux est cassée ; des portes mal jointes, un carrelage froid, mouillé et dégradé ; point de parquets ni de tapis ; des murs sales, couverts d'ordures dégoûtantes ; un ameublement séculaire et vermoulu ; enfin des lits et des couchages infects, où sont venus successivement transpirer, depuis dix ou vingt ans, des centaines de malades, sans que ces objets soient jamais nettoyés ni lavés.

» Pour promenades, les grandes routes, les places et les chemins publics, exposés à toute l'ardeur du soleil ; le café ou le cabaret du lieu pour salle de réunion ; point de bibliothèque, point de journaux, si ce n'est quelquefois le journal de l'arrondissement, contenant les petites affiches et les annonces des immeubles à vendre dans la localité.

» Quant à l'alimentation, elle est des plus communes et des plus grossières : du pain lourd et mal cuit, de grosses viandes, des ragoûts de toutes couleurs et fortement épicés ; pour légumes, des choux, des haricots et des pommes de terre. »

Ces couleurs ne sont point chargées ; M. Fontan, qui a écrit sur les eaux des Pyrénées, formule les mêmes plaintes que M. Herpin, et appelle la sollicitude du gouvernement sur ce déplorable état de choses. Il n'est que trop vrai que le gouvernement devrait intervenir dans une question qui intéresse si vivement la santé générale, et forcer, soit les particuliers, soit les administrations locales, à organiser l'exploitation des sources minérales de manière à satisfaire toutes les prescriptions de l'hygiène hydrologique. La loi du 14 juillet 1856 lui en donne le droit, comme on le verra tout à l'heure, puisque les *sources d'eau minérale peuvent être déclarées d'intérêt public.*

Mais ce n'est pas tout.

Après ces conditions de salubrité, d'alimentation et d'agrément que les malades doivent rencontrer aux eaux minérales et sans lesquelles la médication est, sinon illusoire, du moins incomplète, les établissements doivent être pourvus de certains accessoires qui, par les services qu'ils rendent, deviennent presque des nécessités.

En première ligne, nous placerons une officine de pharmacien, qui, trop souvent, fait défaut, surtout dans les petites localités. On a érigé en règle, il est vrai, que pendant la curation par les eaux minérales, il fallait s'abstenir de toute autre médication, et on a tout naturellement conclu de ce principe, qu'une pharmacie était un luxe dont on pouvait se passer.

C'est une erreur.

D'abord, le principe que nous venons de rappeler n'est pas tellement absolu qu'il ne souffre maintes fois des exceptions; en second lieu, l'action des eaux minérales peut rester en deçà ou aller au delà des limites prescrites par l'âge, la constitution, le sexe, l'état des forces, etc., etc., et dans ces cas, il est utile de l'activer ou de la contenir par une médication appropriée, dont les éléments se puiseront tout à la fois dans le régime et dans des prescriptions pharmaceutiques.

Et puis une affection, complétement indépendante de la maladie cause du séjour aux eaux, peut exister et réclamer impérieusement les secours du pharmacien. Nous avons vu, à Pougues, un graveleux porteur d'un eczéma chronique qui, à coup sûr, eût abandonné une médication qui lui réussissait à merveille, s'il n'avait pu se procurer un mélange de poudre de riz et de poudre d'iris de Florence, avec lequel il parvenait à calmer les démangeaisons insupportables de sa maladie cutanée.

Une pharmacie est encore nécessaire pour parer aux accidents imprévus qui surviennent dans une population souvent considérable et toujours composée de valétudinaires.

Enfin, et cette considération seule suffirait pour nous faire insister sur la nécessité d'une officine, la présence d'une pharmacie rassure l'imagination des malades et leur donne une sécurité et une tranquillité d'esprit qui, plus qu'on ne pense, concourent au succès de la médication des eaux minérales.

Après la pharmacie, les établissements thermaux doivent posséder un emménagement complet d'hydrothérapie. Dans un volume, complément de celui-ci, où, à côté d'une revue des eaux minérales de l'étranger, nous avons fait l'histoire médicale de l'eau pure, de l'eau de mer et de l'eau minérale, nous parlons trop longuement de l'hydrothérapie pour que nous nous y arrêtions longtemps en cette place. Nous dirons seulement ici que les établissements balnéaires doivent être richement pourvus de tous les appareils destinés à l'emploi de l'eau, soit à l'intérieur, soit à l'extérieur. Nous ne parlons pas des cabinets de bains, qui seront toujours propres, spacieux, aérés et munis d'un sablier et d'un thermomètre. Nous dirons seulement que le programme des douches doit être aussi complet que varié et présenter des douches soit de vapeur, soit d'eau et d'air, chauds ou froids, des douches à jet, en pluie, en arrosoir, des douches rectales, vaginales, etc., etc., en un mot, cette multiplicité de douches qui, grâce à la direction qu'on leur impose, à la force qu'on leur imprime et à la forme qu'on leur donne, rendent de si éclatants services dans la médication par les eaux minérales.

Le motif qui nous fait passer si rapidement sur la nécessité de l'hydrothérapie dans les établissements thermaux, nous impose la même réserve à l'égard des bains d'acide carbonique et de l'inhalation de l'eau, préconisée dans ces derniers temps par M. Salles-Girons, parce que l'histoire médicale des bains d'acide carbonique est comprise dans l'étude des établissements thermaux d'Allemagne où cette médication a pris naissance, et parce que la méthode proposée par M. Salles-Girons a sa place marquée dans la description des divers modes d'emploi de l'eau en médecine.

Nous ne pouvons que renvoyer le lecteur à cette seconde partie de notre travail.

§ II. — DES EAUX MINÉRALES TRANSPORTÉES.

Ce chapitre, consacré aux établissements d'eaux minérales, serait évidemment incomplet si nous ne consacrions quelques lignes aux eaux que ces établissements transportent au loin et dont le commerce, pour quelques-uns, est si considérable.

La question du transport des eaux minérales doit être envisagée à deux points de vue également intéressants;

1° Au point de vue de leurs propriétés chimiques;

2° Au point de vue de leurs propriétés thérapeutiques;

Disons tout d'abord que toutes les eaux minérales ne sont pas susceptibles d'être transportées : De ce nombre sont toutes les eaux thermales et toutes celles qui sont administrées sous forme de bains. Les premières perdraient un des éléments les plus actifs de leur action, la thermalité, et il serait à craindre qu'en les faisant chauffer on n'altérât profondément leur composition chimique. Les secondes, sans parler de leur haute température habituelle, exigeraient des transports tellement volumineux, que leur usage en serait presque impossible.

Restent donc les eaux minérales froides et consacrées à la boisson.

Sous le rapport chimique, lorsque l'embouteillage est bien fait, les principes minéralisateurs des eaux peuvent ne subir aucune altération ; cependant les secousses du transport et surtout le temps, sont capables de les modifier; certains éléments se précipitent et le gaz acide carbonique s'évapore. De plus, les eaux qui contiennent des sulfates sont décomposées par la matière végétale du bouchon, et il se forme alors de l'hydrogène sulfuré, qui imprime au liquide une odeur et une saveur désagréables, en même temps qu'il modifie ses propriétés médicamenteuses. Les sels de fer subissent aussi l'action du tannin du bouchon qui les décompose, et noircissent le liquide. En un mot, il s'opère dans les eaux minérales transportées et d'une manière plus ou moins lente, des réactions chimiques qui ne sont pas sans quelque influence sur les propriétés médicales de ces eaux.

Mais c'est surtout au point de vue thérapeutique que les eaux minérales transportées sont dans une position réellement inférieure aux eaux bues à la source. Sans doute, l'agent chimique conserve ses propriétés médicamenteuses en quelque lieu qu'il soit introduit dans l'organisme, mais la bonté et la constance de cette action est dans une si complète dépendance de certaines conditions énumérées ailleurs, qu'il est à craindre qu'en dehors de ces circonstances favorables, l'action médicamenteuse de l'agent chimique n'en soit, sinon complétement annihilée, du moins considérablement diminuée. Cette influence des choses étrangères à la composition intime d'un médicament n'est pas spéciale aux eaux minérales : le fer, si puissant contre la chlorose et l'anémie, ne produit bien souvent ses effets que lorsque les malades changent entièrement les conditions de leur existence; et il ne faut point s'en étonner, car l'action du fer est ici générale et s'adresse à tout l'organisme.

De même pour les eaux minérales.

A côté de leur action élective sur un des trois systèmes d'excrétion, les eaux minérales agissent sur toute l'économie par un double mécanisme que nous avons étudié ailleurs, et cette influence générale ne se peut réellement et profitablement produire qu'au milieu des conditions d'aération, d'exercice, de régime, de plaisirs, etc., etc., que nous avons pris soin de faire connaître dans un autre chapitre.

Les eaux minérales transportées, privées de leurs énergiques auxiliaires, ne peuvent donc amener cette action générale qui est un des attributs les plus remarquables des eaux minérales bues à la source, et en sont réduites à ne plus agir que par leurs éléments minéralisateurs. Cette circonstance explique le petit nombre d'eaux minérales que le commerce transporte, parce que, nous le répétons, il faut dans l'eau minérale transportée un élément assez énergique pour qu'il puisse à lui seul constituer un médicament.

A ce point de vue, mais à ce point de vue seulement, les eaux minérales transportées peuvent rendre quelques services, alors surtout que par un empêchement quelconque les malades ne peuvent se rendre à la source, ou qu'après avoir fait une saison à l'établissement, ils continuent pendant l'hiver l'usage de l'eau qui leur a été salutaire.

Ce serait peut-être ici le lieu de parler des moyens employés pour transporter les eaux minérales et des soins minutieux d'embouteillage et de bouchage qu'exigent certaines eaux, telles que les eaux sulfureuses, ferrugineuses et gazeuses.

Mais, au point de vue des lecteurs pour lesquels ce livre est écrit, de semblables détails nous semblent superflus. Ces renseignements, d'une haute importance pour les propriétaires ou les fermiers des sources, importent peu aux malades et aux médecins. Les personnes intéressées dans cette branche purement commerciale des eaux minérales pourront consulter les ouvrages spéciaux sur la matière, et nous pardonneront le silence que nous gardons sur un sujet dont les développements nous éloigneraient du but que nous poursuivons et nous entraîneraient hors des limites que nous nous sommes imposées.

§ III. — DES EAUX MINÉRALES ARTIFICIELLES.

Grâce à la découverte de sources minérales nombreuses et variées sur tous les points de la France, et grâce surtout à la rapidité et au bas prix avec lesquels on peut expédier au loin les eaux minérales naturelles, les eaux minérales artificielles tendent à disparaître de nos villes, et nous savons même des savants qui en réclament avec instance l'interdiction complète.

Est-ce un bien ? est-ce un mal ?

Écoutons sur ce point un juge compétent et rangeons-nous à son avis, d'autant mieux qu'en cette place les eaux minérales artificielles ne doivent occuper qu'un rang très-secondaire : « Personne ne met en doute, disent MM. O. Henry, que l'imitation des eaux naturelles est fort difficile et souvent même impossible, parce qu'on ne peut les composer aussi exactement que la nature les présente ; ainsi l'analyse, qui sert de base à ces imitations, indique dans les eaux minérales naturelles des matières particulières organiques azotées, iodées, sulfurées, qu'il nous est impossible de reproduire même d'une manière approximative ; en outre, les éléments trouvés sont quelquefois groupés différemment suivant que les différentes méthodes d'analyse les ont indiqués ; puis, dans certaines associations, on ignore souvent comment sont unis les éléments. Sont-ils mêlés seulement ou combinés? Ainsi les *iodures* à côté des *sulfures* ne peuvent-ils pas former des *sulfo-iodures?* des sulfates divers, de *chaux*, de *soude*, de *magnésie*, ne seraient-ils pas combinés également d'une manière particulière, puisque leurs propriétés médicales diffèrent souvent de celles de chacun d'eux en particulier? Enfin, il est certains principes importants (l'arsenic, par exemple) dont on ignore quelquefois l'état de combinaison. Dans l'imitation des eaux, on a l'habitude assez générale de supprimer certaines substances qu'on considère comme inertes et inutiles; peut-être est-ce à tort, car on ne connaît pas toujours bien réellement pourquoi telles ou telles eaux minérales naturelles agissent. Il faut donc en convenir, les eaux minérales artificielles sont bien loin de reproduire leurs modèles; et puis, ajoutons que les fabricants n'emploient pas toujours pour les mêmes eaux des recettes identiques, mais plutôt telles ou telles particulières, établies sur des analyses peu concordantes. »

Cependant, sans professer un absolutisme trop rigoureux, nous devons reconnaître que certaines eaux minérales artificielles, lorsqu'elles sont bien préparées, rendent à la médecine de réels services, et nous ne citerons pour exemple que l'eau imitée de Baréges, qui constitue la majeure partie des bains sulfureux qui se prennent en hiver et loin des Pyrénées.

§ IV. — PRODUITS EXTRAITS DES EAUX MINÉRALES.

Ces produits sont de deux sortes : 1° les sels que l'on extrait artificiellement; 2° les dépôts qui se forment pendant le parcours de certaines eaux minérales, ou leur séjour dans les réservoirs, et surtout plus souvent pendant leur chauffage par serpentinage dans les cuves destinées à cette opération pour l'administration des douches et des bains.

Les sels jusqu'à cette heure extraits des eaux minérales naturelles sont les *carbonates alcalins*, surtout celui de *soude*, que l'on amène à l'état de *bi-carbonates*, sous lequel ils sont ordinairement dans les eaux, au moyen d'un courant d'acide carbonique.

Les dépôts jusqu'à présent recueillis sont de différentes natures : tantôt ils ont pour bases des composés ferrugineux, comme à Forges, à Bussang, et alors ils sont rouges ocracés; tantôt on y trouve des éléments manganésiens, à côté du fer, comme à Luxeuil, à Vittel près de Contrexeville, et dans ce cas les dépôts sont noirs ou d'un brun rougeâtre; tantôt enfin, comme à Neyrac dans l'Ardèche, à Hammam-Mescoutine en Algérie, les dépôts sont blancs et nankin, et sont ordinairement riches en *carbonates, sulfates, silicates, arséniates, phosphates terreux,* etc., unis à du fer en proportion variable.

Avec ces divers éléments ainsi obtenus, soit sels, soit dépôts, on fabrique des pastilles, des tablettes et des dragées, et de cette manière on transforme les eaux minérales en véritables préparations pharmaceutiques. Les plus connues de ces préparations sont les pastilles de Vichy, celles de Bussang, de Pougues, de Forges-les-Eaux de Bonnes, les dragées de Vittel, etc., qui toutes rappellent le principe minéralisateur dominant dans la source dont elles portent le nom.

Enfin certaines eaux minérales contiennent, comme celles de Néris et d'Évaux dans la Creuse, des substances de nature organique ou pseudo-organique dont nous parlerons dans un autre chapitre[1]. Ces conferves diverses, surtout la glairine et la sulfuraire, sont appliquées topiquement par les habitants des pays où existent ces sources, et quelques médecins, frappés de cette pratique heureuse, proposent de tirer enfin parti, soit pour l'intérieur, soit pour l'extérieur, de ces matières, qui, dans un état particulier, renferment des principes iodés, bromés et sulfurés. Mais jusqu'à présent aucune indication n'a été fournie, sauf, nous le répétons, les cataplasmes qu'en fabriquent les paysans.

[1] Voir les Eaux sulfurées.

CHAPITRE VII

§ I. — LÉGISLATION DES EAUX MINÉRALES NATURELLES ET ARTIFICIELLES.

Loi du 14 juillet 1856.

TITRE I. — De la déclaration d'intérêt public des sources ; des servitude et des droits qui en résultent.

Art. 1er. Les sources d'eau minérale peuvent être déclarées d'intérêt public, après enquête, par un décret impérial délibéré en conseil d'État.

Art. 2. Un périmètre de protection peut être assigné par un décret rendu dans les formes établies en l'article précédent, à une source déclarée d'intérêt public. Ce périmètre peut être modifié si de nouvelles circonstances en font reconnaître la nécessité.

Art. 3. Aucun sondage, aucun travail souterrain, ne peuvent être pratiqués dans le périmètre de protection d'une source minérale déclarée d'intérêt public, sans autorisation préalable. A l'égard des fouilles, tranchées, pour extraction de matériaux ou pour un autre objet, fondation de maisons, caves, ou autres travaux à ciel ouvert, le décret qui fixe le périmètre de protection peut exceptionnellement imposer aux propriétaires l'obligation d'en faire, au moins, un mois à l'avance, une déclaration au préfet, qui en délivre récépissé.

Art. 4. Les travaux énoncés dans l'article précédent et entrepris, soit en vertu d'une autorisation régulière, soit après une déclaration préalable, peuvent sur la demande du propriétaire de la source, être interdits par le préfet, si leur résultat constaté est d'altérer ou de diminuer la source. Le propriétaire du terrain est préalablement entendu. L'arrêté du préfet est exécutoire par provision, sauf recours au conseil de préfecture et au conseil d'État par la voie contentieuse.

Art. 5. Lorsque, à raison de sondages ou de travaux souterrains entrepris en dehors du périmètre, et jugés de nature à altérer ou diminuer une source minérale déclarée d'intérêt public, l'extension du périmètre paraît nécessaire, le préfet peut, sur la demande du propriétaire de la source, ordonner provisoirement la suspension des travaux. Les travaux peuvent être repris, si, dans le délai de six mois, il n'a pas été statué sur l'extention du périmètre.

Art. 6. Les dispositions de l'article précédent s'appliquent à une source minérale déclarée d'intérêt public, à laquelle aucun périmètre n'a été assigné.

Art. 7. Dans l'intérieur du périmètre de protection, le propriétaire d'une source déclarée d'intérêt public a le droit de faire, dans le terrain d'autrui, à l'exception des maisons d'habitation et des cours attenantes, tous les travaux de captage et d'aménagement nécessaires pour la conservation, la conduite et la distribution de cette source, lorsque ces travaux ont été autorisés par un arrêté du ministre de l'agriculture, du commerce et des travaux publics. Le propriétaire du terrain est entendu dans l'instruction.

Art. 8. Le propriétaire d'une source d'eau minérale déclarée d'intérêt public peut exécuter sur son terrain tous les travaux de captage et d'aménagement nécessaires pour la conservation, la conduite et la distribution de cette source, un mois après la communication faite de ses projets au préfet. En cas d'opposition par le préfet, le propriétaire ne peut commencer ou continuer les travaux qu'après autorisation du ministre de l'agriculture, du commerce et des travaux publics. A défaut de décision dans le délai de trois mois, le propriétaire peut exécuterles travaux.

Art. 9. L'occupation d'un terrain compris dans le périmètre de protection pour l'exécution des travaux prévus par l'article 7 ne peut avoir lieu qu'en vertu d'un arrêté du préfet qui en fixe la durée. Lorsque l'occupation d'un terrain compris dans le périmètre prive le propriétaire de la jouissance du revenu au delà du temps d'une année, ou lorsqu'après les travaux le terrain n'est plus propre à l'usage auquel il était employé, le propriétaire dudit terrain peut exiger du propriétaire de la source l'acquisition du terrain occupé ou dénaturé. Dans ce cas, l'indemnité est réglée suivant les formes prescrites par la loi du 3 mai 1841. Dans aucun cas, l'expropriation ne peut être provoquée par le propriétaire de la source.

Art. 10. Les dommages dus par suite de suspension, interdiction ou destruction de travaux dans les cas prévus aux art. 4, 5 et 6, ainsi que ceux dus à raison de travaux exécutés en vertu des art. 7 et 9, sont à la charge du propriétaire de la source. L'indemnité est réglée à l'amiable ou par les tribunaux. Dans les cas prévus par les art. 4, 5 et 6, l'indemnité due par le propriétaire de la source ne peut excéder le montant des pertes matérielles qu'à éprouvées le propriétaire du terrain, et le prix des travaux devenus inutiles, augmenté de la somme nécessaire pour le rétablissement des lieux dans leur état primitif.

Art. 11. Les décisions concernant l'exécution ou la destruction des travaux sur le terrain d'autrui ne peuvent être exécutées qu'après le dépôt d'un cautionnement dont l'importance est fixée par le tribunal, et qui sert de garantie au payement de l'indemnité dans les cas énumérés en l'article précédent. L'État, pour les sources dont il est propriétaire, est dispensé du cautionnement.

Art. 12. Si une source d'eau minérale, déclarée d'intérêt public, est exploitée d'une manière qui en compromette la conservation, ou si l'exploitation ne satisfait pas aux besoins de la santé publique, un décret impérial, délibéré en conseil d'État, peut autoriser l'expropriation de la source et de ses dépendances nécessaires à l'exploitation, dans les formes réglées par la loi du 3 mai 1841.

TITRE II. — Dispositions pénales.

Art. 13. L'exécution, sans autorisation, ou sans déclaration préalable, dans le périmètre de protection, de l'un des travaux mentionnés dans l'art. 3, la reprise des travaux interdits ou suspendus administrativement, en vertu des art. 4, 5 et 6, est punie d'une amende de cinquante francs à cinq cents francs.

Art. 14. Les infractions aux règlements d'administration publique prévus au dernier paragraphe de l'article 19 de la présente loi, sont punies d'une amende de seize francs à cent francs.

Art. 15. Les infractions prévues par la présente loi sont constatées, concurremment, par les officiers de police judiciaire, les ingénieurs des mines et les agents sous leurs ordres ayant droit de verbaliser.

Art. 16. Les procès-verbaux dressés en vertu des art. 13 et 14 sont visés pour timbre et enregistrés en débet. Les procès-verbaux dressés par des gardes-mines ou agents de surveillance assermentés doivent, à peine de nullité, être affirmés dans les trois jours devant le juge de paix ou le maire, soit du lieu du délit, soit de la résidence de l'agent. Lesdits procès-verbaux font foi jusqu'à preuve contraire.

Art. 17. L'art. 463 du Code pénal est applicable aux condamnations prononcées en vertu de la présente loi.

TITRE III. — Dispositions générales et transitoires.

Art. 18. La somme nécessaire pour couvrir les frais d'inspection médicale et de surveillance des établissements d'eaux minérales autorisés, est perçue sur l'ensemble de ces établissements. Le montant en est déterminé tous les ans par la loi de finances. La répartition en est faite entre les établissements, au prorata de leurs revenus. Le recouvrement a lieu, comme en matière de contributions directes, sur les propriétaires, régisseurs ou fermiers des établissements.

Art. 19. Des règlements d'administration publique déterminent : les formes et les conditions de la déclaration d'intérêt public, de la fixation du périmètre de protection, de l'autorisation mentionnée à l'art. 3, et de la constatation mentionnée à l'art. 4 ; l'organisation de l'inspection médicale et de la surveillance des sources et des établissements d'eaux minérales naturelles ; les bases et le mode de la répartition énoncée en l'art. 18 ; les conditions générales d'ordre, de police et de salubrité auxquelles tous les établissements d'eaux minérales naturelles doivent satisfaire.

Art. 20. L'art. 9 de l'arrêté consulaire du 6 nivôse an XI est abrogé. Sont également abrogées toutes dispositions des lois, décrets, ordonnances et règlements antérieurs, qui seraient contraires aux dispositions de la présente loi.

Art. 21. Le décret du 8 mars 1848 continuera d'avoir son effet jusqu'au 1er janvier 1857, pour tous les établissements qui n'auraient pas été déclarés d'intérêt public avant cette époque.

Ordonnance royale du 18 *juin* 1823.

TITRE I. — Dispositions générales.

Art. 1re. Toute entreprise ayant pour effet de livrer ou d'administrer au public des eaux minérales naturelles ou artificielles demeure soumise à une autorisation préalable et à l'inspection d'hommes de l'art, ainsi qu'il sera réglé ci-après. Sont seuls exceptés de ces conditions les débits desdites eaux, qui ont lieu dans les pharmacies [1].

Art. 2. Les autorisations exigées par l'article précédent continueront à être délivrées par notre ministre secrétaire d'État de l'intérieur (*par l'ordonnance du* 16 *avril* 1834, *art.* 2, *l'administration des eaux minérales a été mise dans les attributions*

[1] Cette dernière partie du paragraphe a donné lieu à de nombreuses contestations, et l'administration les eût facilement évitées en se rapportant aux explications fournies par la circulaire ministérielle de M. Corbière, trop peu connue, à la date du 5 juillet 1823.

du ministère de l'agriculture et du commerce), sur l'avis des autorités locales, accompagné, pour les eaux minérales naturelles, de leur analyse, et pour les eaux minérales artificielles, des formules de leur préparation.

Elles ne pourront être révoquées qu'en cas de résistance aux règles prescrites par la présente ordonnance, ou d'abus qui seraient de nature à compromettre la santé publique.

Art. 3. L'inspection ordonnée par le même art. 1er continuera à être confiée à des docteurs en médecine ou en chirurgie ; la nomination en sera faite par notre ministre secrétaire d'État de l'intérieur, de manière qu'il n'y ait qu'un inspecteur par établissement, et qu'un même inspecteur en inspecte plusieurs lorsque le service le permettra. Il pourra néanmoins, là où ce sera jugé nécessaire, être nommé des inspecteurs adjoints, à l'effet de remplacer les inspecteurs titulaires en cas d'absence, de maladie ou de tout autre empêchement.

Art. 4. L'inspection a pour objet tout ce qui, dans chaque établissement, importe à la santé publique. — Les inspecteurs font, dans ce but, aux propriétaires, régissseurs et fermiers, les propositions et observations qu'ils jugent nécessaires ; ils portent au besoin leurs plaintes à l'autorité, et sont tenus de lui signaler les abus venus à leur connaissance.

Art. 5. Ils veillent particulièrement à la conservation des sources, à leur amélioration, à ce que les eaux minérales artificielles soient toujours conformes aux formules approuvées, et à ce que les unes et les autres eaux ne soient ni falsifiées ni altérées. Lorsqu'ils s'aperçoivent qu'elles le sont, ils prennent ou requièrent les précautions nécessaires pour empêcher qu'elles ne puissent être livrées au public, et provoquent, s'il y a lieu, telles poursuites que de droit.

Art. 6. Ils surveillent dans l'intérieur des établissements la distribution des eaux, l'usage qui en est fait par les malades, sans néanmoins pouvoir mettre obstacle à la liberté qu'ont ces derniers de suivre les prescriptions de leurs propres médecins ou chirurgiens, et même d'être accompagnés par eux s'ils le demandent.

Art. 7. Les traitements des inspecteurs étant une charge des établissements inspectés, les propriétaires, régisseurs ou fermiers seront nécessairement entendus pour leur fixation, laquelle continuera à être faite par les préfets et confirmée par notre secrétaire d'État de l'intérieur. Il n'est point dû de traitement aux inspecteurs adjoints.

Art. 8. Partout où l'affluence du public l'exigera, les préfets, après avoir entendu les propriétaires et les inspecteurs, feront des règlements particuliers qui auront en vue l'ordre intérieur, la salubrité des eaux, leur libre usage, l'exclusion de toute préférence dans les heures à assigner aux malades pour les bains ou douches, et la protection particulière due à ces derniers dans tout établissement placé sous la surveillance immédiate de l'autorité. — Lorsque l'établissement appartiendra à l'État, à un département, à une commune ou à une institution charitable, le règlement aura aussi en vue les autres branches de son administration.

Art. 9. Les règlements prescrits par l'article précédent seront transmis à notre ministre secrétaire d'État de l'intérieur, qui pourra y faire telles modifications qu'il jugera nécessaires. — Ils resteront affichés dans les établissements et seront obligatoires pour les personnes qui les fréquenteront comme pour les individus attachés à leur service. Les inspecteurs pourront requérir le renvoi de ceux de ces derniers qui refuseraient de s'y conformer.

Art. 11. Les inspecteurs ne pourront rien exiger des malades dont ils ne dirigeront pas le traitement, ou auxquels ils ne donneront pas des soins particuliers. — Ils continueront à soigner gratuitement les indigents admis dans les hospices dépendant des établissements thermaux, et seront tenus de les visiter au moins une fois par jour.

Art. 12. Les divers inspecteurs rempliront et adresseront, chaque année, à notre ministre de l'intérieur, des tableaux dont il leur sera fourni des modèles ; ils y joindront les observations qu'ils auront recueillies et les mémoires qu'ils auront rédigés sur la nature, la composition et l'efficacité des eaux, ainsi que sur le mode de leur application.

TITRE II. — Dispositions particulières à la fabrication des eaux minérales artificielles, aux dépôts et à la vente de ces eaux et des eaux minérales naturelles.

Art. 13. Tous individus fabriquant des eaux minérales artificielles ne pourront obtenir ou conserver l'autorisation exigée par l'art. 1er, qu'à la condition de se soumettre aux dispositions qui les concernent dans la présente ordonnance, de subvenir aux frais d'inspection, de justifier des connaissances nécessaires pour de telles entreprises, ou de présenter pour garant un pharmacien légalement reçu.

Art. 14. Ils ne pourront s'écarter, dans leurs préparations, des formules approuvées par notre ministre secrétaire d'État de l'intérieur, et dont copie restera entre les mains des inspecteurs chargés de veiller à ce qu'elles soient exactement suivies. Ils auront néanmoins, pour des cas particuliers, la faculté d'exécuter des formules magistrales sur la prescription écrite et signée d'un docteur en médecine ou en chirurgie. — Ces prescriptions seront conservées pour être représentées à l'inspecteur, s'il le requiert.

Art. 15. Les autorisations nécessaires pour tous dépôts d'eaux minérales naturelles ou artificielles, ailleurs que dans les pharmacies ou dans les lieux où elles sont puisées ou fabriquées, ne seront pareillement accordées qu'à la condition expresse de se soumettre aux présentes règles, et de subvenir aux frais d'inspection. — Il n'est néanmoins rien innové à la faculté que les précédents règlements donnent à tout particulier de faire venir des eaux minérales pour son usage et pour celui de sa famille.

Art. 16. Il ne peut être fait d'expédition d'eaux minérales naturelles hors de la commune où elles sont puisées, que sous la surveillance de l'inspecteur; les envois doivent être accompagnés d'un certificat d'origine par lui délivré, constatant les quantités expédiées, la date de l'expédition et la manière dont les vases ou bouteilles ont été scellés au moment même où l'eau a été puisée à la source. — Les expéditions d'eaux minérales artificielles seront pareillement surveillées par l'inspecteur, et accompagnées d'un certificat d'origine délivré par lui.

Art. 17. Lors de l'arrivée desdites eaux aux lieux de leur destination, ailleurs que dans les pharmacies ou chez des particuliers, les vérifications nécessaires pour s'assurer que les précautions prescrites ont été observées, et qu'elles peuvent être livrées au public, seront faites par les inspecteurs. Les caisses ne seront ouvertes qu'en leur présence, et les débitants devront tenir registre des quantités reçues, ainsi que des ventes successives.

Art. 18. Là où il n'y aura point été nommé d'inspecteur, tous les établissements d'eaux minérales naturelles ou artificielles seront soumis aux visites ordonnées par les art. 29, 31 et 38 de la loi du 11 avril 1803 (21 germinal an XI). (*Cette loi est relative à l'exercice de la pharmacie.*)

TITRE III. — De l'administration des sources minérales appartenant à l'État, aux communes et aux établissements charitables.

Art. 22. Les cahiers des charges devront être approuvés par les préfets après avoir entendu les inspecteurs...

Art. 23. Les membres des administrations, propriétaires ou surveillants, ni les inspecteurs ne pourront se rendre adjudicataires desdites fermes, ni y être intéressés (*dans la supposition où les établissements thermaux seraient affermés*).

Art. 24. La nomination des employés et des servants dans les établissements thermaux mis en régie ne pourra être faite que de l'avis de l'inspecteur. (*Analysé.*)

Art. 25. Il sera procédé, pour les réparations, constructions, reconstructions et autres travaux, conformément aux règles prescrites pour la branche du service public à laquelle l'établissement appartiendra... — Toutefois, ceux de ces travaux qui ne seront point demandés par l'inspecteur ne pourront être ordonnés qu'après avoir pris son avis.

CHAPITRE VIII

La vie aux eaux.

Notre excellent ami, Félix Mornand, a publié avec un légitime succès le détail des plaisirs et des distractions que le séjour aux eaux offre aux malades et plus encore aux désœuvrés. Nous n'avons ni assez d'esprit ni assez d'humour pour faire, même en abrégé, une copie de la *Vie des eaux*, en admettant toutefois qu'un semblable travail eût une place marquée dans un ouvrage du genre de celui-ci ; plus modeste dans nos prétentions et nous renfermant dans les limites qui nous sont imposées, nous devons consacrer un chapitre à la *vie aux eaux*, c'est-à-dire aux choses que doivent observer les malades pendant leur séjour aux stations thermales.

Un médecin qui prescrit un traitement par les eaux minérales doit, en indiquant la source, munir son malade d'une consultation écrite. Cette consultation contiendra, après la désignation de l'affection, l'historique des principaux phénomènes qui se sont montrés et les moyens thérapeutiques qui leur ont été opposés ; elle indiquera le tempérament, les habitudes, le genre de vivre du malade ; en un mot, elle renfermera toutes les particularités capables d'éclairer le médecin des eaux, qui pourra ainsi, en pleine connaissance de cause, diriger la médication thermale sans tâtonnement et sans danger.

Dès son arrivée à l'établissement, le malade aura pour premier soin de se rendre auprès du médecin dont il aura fait choix et de se conformer exactement aux prescriptions que lui dictera son expérience guidée par la consultation dont nous parlions plus haut.

Il était d'usage anciennement de soumettre les malades, avant de commencer le traitement par les eaux minérales, à un régime préparatoire, qui, dans certaines circonstances, allait jusqu'à une médecine active. Les précautions étaient souvent trop rigoureuses, et l'on a reconnu aujourd'hui qu'à moins d'indications bien précises on pouvait sans périls et sans dommages passer, en dehors de toute transition, des moyens thérapeutiques ordinaires au traitement par les eaux minérales. D'ailleurs, en cas d'aggravation du mal, qu'elle soit due à l'inefficacité des eaux ou à leur action trop excitante, il faudra recourir au medecin, qui, en modifiant a quantité et le mode d'administration du liquide, et même en recourant aux ressources que lui fournit la pharmacie, saura ramener les choses dans la voie la plus propre au but qu'il s'agit d'atteindre.

Aussi faisons-nous une règle aux malades de visiter souvent leur médecin, de l'avertir de tous les phénomènes qu'ils éprouvent et de puiser dans son expérience les conseils sans lesquels ils ne sauraient toucher au port. Qu'ils se gardent de régler eux-mêmes le nombre de verres qu'il faut boire ou le nombre de bains et de douches qu'il faut prendre. Outre qu'on pécherait par ignorance, on est toujours mauvais juge en sa propre cause ; guidés par un raisonnement pitoyable, les malades outrepassent volontiers les prescriptions du médecin et s'imaginent que, si trois verres d'eau minérale pris tous les matins, par exemple, guérissent en 45 jours, une dose double saura amener les mêmes résultats en un espace de temps deux fois plus court. Malheureusement la nature s'accommode mal de ces règles de proportion, et, pour vouloir aller trop vite, on s'expose à rétrograder, ou tout au moins à s'arrêter.

Nous le répétons donc et nous ne saurions trop le répéter, sur ce point, comme sur tous ceux qui ressortent de l'hygiène et de la thérapeutique, le médecin doit être consulté et scurpuleusement obéi, car le mode d'emploi des eaux minérales a de tout temps joué un si grand rôle, que nos pères l'ont consacré par cet adage que nous avons pris pour épigraphe: *Les bons médecins font les bonnes eaux.*

L'hygiène de la vie aux eaux est une partie importante et qui n'admet aucune négligence ; elle se compose de prescriptions diverses, dont les unes s'adressent au physique et les autres au moral du malade.

Parmi les premières, l'exercice et le régime alimentaire occupent la première place :

L'exercice, dont nous avons déjà parlé dans un autre chapitre [1], facilite la digestion soit de l'eau minérale, soit des aliments, et de cette façon épargne à l'estomac un excès de fatigue qui pourrait ne pas être sans danger au milieu de l'excitation générale que produit l'absorption des eaux minérales. Chez les enfants et chez les jeunes personnes mal réglées, chlorotiques, on retirera de grands avantages des exercices gymnastiques. Autant que possible, ces exercices auront lieu en plein air et devront être répétés le soir et le matin ; les personnes anémiques, scrofuleuses, se trouveront bien d'un travail plus rude et, si elles le peuvent faire, elles se livreront à quelques occupations de jardinage.

Le régime alimentaire, eu égard à l'action généralement excitante des eaux, devra être doux et composé d'aliments légers et de facile digestion ; les mets épicés devront être proscrits, et les viandes noires, surtout le gibier faisandé, ne devront que rarement paraître sur la table. Les légumes farineux empâtent les voies digestives et concourent mal à la réparation des forces; il vaut mieux s'en abstenir et les remplacer par des légumes frais et herbacés. Les liqueurs fermentées, par l'action excitante qu'elles exercent sur la circulation, sont évidemment nuisibles, et il faut les proscrire; ce n'est point à dire que le vin doive être exclu des repas et qu'il faille se mettre à un régime exclusivement aqueux ou lacté. Loin de là, le vin coupé avec de l'eau est une boisson rafraîchissante qui, grâce au tannin qu'il contient, facilite et seconde la digestion. Bien plus, pour les en-

1 Voir la page 32 et suiv.

fants et pour les jeunes personnes atteintes d'anémie ou de pâles couleurs, le vin est un puissant tonique dont il serait inhabile de se priver. Il n'en saurait être ainsi du thé et surtout du café. L'action première de l'infusion de ces deux plantes s'exerce sur le système nerveux, qu'il faut bien se garder de surexiter pendant tout le traitement par les eaux minérales. Aussi, à moins que l'habitude n'en soit tellement profonde qu'il y aurait danger à la déraciner tout d'un coup, faisons-nous une règle absolue de l'abstention complète du thé et du café.

Nous ne pouvons, on le comprend, descendre dans de plus longs détails sur le régime alimentaire. A moins de passer en revue tous les mets qui viennent sur nos tables, nous devons nous arrêter à ces considérations générales qui, d'ailleurs, nous paraissent avoir suffisamment tracé la voie que doivent suivre les malades.

Des prescriptions de l'hygène qui se proposent comme but la quiétude morale des malades, les unes dépendent des malades eux-mêmes, les autres appartiennent au genre de vie que l'on mène aux eaux.

Nous nous sommes assez longuement étendu ailleurs [1] sur les dispositions d'esprit qu'il fallait apporter aux eaux, pour qu'il soit inutile de nous y arrêter encore à cette place. Assez souvent, nous le savons, la tristesse et le découragement échappent à la volonté du malade, et sa raison est impuissante à dissiper ses noires préoccupations. Enfant de la maladie, quelquefois même constituant à elle seule toute la maladie, l'hypocondrie ne doit attendre son amendement et sa guérison que du traitement thermal secondé par l'hygiène morale la mieux entendue.

Ce sont les ressources de cette hygiène dont il nous reste maintenant à parler.

Les rigoristes et les personnes ignorant le pouvoir d'une heureuse disposition mentale sur les souffrances du corps, critiquent et proscrivent les plaisirs de la vie des eaux. Pour eux, les établissements thermaux doivent tirer toute leur importance

1 Voir les pages 34 et 35.

des principes qui minéralisent leurs sources et ne rien emprunter aux circonstances accessoires.

D'autres, sceptiques ou légers, faisant à ces circonstances accessoires la part du lion, veulent que le plaisir soit le but et les eaux le prétexte. A leurs yeux, les vertus thérapeutiques des sources sont une adroite invention de quelque savant en goguette, destinée à faire accepter par les gens sérieux l'action bienfaisante des distractions et des plaisirs.

La vérité n'appartient à aucune de ces deux opinions extrêmes; elle participe de l'une et de l'autre, et sait faire aux principes minéralisateurs et aux circonstances accessoires, la part légitime qui lui revient mutuellement.

Les distractions et le plaisir méritent donc une place dans le tableau de la vie des eaux. Mais qu'on ne s'y trompe pas, ces plaisirs ne doivent pas constituer une seconde édition de l'existence agitée de nos villes ; les veilles et les passions tumultueuses en sont rigoureusement proscrites et l'on n'y peut admettre que ces douces jouissances qui reposent l'esprit, charment l'imagination et contentent le cœur.

Pendant le jour, les promenades en commun, soit à pied, soit à cheval, soit en voiture, sont d'utiles délassements qui profitent au corps par l'exercice, et à l'esprit par la conversation. Quelquefois sans but, mais parfois se proposant l'exploration d'un site ou d'un monument renommé des environs, ces promenades, transformées en parties de campagne, établissent une certaine intimité entre les buveurs, et sont souvent le point de départ d'amitiés et d'affections qui se continuent plus tard dans le monde. Ces parties, auxquelles la gaieté préside d'ordinaire, et qui presque toujours sont égayées par quelque aventure, n doivent jamais amener la fatigue chez les malades.

Les jeux de hasard, qui font la fortune de quelques thermes d'Allemagne, sont heureusement proscrits chez nous, et doivent être impitoyablement bannis de toute station véritablement médicale. Les émotions qu'ils procurent choquent, en tout temps, les lois de l'hygiène, et, en cette circonstance, s'accommodent mal avec des organisations déjà affaiblies par de longues souffrances.

Les jeux de commerce doivent être seuls tolérés ; ce sont d'agréables passe-temps, de douces distractions.

Les soirées musicales ou dansantes sont de bons et utiles délassements, dont l'abus seul est condamnable. La musique plonge l'âme dans une sérénité bienfaisante, et la danse est pour le corps un exercice salutaire. Mais les concerts et les bals ne doivent pas se prolonger dans la nuit ; on se lève de bonne heure aux stations thermales, et il ne faut pas que le plaisir usurpe le temps du sommeil.

Ainsi remplis par les soins du traitement, par la promenade, par la causerie et par des plaisirs, dépouillés de toute agitation morale, mais aussi de tout regret, les jours passent vite aux eaux, et l'on est parfois attristé de toucher au terme de la médication, alors qu'il faut dire adieu aux amis que l'on s'était faits, aux habitudes que l'on s'était créées.

Mais ce terme, qui le doit fixer, ou pour mieux dire, quelle est la durée d'un traitement par les eaux minérales ? On ne peut sur ce point tracer des règles *à priori* ; cependant, en général, la durée moyenne de ce traitement varie entre vingt et trente jours et, en langage d'hydrologie, est appelée *saison*. Assez communément on ne fait qu'une saison par année ; mais cette règle souffre des exceptions, et l'on peut faire une saison et demie et deux saisons dans la même année. Le médecin est ici seul juge de l'opportunité de cette prolongation de traitement comme aussi des conditions qui doivent présider à ce dédoublement. En général un temps de repos plus ou moins long est nécessaire avant d'entreprendre une seconde saison ; il y aurait dans certain cas un véritable danger à maintenir l'excitation que produisent toujours les eaux minérales, et il faut l'œil exercé du médecin pour mesurer exactement le degré de cette excitation.

L'intervalle qui sépare deux saisons peut varier de quelques jours à un ou deux mois : la constitution du malade, l'état des fonctions vitales, les changements subis par l'affection soumise au traitement des eaux, et la météorologie si différente des mois caniculaires et des mois tempérés, sont les guides ordinaires qui fixent la décision du médecin. Le problème est évidemment trop compliqué pour que les malades tentent de le résoudre eux-mêmes ; il ne faut rien moins qu'une longue expérience et le tact médical le plus exquis.

Trop souvent, surtout dans les affections diathésiques qui font, pour ainsi dire, corps avec la constitution du malade, une et deux saisons dans la même année sont impuissantes à déraciner le mal ; une nouvelle campagne est nécessaire l'année suivante, et, pour l'entreprendre, on veut que quelque amélioration se soit produite. Sans doute une modification heureuse de la maladie donne du courage au malheureux qui souffre, et le mieux obtenu fait prévoir ou tout au moins espérer le rétablissement complet de la santé.

Mais, qu'on ne s'y trompe pas, un premier résultat négatif n'est pas un indice certain de l'inefficacité des eaux. Souvent une amélioration ne se fait sentir qu'à la seconde année, et la disparition totale du mal ne s'obtient qu'après même plusieurs campagnes successives. Bien plus, certains malades n'arrivent jamais à une guérison entière et il leur faut, pour que l'existence leur soit possible, venir chaque année demander aux eaux la confirmation du notable allégement apporté à leurs souffrances.

Il importe donc de ne pas s'abandonner trop vite au découragement, et de savoir persister en une entreprise dont les résultats sont quelquefois longtemps à se faire attendre.

Mais quelle que soit la nature de ces résultats, il n'est pas sans importance d'user de quelques précautions avant de rentrer sous les lois de la thérapeutique ordinaire. En buvant son dernier verre d'eau minérale, on n'en a pas fini avec la médication thermale, et il reste à éteindre progressivement l'excitation qui en a été la conséquence.

Pour que cette dernière exigence soit remplie d'une manière convenable, il faut que le médecin des eaux relate, dans une consultation écrite et destinée au médecin ordinaire du malade, les phases par lesquelles a passé l'affection, les phénomènes qui se sont produits, en un mot, l'historique complet de la maladie pendant le temps qu'elle a été confiée à ses soins.

Sur ces indications, le médecin ordinaire base sa conduite : tantôt, si l'excitation produite est trop forte et menace de se prolonger, soit d'une manière générale, soit en se localisant, il recourra à la saignée ou à une application de sangsues; tantôt, s'il est à craindre que l'économie ne puisse sans danger être subitement privée de l'excitation artificielle produite par les eaux, il maintiendra quelque temps le malade à l'usage de ces eaux transportées et arrivera progressivement à leur cessation complète.

Le régime et le retour à la thérapeutique ordinaire seront soumis aux mêmes considérations et subiront l'empire d'une foule de circonstances, dont l'énumération ne saurait trouver place ici, mais qu'un médecin instruit et expérimenté met à profit au grand avantage de son malade.

DEUXIÈME PARTIE

CLASSIFICATIONS DES EAUX MINÉRALES

CHAPITRE PREMIER

Nous avons jusqu'à présent étudié les eaux minérales : 1° sous le rapport géologique ; 2° au point de vue de leur distribution géographique ; 3° au point de vue de leur composition chimique ; 4° au point de vue de leurs propriétés physiques ; 5° enfin, sous le rapport de leurs vertus médicales.

Chacun de ces aspects de la vaste question des eaux minérales a donné lieu à des classifications de telle sorte, que nous avons : 1° des classifications géologiques ; 2° des classifications géographiques ; 3° des classifications chimiques ; 4° des classifications physiques ; 5° des classifications médicales.

Nous allons rapidement exposer, dans l'ordre qui précède, chacune de ces classifications, et nous proposerons à la fin celle qui nous paraît la plus simple, la plus logique et en même temps la mieux appropriée aux besoins de la thérapeutique.

§ Ier. — CLASSIFICATIONS GÉOLOGIQUES.

Nous avons déjà rempli précédemment une bonne partie de la tâche qui nous est imposée ici, et nous avons parlé, dans le chapitre consacré à la géognosie des eaux minérales, des classifications géologiques d'Alex. Brogniart et de M. Chevreul.

Nous ne pouvons qu'y renvoyer nos lecteurs.

Mais nous ne saurions clore ce paragraphe sans rapporter la classification que M. Walferdin à communiquée à MM. O. Henry, et que ces derniers ont fait connaître pour la première dans leur *Traité d'analyse chimique des eaux minérales.*

Partant de ce principe que la température augmente à mesure que l'on s'enfonce davantage dans le sein de la terre, M. Walferdin divise les sources en trois classes: 1° les eaux *thermo-minérales proprement dites*, qui viennent à sol avec une température *supérieure* à la température *moyenne*; 2° les *meso-thermo-minérales*, qui ont une température sensiblement *égale* à la température moyenne ou à celle de cette couche terrestre; 3° les eaux *hypo-thermo-minérales*, qui sont très-rares et dont la température est *inférieure* à la température moyenne du sol.

« D'après ces considérations, disent MM. O. Henry, M. Walferdin pense qu'il suffit d'avoir l'indication de la température d'une eau pour savoir, à coup sûr, si elle emprunte ses principes minéralisateurs aux terrains supérieurs à la zone correspondante à la température *moyenne* de la contrée où elle vient à jour. Ainsi, pour lui, la composition chimique de toute eau *hypo* ou *meso-thermo-minérale*, ne peut être cherchée dans les couches de terrain supérieures à celles de la température moyenne; tandis que, pour les eaux *thermo-minérales* proprement dites, c'est dans les couches profondes, où pénètrent aussi les eaux qui ont traversé les couches supérieures, que l'on devra porter son investigation; en prenant toujours pour guide le rapport entre la température et la profondeur à laquelle elle correspond, dans les terrains à l'état normal, sans rechercher au-dessous de ces terrains les principes minéralisateurs que contiennent les eaux thermo-minérales. »

§ II. — CLASSIFICATIONS GÉOGRAPHIQUES.

Nous ne nous arrêterons pas à la classification géographique des eaux minérales qui prend pour base les quatre points cardinaux. Une telle simplicité, si elle peut séduire les esprits paresseux, n'est pas compatible avec l'utilité que l'on doit retirer de ces études.

Nous l'abandonnerons donc.

Considérant que presque toutes les sources minérales appartiennent aux régions montagneuses et sortent de roches d'origine ignée, ou de terrains sédimentaires qui portent, plus ou moins profondément, l'empreinte de leur action, nous ne parlerons que des classifications inspirées par les divers systèmes de nos montagnes, dont chaque groupe présente les caractères généraux qui le font aisément reconnaître.

Sans nous arrêter à la division en neuf groupes admise par l'administration des mines et que nous avons rapportée plus haut, nous rappellerons que M. Herpin (de Metz) divise géographiquement les eaux minérales de la France en quatre groupes qui sont : 1° le groupe des Pyrénées ; 2° les sources de l'Auvergne ; 3° le groupe du versant occidental des Alpes, du Jura et des Vosges ; 4° le groupe des contrées voisines de la Seine et de la Loire.

L'*Annuaire des eaux de France*, rédigé par une commission spéciale nommée en 1851 par le gouvernement, a tracé sur la carte des eaux minérales les huit grandes divisions qu'il caractérise par les noms suivants :

I. — Massif central de la France ;
II. — Pyrénées ;
III. — Alpes et Corse ;
IV. — Jura, collines de la Haute-Saône et Vosges ;
V. — Ardennes et Hainaut ;
VI. — Massif du Nord-Ouest ;
VII. — Plaines du Nord ;
VIII. — Plaines du Sud ;

et accompagnant cette division de considérations sur la géologie des terrains et la composition chimique des eaux minérales, l'*Annuaire* montre les relations qui unissent les trois termes de la question, et justifie par ainsi la légitimité de chacun de ses groupes.

§ III. — CLASSIFICATIONS CHIMIQUES.

C'est dans cette partie de l'histoire des eaux minérales que les classifications ont été les plus nombreuses. Nous n'aurons point la prétention de les reproduire toutes ici, nous ne citerons que les principales.

M. Chenu, comprenant dans son cadre les eaux thermales simples, propose de faire sept classes, ainsi que l'indique le tableau suivant :

Classes.	Genres.	Principes minéralisateurs.
1° Eaux sulfureuses.	acido-sulfureuses.....	Acide carbonique, hydrogène sulfuré, soufre et ses composés.
	salino-sulfureuses....	Soufre ou ses combinaisons, sels.
	zoo-sulfureuses......	Hydrogène sulfuré, azote? matière organique.
2° Eaux salines.....	magnésiennes........	Sulfate et muriate de magnésie.
	salées..............	Muriate de soude.
	alcalines...........	Sous-carbonate de soude, uni souvent à beaucoup d'acide carbonique.
3° Eaux métalliques.	ferrugineuses........	Sulfate, carbonate et oxyde de fer.
	acidulo-ferrugineuses.	Fer à l'état de carbonate dissous par l'acide carbonique.
	cuivreuses..........	Sels de cuivre; inusitées, rares.
	manganésiennes......	Manganèse ; à étudier.
4° Eaux gazeuses...	gazeuses............	Gaz acide carbonique libre; sans sels ferrugineux.
5° Eaux iodurées...	iodurées.....	Iode, sels divers.
	bromurées..........	Brome, sels divers.
6° Eaux acides.....	acides..............	Acide non-effervescent libre.
7° Eaux thermales..	simples.............	Caractérisées seulement par leur thermalité, peu différentes de l'eau commune par leur composition chimique.

L'*Annuaire des eaux de la France* n'admet que trois classes d'eaux minérales : les *carbonatées*, les *sulfurées* et *sulfatées*, et les *chlorurées*, dont les espèces sont indiquées d'après la nature des bases.

Sans nous inscrire en faux contre la bonté de toutes ces classifications, nous dirons tout à l'heure les motifs qui nous les font rejeter et les raisons qui nous font préférer celle qui tiendra compte de tous les éléments de l'histoire des eaux minérales, ou tout au moins des éléments les plus utiles aux médecins et aux malades.

§ IV. — CLASSIFICATIONS PHYSIQUES.

La classification des eaux minérales d'après leurs propriétés physiques ne peut avoir d'autre base que leur température ; on a ainsi les eaux minérales froides et les eaux minérales chaudes.

Cependant la simplicité de cette division pouvant ne pas répondre à toutes les exigences d'une science minutieuse, on pourra adopter la classification proposée par M. Walferdin et que nous avons exposée plus haut : prenant pour terme de comparaison la température du sol d'où elles sourdent, M. Walferdin a formé trois classes d'eaux minérales, selon que leur température est supérieure, égale ou inférieure à la température-type, et les a nommées : 1° thermo-minérales proprement dites ; 2° meso-thermo-minérales ; 3° hypo-thermo-minérales.

§ V. — CLASSIFICATIONS MÉDICALES.

Les classifications qui s'attachent surtout à faire ressortir l'action médicale des eaux minérales obéissent, pour ainsi dire, à deux esprits différents : les unes ne s'appuient que sur les effets produits, que sur les résultats constatés par l'expérience ; les autres, tenant compte de la composition chimique des eaux et de l'action thérapeutique que la matière médicale attribue aux éléments minéralisateurs, combinent ces deux termes du problème, de manière à former des groupes médico-chimiques.

Dans le cadre des premières, que nous pourrions appeler purement médicales, nous placerons la classification proposée par Kreysig et celle plus récente de M. Patissier. Kreysig divisait les eaux en trois classes : les eaux *fortifiantes* ou *toniques*; les *altérantes* ou *correctives* ; enfin les *mixtes*.

M. Patissier ne reconnaît que deux grandes classes :

1° *Eaux hypersthénisantes*, recommandées dans les affections *atoniques*, *torpides*, *indolentes* de l'économie ;

2° *Eaux hyposthénisantes*, convenant dans les affections *subaiguës*, *érétiques* des systèmes nerveux, sanguin, lymphatique, musculaire ou cutané.

Dans le cadre médico-chimique, nous ne rapporterons que la classification proposée par les auteurs de l'*Annuaire*. Ils reconnaissent six classes, dont voici le tableau :

1° Eaux acidules alcalines : — thermales et froides ;
2° Eaux calcaires ou acidules simples : — toutes froides ;
3° Eaux ferrugineuses : — thermales et froides ;
4° Eaux sulfureuses, ou plutôt sulfurées : — thermales et froides ;
5° Eaux salines sulfatées : — thermales et froides ;
6° Eaux salines chlorurées : — thermales et froides.

A l'exception de cette dernière, dont nous parlerons tout à l'heure, nous ne pouvons accepter aucune des classifications que nous venons d'énumérer : les unes, telles que les divisions géologiques et géographiques, appartiennent à une face de la science hydrologique qui ne doit figurer que comme accessoire dans le cadre de cet ouvrage : les autres, les divisions chimiques et physiques, sont ou trop compliquées ou trop simples ; trop compliquées, elles surchargent inutilement la mémoire et jettent l'esprit dans une confusion inextricable, sans profit pour le but qu'il s'agit d'atteindre ; trop simples, elles ne donnent aucune idée de la composition des eaux et partant de leurs vertus thérapeutiques.

Restent donc les classifications médicales, desquelles nous

éloignerons encore comme incomplètes et comme ne donnant qu'une demi-solution du problème, les divisions trop généralisées de Kreysig et de M. Patissier, et nous ne nous arrêterons qu'à la classification médico-chimique des auteurs de l'*Annuaire*.

Cette classification, toute simple qu'elle paraisse et qu'elle est en effet, nous semble encore susceptible, au point de vue médical, de quelques modifications.

Qu'on nous permette d'exposer en quelques mots les considérations qui nous ont dirigé dans ce travail.

CHAPITRE II

Les bases diverses, alcalines, terreuses ou métalliques que l'analyse signale dans les eaux minérales, ne s'y trouvent que par suite de l'action de certains acides sur des minéraux décomposables.

Par conséquent ces bases, commandées, pour ainsi dire, par les acides, ne les peuvent primer, et doivent, dans une classification méthodique, laisser les grandes divisions aux acides.

Quels sont donc ces acides, ou plutôt quels sont les corps qui, en se combinant avec l'oxygène ou l'hydrogène, forment ces acides ?

Dans l'immense majorité des cas, ces corps sont : le soufre, le carbone et le chlore. On pourrait donc commencer par établir trois grandes classes d'eaux minérales, qui seraient :

1° Eaux minérales à principe de souffre.
2° Eaux minérales à principe de carbone.
3° Eaux minérales à principe de chlore.

Aucun de ces trois corps n'existe à l'état simple dans les eaux minérales. Ils s'y trouvent combinés soit avec l'oxygène ou l'hydrogène sous forme d'acide ; soit avec d'autres corps simples ; soit avec des bases sous forme de sels.

Les acides de soufre sont au nombre de trois, dont deux sont dus à l'oxigène (acide sulfureux et acide sulfurique) et le troisième à l'hydrogène (acide sulfhydrique, hydrogène sulfuré). Les deux premiers existent rarement à l'état de liberté dans les eaux minérales ; l'hydracide s'y rencontre plus souvent, soit en liberté, soit en dissolution à l'état de sulfure.

L'acide de chlore, acide chlorhydrique, est dans les eaux minérales encore plus rare que les acides de soufre. Cependant M. de Humboldt l'a trouvé dans les eaux thermales de Chucandiro, de Guinche, de Saint-Sébastien et de plusieurs autres points situés entre Valladolid et le lac de Cusco, au Mexique.

L'acide de carbone, acide carbonique, est incontestablement celui qui se montre le plus fréquemment à l'état de liberté dans les eaux minérales. Pour quelques-unes, même, il constitue à lui seul le principe minéralisateur. Nous dirons tout à l'heure le cas que nous faisons de ces eaux, et la place que nous leur donnons dans notre nomenclature.

Passons donc aux composés binaires autres que les acides et aux composés quaternaires ou les sels.

Nous aurons donc :

Pour le soufre :	les sulfures, les sulfates.
Pour le carbone .	les carbures, les carbonates.
Pour le chlore :	les chlorures, les chlorates.

L'analyse chimique n'ayant pas rencontré jusqu'à présent des carbures et des chlorates, il ne reste donc que quatre grandes classes d'eaux minérales qui sont :

1° Les eaux sulfurées.
2° Les eaux chlorurées.
3° Les eaux sulfatées.
4° Les eaux carbonatées.

Les subdivisions seront maintenant établies d'après les corps simples, ou les bases qui s'uniront à l'un de ces quatre composés.

Cependant quelques eaux ont des propriétés médicales tellement tranchées qu'elles doivent à la présence d'une base, qu'il est indispensable, dans un ouvrage de la nature de celui-ci, de se départir un instant des lois que nous avons suivies, et de faire une nouvelle classe, purement thérapeutique, à côté des autres classes que nous a indiquées l'analyse chimique.

Nous voulons parler des eaux minérales ferrugineuses.

On a proposé aussi, obéissant aux mêmes errements, de donner à la présence de l'iode, du brome et de l'arsenic dans quelques eaux minérales l'importance que tout le monde accorde à celle du fer, et d'établir ainsi des *eaux iodurées*, des *eaux arsenicées* et des *eaux bromurées* ou *bromo-iodurées*.

Dans l'état actuel de la science, il nous est impossible d'admettre ces divisions, car il n'a point encore été démontré d'une manière certaine quelle est la part qu'il faut attribuer à l'iode, à l'arsenic et au brome, dans l'action des eaux minérales qui les contiennent.

Mais à côté des eaux minérales qui renferment des principes abondants, bien définis par l'analyse chimique, il est des sources si pauvres en éléments minéralisateurs, qu'elles n'ont, au point de vue chimique, aucune différence avec l'eau potable ordinaire; et cependant l'action thérapeutique de ces eaux est incontestable et il suffit de citer Bains, Contrexeville, Plombières, etc.

Les unes semblent agir par leur thermalité, comme celles d'Aix en Provence; les autres, par l'acide carbonique qui s'en dégage en grande quantité, telles sont les eaux de Seltz et de Saint-Galmier; d'autres enfin échappent à toute explication physique ou chimique, et paraissent devoir leurs vertus médicales à quelques-unes de ces circonstances mystérieuses dont la nature, pour ne pas perdre sa supériorité sur nous, garde à tout jamais le secret.

Bien évidemment, il faut que toutes ces eaux dont l'action thérapeutique est certaine se retrouvent dans le cadre qui nous est imposé. Nous guidant tout à la fois sur la prédominance, quelque faible qu'elle soit, d'un élément minéralisateur, et sur l'analogie de leurs effets thérapeutiques, nous avons ouvert à ces eaux la porte de celles de nos divisions qui les pouvaient recevoir sans compromettre la caractéristique de leur composition chimique.

En résumé, nous avons formé cinq grandes classes d'eaux minérales se subdivisant elles-mêmes, d'après les combinaisons de leurs principes constitutifs, en huit genres dont voici le tableau :

1° Eaux sulfurées :	sulfurées sodiques, sulfurées calciques.
2° Eaux chlorurées :	chlorurées sodiques.
3° Eaux sulfatées :	sodiques, magnésiques, calciques.
4° Eaux carbonatées :	sodiques, calcaires.
5° Eaux ferrugineuses.	

Étudions maintenant chacune de ces classes d'eaux minérales au point de vue de la thérapeutique générale.

CHAPITRE III

Nous allons exposer dans ce chapitre et d'une manière générale, les modifications produites sur l'organisme par chacune des classes et subdivisions que nous avons admises dans notre nomenclature, nous réservant, après l'étude des principales sources minérales de la France, qui seules doivent figurer dans ce volume, de formuler les indications spéciales à toutes les maladies curables par la médication qui nous occupe.

PREMIÈRE CLASSE. — *Eaux sulfurées.*

On croyait anciennement que le soufre contenu dans les eaux de cette classe s'y trouvait toujours sous forme d'acide sulfhydrique soit à l'état libre, soit en dissolution; mais les recherches des chimistes modernes ont démontré que les eaux sulfureuses doivent leurs propriétés à des sulfures alcalins ou terreux, et que dans la plupart d'entre elles, l'acide sulfhydrique libre manquait complétement ou s'y rencontrait en très-faible quantité.

Cependant, il ne faut pas négliger la présence de cet acide, qui paraît dû à des causes purement accidentelles, c'est-à-dire à la décomposition des sulfates par des substances de nature organique, car les eaux qui le tiennent en dissolution produisent des effets plus prompts, plus pénétrants, mais moins durables.

Les combinaisons qu'affectent ordinairement les sulfures des eaux sulfurées, sont alcalines ou terreuses; dans le premier cas, le principe sulfureux est le sulfure de sodium ; dans le second, c'est le sulfure de calcium.

Nous obtenons donc pour les eaux sulfurées deux subdivisions qui sont : 1° *les eaux sulfurées sodiques*; 2° *les eaux sulfurées calciques*.

Mais avant de passer à l'étude spéciale de chacune de ces divisions, nous devons faire connaître une matière azotée et une substance de nature organique qui se rencontrent dans les eaux sulfureuses des Pyrénées.

La matière azotée est la *barégine* ou *glairine*;

La substance organique est la *sulfuraire*.

Considérée comme de nature *pseudo-organique* par Anglada, qui l'appelait glairine, tandis que Longchamps la nommait barégine, la matière azotée est, suivant M. Fontan, une substance anorganique, amorphe, gélatiniforme, tenue en dissolution dans l'eau minérale, et qui se décompose sous l'aspect d'une gelée. Incolore, bien que quelquefois elle soit rose ou rouge, inodore, d'une saveur fade, d'une consistance mucilagineuse, prenant l'aspect de la corne par la dessication, mais redevenant mucilagineuse par l'action de l'eau, la glairine est insoluble dans l'alcool et l'éther, peu soluble dans l'eau froide, plus soluble dans l'eau chaude et facilement soluble dans les eaux salines, mais surtout dans les eaux alcalines.

M. Fontan, et en ceci il est en désaccord avec Anglada et M. Filhol, assure que la barégine est toujours dans les eaux en proportion de la quantité de principe sulfureux des sources.

Quoi qu'il en soit, les sources des Pyrénées amènent à la surface des masses énormes de cette matière qui se dépose dans les bassins et tuyaux de conduite sous forme d'amas gélatineux qui se putréfient rapidement au contact de l'air, en donnant naissance à des algues d'espèces particulières, auxquelles M. Fontan consacre le nom de sulfuraire.

Aussi le même auteur assigne-t-il les quatre conditions suivantes à la production de ce végétal : 1° Une température inférieure à 50°; 2° la présence d'un principe sulfureux ; 3° celle d'une substance azotée en dissolution dans l'eau ; 4° le contact de l'air.

8

Tant que la sulfuraire reste soustraite à l'action directe de la lumière solaire, elle conserve sa belle couleur blanche nacrée; mais elle se colore en brun, en rouge ou en vert foncé, si ses filaments sont exposés à la lumière directe du soleil.

Nous avons dit ailleurs, pour ne pas nous y arrêter davantage ici, que MM. O. Henry avaient trouvé de l'iode dans cette conferve, légitimant ainsi l'emploi topique que les paysans font de la sulfuraire à l'établissement d'Evaux, dans la Creuse.

Action physiologique et médicale des eaux sulfurées. — Que les eaux sulfurées tiennent en dissolution des sulfures alcalins ou laissent dégager de l'hydrogène sulfuré, c'est toujours par le soufre qu'elles agissent, bien que cette action soit augmentée, diminuée et même altérée par des substances qui se trouvent dans certaines eaux sulfureuses.

L'action du soufre sur l'économie animale est tout à fait locale et générale : locale, elle stimule les tissus sur lesquels l'agent est appliqué; générale, elle excite la circulation et augmente la vitalité de l'organisme.

Introduites dans l'estomac, les eaux sulfurées éveillent l'excitabilité de l'agent digestif, et si les eaux sont trop actives, elles occasionnent de la pesanteur et une tension pénible dans la région épigastrique. Leur usage, trop prolongé ou trop en désaccord avec le tempérament et l'état de faiblesse du malade, pourrait amener une véritable inflammation et causer des accidents graves. Aussi les personnes pléthoriques et disposées aux congestions viscérales, ne sauraient apporter trop de soins à bien surveiller l'action des eaux sulfurées. Cependant il ne faudrait pas exagérer ces contre-indications de la médication sulfureuse, car, ainsi que le dit Barbier, dans les maladies où les voies digestives sont affectées, l'usage de ces eaux réussit, pendant que les médicaments excitants ne seraient pas supportés par la surface gastro-intestinale, parce que la grande abondance du véhicule dans lequel existent les principes médicinaux des eaux minérales en est le correctif, empêche ces principes d'affecter les tissus gastriques et intestinaux, favorise en même temps leur absorption et assure, en un mot, l'exercice de leur opération thérapeutique.

L'action des eaux sulfurées sur la peau est également excitante; grâce à elle, les fonctions cutanées se réveillent et se régularisent : la stimulation produite par le contact du soufre augmente la sécrétion cutanée, et avec elle la peau acquiert du ton, de la fermeté, de la douceur et de la fraîcheur.

Introduit dans l'économie, soit par la muqueuse gastrique, soit par la surface tégumentaire, le soufre pénètre dans le torrent de la circulation et va porter partout le principe d'excitation dont il est animé.

De telle sorte, qu'en combinant ensemble l'action excitante générale et l'action stimulante locale du soufre sur le tube gastro-intestinal, on comprend la manière dont les eaux sulfurées agissent sur les organes abdominaux, et comment, grâce à la dérivation produite sur la muqueuse digestive et la surexcitation des organes excréteurs, elles peuvent combattre les constipations opiniâtres, les engorgements atoniques dans les viscères du bas-ventre, les embarras dans la circulation veineuse du foie, de la rate, du système de la veine-porte, des vaisseaux hémorroïdaux, etc., etc.

D'autre part, l'excitation produite sur la surface cutanée doit donner à la médication sulfureuse, en dehors de l'action spécifique dont nous allons parler, une influence heureuse sur toutes ces dermatoses chroniques qu'entretiennent et perpétuent l'atonie et la sécheresse de la peau. C'est en effet dans ces circonstances que la médication sulfureuse compte ses plus beaux succès. Il en est de même pour les maladies parasitaires. Mais ici, le soufre agit par ses propriétés spécifiques et tue les animalcules ou les criptogames qui croissent ou végètent sur le corps de l'homme.

Comme on le voit, en dehors de quelques dermatoses aiguës qu'il serait dangereux de soumettre à la médication sulfureuse, les eaux minérales sulfurées sont applicables à toutes les affections cutanées, soit comme stimulantes, soit comme spécifiques. Les plaies atoniques, les vieux ulcères sont de véritables maladies de la peau, qui reviennent encore de droit à la médication sulfureuse.

En résumé et pour abréger des explications thérapeutiques qui varient avec chaque système de médecine, nous allons énoncer les maladies qui sont le plus communément guéries par les eaux minérales sulfurées, et celles qu'il serait dangereux de soumettre à cette médication.

Maladies traitées par les eaux sulfurées : Dermatoses et maladies parasitaires de la peau, plaies par armes à feu, ulcères, cicatrices douloureuses, névralgies, affections chroniques du tube digestif, engorgements abdominaux, affections catarrhales, leucorrhée, aménorrhée, tumeurs œdémateuses, tumeurs blanches, douleurs rhumatismales et certaines paralysies essentielles.

Maladies aggravées par les eaux sulfurées : Phthisie, anévrisme du cœur et des gros vaisseaux, hémorragies actives, grossesse, cancer, scorbut, les dispositions aux congestions sanguines, aux affections spasmodiques et aux inflammations.

Nous devons maintenant aborder plus spécialement l'étude de nos subdivisions.

EAUX SULFURÉES SODIQUES. — Nous avons ici les plus nombreuses et les plus importantes des eaux sulfurées; presque toutes les sources des Pyrénées leur reviennent, et leur histoire a été bien faite par MM. Fontan, Filhol et Astrié.

Toutes les eaux sulfurées sodiques sont, en général, thermales, et quelques-unes, comme à Ax et à Luchon, ont une température de 60° à 70°.

L'odeur qu'elles exhalent varie singulièrement selon leur état de décomposition. Presque inodores à leur issue, où elles ne dégagent que de l'azote, elles répandent bientôt une forte odeur sulfureuse, parce que le sulfure qu'elles contiennent est promptement et facilement décomposé par l'air. Aussi n'est-ce point d'après ce caractère qu'il faudrait mesurer la richesse sulfureuse de ces eaux, car, nous le répétons, l'odeur exhalée n'est point en proportion de cette richesse, mais bien de l'état de décomposition du sulfure.

Cette décomposition facile et rapide du sulfure de sodium au contact de l'air est une circonstance heureuse, car sans elle on concevrait à peine l'action thérapeutique de ces eaux, tant est faible la quantité de sulfure qu'elles contiennent.

Malheureusement, cette décomposition ne se fait pas toujours d'une manière égale et uniforme ; outre l'oxygène de l'air, la silice et l'acide carbonique concourent souvent à la production du phénomène, et alors la quantité d'hydrogène sulfuré qui se dégage varie jusqu'au point de disparaître complétement.

La connaissance de ces variations, dans la décomposition des eaux sulfurées sodiques, est d'une haute importance pour les applications médicales ; ainsi, au point d'émergence, s'il était possible de se plonger dans l'eau sans lui faire subir le contact de l'air, on ne prendrait un bain que dans une solution de sulfure de sodium ; mais si l'eau subit le contact de l'air, on absorbe par la peau et par la surface pulmonaire le principe actif des eaux sulfurées, c'est-à-dire de l'acide hydrosulfurique, et l'on comprend que l'action thérapeutique doive être alors à son maximum d'intensité. Mais si l'eau éprouve d'autres altérations, les sources de l'hydrogène sulfuré s'affaiblissent, et il se produit alors tantôt du polysulfure, dont la présence est décélée par une teinte légèrement jaunâtre, comme dans les piscines de Baréges, tantôt du soufre divisé qui amène, grâce à un excès d'acide silicique, un phénomène assez célèbre à Ax et à Luchon ; nous voulons parler du *blanchissement*.

Toutes ces circonstances doivent être connues des praticiens, car on s'exposerait, si l'on n'en tenait compte, à des revers produits tantôt par un excès, et tantôt par une insuffisance de l'action thérapeutique.

Voici, dans l'ordre alphabétique, les *stations françaises d'eaux sulfurées sodiques :* Amélie ou Arles, Ax, Bagnoles, Baréges, Cauterets, Eaux-Bonnes, Eaux-Chaudes, Escaldas, Guagno, Guitera, Luchon, Molitg, Olette, Pietrapola, Preste (la), Saint-Honoré, Saint-Sauveur, Vernet (le).

Eaux sulfurées calciques. — Ces eaux sont celles que M. Fontan appelle sulfureuses *accidentelles*, parce qu'elles renferment primitivement des sulfates de chaux qui se décomposent en passant dans des terrains chargés de matières organiques, et que ce n'est que secondairement qu'elles accusent le sulfure de calcium. Par suite de cette transformation, ces eaux contiennent toujours de l'hydrogène sulfuré libre, ce qui les distingue, au point de vue chimique, des sulfurées sodiques ; distinction sans importance sous le rapport thérapeutique, puisque les sulfurées sodiques, ne pouvant être utilisées en dehors du contact de l'air, laissent également dégager l'acide sulfhydrique quand les malades en font usage.

La différence entre les deux branches des eaux sulfurées réside donc dans leur base.

Les conséquences de ces différences d'origine et de composition sont :

Que les eaux sulfurées calciques contiennent plus de substances minéralisées, et surtout de chlorure de sodium, que les sulfurées sodiques.

Que les premières sont généralement froides, tandis que presque toutes les secondes sont thermales.

Que les sulfurées calciques renferment toujours de l'acide carbonique, et que ce n'est qu'exceptionnellement qu'elles offrent des traces de matières organiques.

Nous venons de dire que les eaux sulfurées calciques contiennent de nombreux principes minéralisateurs, et surtout du chlorure de sodium ; cette remarque est essentielle à noter à tous les points de vue, car il est un certain nombre de sources qui, selon les uns, appartiennent aux salines ou chlorurées, tandis que, pour les autres, elles restent sulfureuses. Ainsi Uriage, pour ne pas sortir ici des limites de la France, est mis au nombre des eaux sulfureuses par les auteurs de l'*Annuaire*, alors qu'on y rencontre plus de 7 grammes de chlorure de sodium, et à peine 0,015,046 de soufre ; et cependant, sous le rapport de la thérapeutique, les auteurs de l'*Annuaire* ont raison, et nous suivons leur exemple.

Néanmoins, les propriétés médicamenteuses des eaux sulfurées, se rapportant spécialement à la présence du soufre, s'affaiblissent au fur et à mesure que diminuent les quantités de cet agent, et disparaissent même complétement quand le principe sulfureux est entièrement primé par d'autres substances minérales.

Il y a donc là, pour la thérapeutique, des gradations qu'il est important de connaître et d'observer.

Principales sources d'eaux sulfurées calciques : Allevard, Auzon, Cambo, Castera-Verduzan, Cauvalat-les-le-Vigan, Digne, Enghien, Euzet, Gréoulx, Guillon, Montmirail, Pierrefonds, Puzzichello, Uriage.

DEUXIÈME CLASSE. — *Eaux chlorurées.*

Les eaux chlorurées sont aussi nommées eaux salines ; il conviendrait mieux de les appeler eaux salées.

Elles constituent la famille la plus naturelle des eaux minérales, parce que dans toutes il y a prédominance de chlorure ; le chlorure de sodium est celui qui se rencontre le plus fréquemment et en plus grande abondance ; viennent ensuite le chlorure de magnésium et le chlorure de calcium.

Mais, à côté des chlorures, d'autres principes minéralisateurs se trouvent en quantité, car, il faut bien l'avouer, les eaux de cette classe sont, de toutes les eaux minérales, celles qui sont le plus minéralisées. On y rencontre des sulfates et des carbonates à bases diverses, du soufre, du fer, du brome, de l'iode et de l'acide carbonique. Quelques-uns de ces principes dominent tellement, sans jamais cependant dépasser le chiffre du chlorure, que quelques sources, évidemment salines, sont, avec quelque apparence de raison, mises dans une autre classe. Ainsi Uriage emprunte au soufre une si large part de ses propriétés thérapeutiques, que nous avons cru, contrairement à l'opinion de quelques auteurs, de M. Durand-Fardel entre autres, devoir distraire cette source des eaux chlorurées pour la faire entrer dans la classe des sulfurées sodiques.

Ainsi nous ferons pour certaines eaux chlorurées ferrugineuses; ainsi nous ferions pour les sources contenant du brome, de l'iode ou de l'arsenic, si l'étude plus avancée de ces agents dans les eaux minérales nous permettait de les faire figurer dans notre classification. Nous ne pouvons jusqu'à présent que mentionner leur présence dans les sources où l'analyse chimique les a signalés, ce que nous faisons dans la partie suivante de ce volume consacrée à l'étude particulière des stations thermales.

Les eaux chlorurées contiennent, pour la plupart, de l'acide carbonique ; sa quantité est extrêmement variable ; mais sa présence est des plus heureuses, car sans lui la médication chlorurée interne serait presque impossible, tant l'estomac supporte difficilement les chlorures.

Parmi les eaux salines, celles-ci sont froides, celles-là sont tièdes, d'autres enfin sont chaudes.

Ces différences de température, combinées avec la présence ou l'absence de l'acide carbonique et rapprochées des variétés de principes minéralisateurs qui accompagnent les chlorures, doivent servir de guide pour le choix à faire dans les eaux salines, car il est évident que, sans parler de la thermalité et de l'acide carbonique, sur l'action desquels nous nous sommes déjà plusieurs fois expliqué, la présence du fer, du soufre, de l'arsenic ou de l'iode doit conduire à des indications toutes spéciales.

En dehors de ces propriétés particulières que les eaux chlorurées empruntent aux substances qui accompagnent les chlorures et dont l'étude ne peut trouver place dans ces considérations générales, les eaux salines sont toutes plus ou moins purgatives, stimulantes et toniques. Dans un travail consacré à la médication par l'eau de mer et par les résidus qu'abandonne cette eau pendant son évaporation, et qui se trouve dans un volume complémentaire de celui-ci, nous donnons, sur cette branche de l'hydrologie et par conséquent sur l'action de toutes les eaux chlorurées, des détails assez étendus qui nous dispensent ici de plus longs développements. La place nous est trop parcimonieusement mesurée pour que nous n'évitions pas les doubles emplois, et nous prions nos lecteurs que cette partie intéresse de consulter les généralités qui se trouvent en tête du volume consacré aux eaux minérales de l'étranger. Nous dirons seulement ici que la thermalité donne aux eaux chlorurées sodiques une action plus spéciale sur les engorgements indolents, l'œdème, l'infiltration, les douleurs articulaires, les paralysies et certaines affections de la peau.

Principales sources d'eaux chlorurées sodiques : Balaruc, Bourbon-Lancy, Bourbon-l'Archambault, Bourbonne-les-Bains, Bourboule (la), Hamman-Mélouan, Hamman-Mescoutin, Lamotte-les-Bains, Luxeuil, Néris, Niederbronn, Pouillon, Préchac, Saint-Nectaire, Salins, Saubusc, Sotteville-lez-Rouen, Soultz-les-Bains, Tercis, la mer et les eaux-mères des salines.

TROISIÈME CLASSE. — EAUX SULFATÉES.

Comme son nom l'indique, cette classe des eaux minérales est caractérisée par la prédominance des *sulfates* ; les bases les plus ordinaires qui constituent ces sels, sont la soude, la magnésie et la chaux, et établissent tout naturellement trois divisions qui sont : 1° les sulfatées sodiques ; 2° les sulfatées magnésiques ; 3° les sulfatées calciques.

Cependant ces distinctions ne sont pas tellement tranchées qu'on ne rencontre un certain nombre de sources dans lesquelles figurent, à peu près en égale quantité, deux sulfates de base différente, et alors, selon la nature des deux sels, on obtient des *sulfatées sodi-magnésiques* ou des *sulfatées sodi-calciques*. Il n'est pas nécessaire d'établir une subdivision pour chacune de ces variétés qui, selon la prédominnace de la base, quelque minime qu'elle soit, trouve sa place dans une des divisions précédemment établies.

De plus, outre les sulfates qui restent les principes minéralisateurs dominants des eaux sulfatées, celles-ci contiennent, en moindre proportion, il est vrai, d'autres éléments, tels que des chlorures, des carbonates, du fer, de l'acide carbonique, de l'acide sulfhydrique, etc., qui peuvent apporter certaines modifications dans les propriétés générales de ces eaux, et dont par conséquent il est utile de tenir compte.

Mais la présence de quelques-uns de ces principes ne saurait leur donner le droit de figurer comme éléments de classification, et il nous suffira de les signaler dans les sources qui les contiennent.

Enfin, celles de ces eaux qui renferment du fer, comme celles de Passy, par exemple, trouveront naturellement leur place dans le cadre que nous avons réservé aux eaux ferrugineuses.

En résumé, les eaux sulfatées se diviseront en :

1° Sulfatées sodiques ;
2° Sulfatées magnésiques ;
3° Sulfatées calciques.

Les eaux sulfatées, dont les unes sont froides et les autres thermales, sont, en général, claires et transparentes, quoiqu'elles forment, pour la plupart, dans les conduits ou aux alentours des sources, des dépôts terreux et calcaires. A moins qu'elles ne laissent dégager une assez grande quantité d'acide carbonique, elles ont une saveur assez désagréable, et les chaudes rappellent le goût d'un bouillon léger, lorsqu'elles ne sentent pas l'acide sulfhydrique.

Propriétés physiologiques et médicales. — Parmi les eaux sulfatées, les unes sont fortement minéralisées et les autres le sont à peine : cette différence de composition amène fatalement une différence d'action sur l'organisme, car tandis que les premières sont laxatives et mêmes purgatives, les autres sont apéritives et sédatives.

Prises à l'intérieur et à la dose de quelques verres par jour, elles stimulent légèrement la muqueuse du tube digestif et en augmentent la sécrétion. Elles deviennent fortement purgatives lorsqu'on en fait abus, c'est-à-dire lorsqu'on les prend pendant trop longtemps et à des doses trop élevées. Les maladies qui en réclament l'emploi exigent bien rarement une pareille activité d'action ; dans la presque majorité des cas, il suffit d'obtenir quelques évacuations douces et journalières, et d'atteindre la cure, non par une révulsion énergique, mais par une lente et salutaire excitation.

C'est ainsi que les eaux sulfatées deviennent apéritives et sédatives, même les plus minéralisées, si elles sont prises à petites doses.

Les divers degrés de stimulation que l'on peut, avec ces eaux, produire sur le tube digestif, expliquent les propriétés quelquefois contraires que les auteurs attribuent à cette classe d'eaux minérales, et l'amélioration qu'en éprouvent les maladies les plus disparates. Il semble que ces eaux soient une panacée universelle ; mais sans pousser l'hyperbole aussi loin, il faut cependant reconnaître que leur action s'étend à un grand nombre d'affections, à la condition pourtant de bien préciser les indications, c'est-à-dire de choisir la source dont le degré de minéralisation sera compatible avec les forces, et surtout avec l'état du tube digestif du malade ; car on comprend à quels dangers peut exposer une erreur de cette nature, si, cherchant un effet sédatif, par exemple, on aboutit à une irritation violente qui accélère la circulation et augmente la plasticité du sang.

Comme dans toutes les eaux, le degré de température modifie plus ou moins les propriétés des eaux sulfatées. Les sources froides sont généralement plus laxatives ; elles sont difficilement supportées, si elles ne contiennent pas de l'acide carbonique ; les sources chaudes sont plus particulièrement toniques, et sont indiquées quand il faut ranimer, exciter les systèmes vasculaire, lymphatique et glandulaire.

Les eaux sulfatées sont également employées à l'extérieur, soit pour aider l'action de celles qui sont prises par l'estomac, soit même pour les remplacer quand elles ne peuvent être digérées.

Les affections contre lesquelles les eaux sulfatées ont été préconisées sont si nombreuses, que nous éprouvons quelque embarras à les énumérer ici ; nous préférons, pour obéir à la règle que nous avons posée tout à l'heure relativement aux soins à apporter dans le choix de la source, fractionner ce catalogue et en faire une part pour chacune de nos subdivisions.

Les maladies dans lesquelles l'emploi des eaux sulfatées est contre-indiqué sont toutes les maladies anémiques, caractérisées par un appauvrissement du sang auquel forment ordinairement cortége les œdèmes, les hydropisies, et tous ces accidents douloureux et bizarres d'une extrême sensibilité nerveuse.

Eaux sulfatées sodiques. — Ce genre des eaux sulfatées est peu représenté en France ; nous le retrouverons ailleurs occupant une place importante parmi les eaux minérales de la Bohême ; en France, si l'on en excepte Miers, dans le Lot, Chatelguyon, en Auvergne, et Evaux dans la Creuse, les sources que nous rangeons dans cette catégorie sont peu minéralisées, mais sont remarquables, les unes par leur thermalité, comme Plombières, et les autres par la présence de l'acide carbonique qu'elles laissent dégager.

Si l'on n'avait égard qu'au sulfate de soude qu'elles contiennent, ces eaux devraient être éminemment purgatives ; mais la quantité de ce sel est si minime que les plus riches de ces eaux ne sont que relâchantes et apéritives ; les moins minéralisées sont sédatives, comme nous l'avons dit plus haut.

Quelques-unes de ces eaux laissent percevoir le goût de l'acide sulfhydrique ; mais cet acide, produit de la décomposition du sulfate mis accidentellement en contact avec des substances organiques enfouies dans la terre, n'est jamais ni assez suffisant ni assez stable pour donner à ces eaux les propriétés des eaux sulfureuses.

Si l'on fait attention que, des eaux sulfatées sodiques, les sources les plus riches en sulfate de soude exercent une certaine stimulation sur le tube digestif ; que les moins minéralisées sont sédatives ; que les unes ont une température élevée, tandis que les autres laissent dégager une assez grande quantité d'acide carbonique, on comprendra que ces eaux, selon les propriétés chimiques et physiques que nous venons de leur reconnaître, peuvent agir :

1° Dans les engorgements atoniques des organes abdominaux;

2° Dans les affections chroniques, avec torpidité, du tube digestif, du foie, de la rate et de l'utérus ;

3° Dans la goutte, quand elle est sous la dépendance des troubles des fonctions digestives et assimilatrices ;

4° Dans les dermatoses constitutionnelles ou chroniques par suite d'une congestion sanguine à la peau;

5° Enfin, dans toutes les affections où une dérivation sur le tube intestinal est indiquée, comme dans les congestions sanguines vasculaires de la tête, des poumons et du cœur.

Principales sources sulfatées sodiques. — Bains, Chatelguyon, Evaux, Miers et Plombières.

Eaux sulfatées magnésiques. — Cette subdivision des eaux sulfatées est encore bien moins représentée en France que les eaux sulfatées sodiques; jusqu'en ces derniers temps, on ne connaissait guère que la source de Sermaize, dans la Marne, qui eût donné à l'analyse une suffisante quantité de sulfate de magnésie, et encore, au point de vue thérapeutique, son action était plutôt celle d'une eau ferrugineuse que celle d'une eau purgative.

Mais, depuis quelques années, une source, découverte dans Vaucluse, est venue combler le vide que faisaient les eaux sulfatées magnésiques dans le catalogue pourtant si riche des eaux minérales de la France; c'est la source de *Montmirail.* M. O. Henry l'a trouvée si riche en sulfates magnésiques et sodiques, qu'après l'avoir déclarée unique en France, il l'a mise au même rang que les eaux si renommées de *Sedlitz*, d'*Epson* et de *Seidchutz.*

En dehors des eaux de Sermaize etde Montmirail, nous n'avons guère que des sources peu minéralisées, parmi lesquelles nous classerons cependant celles qui sont relâchantes et laxatives.

Leur action thérapeutique ne s'éloigne pas sensiblement de celle des eaux sulfatées sodiques; nous n'aurons donc pas à y revenir ici.

Principales sources sulfatées magnésiques. — Bagnères-Saint-Félix, Ginoles, Montmirail, Sermaize, Soulieux.

Eaux sulfatées calciques. — L'action thérapeutique du sulfate de chaux a été niée par les uns et affirmée par les autres; tandis que ceux-ci considèrent ce principe comme inutile, sinon comme nuisible, ceux-là, Graaf, entre autres, lui reconnaissent des propriétés fortifiantes, capables de relever les forces vitales. M. Filhol est à peu près de cet avis, quand il dit : « Je suis loin d'être convaincu que le sulfate de chaux, qui est prédominant dans les eaux salines séléniteuses, n'entre pour rien dans leur action médicatrice. »

Bien que nous ignorions la manière dont les eaux sulfatées calciques agissent sur nos organes, on ne peut douter, par une expérience de plusieurs siècles, de l'efficacité des sources qui contiennent cet élément minéralisateur.

Les eaux séléniteuses salines sont en général peu minéralisées ; elles contiennent de 1 à 3 grammes de minéralisation, et dépassent rarement ce dernier chiffre ; presque toutes sont thermales, mais plutôt tièdes que chaudes ; selon leur degré de minéralisation, elles sont ou légèrement laxatives ou hyposthénisantes, c'est-à-dire calmantes ; aussi sont-elles employées avec succès dans les affections spasmodiques et les névroses, et, grâce à la légère stimulation qu'elles produisent sur le tube digestif, dans les entérites et les dyssenteries chroniques.

Les eaux séléniteuses étant généralement pesantes à l'estomac et d'une digestion difficile, on en fait usage plutôt en bains qu'en boisson ; cette règle pourtant souffre des exceptions.

Principales sources sulfatées calciques : Audinac, Aulus, Bagnères de Bigorre, Bagnols, Barbazan, Bio, Capvern, Contrexeville, Dax, Encausse, Monestier (le) près Briançon, Propiac, Roche-Posay (la), Saint-Amand, Sainte-Marie, Sirodan, Ussat, Vittel.

QUATRIÈME CLASSE. — EAUX CARBONATÉES.

Cette classe des eaux minérales, une des plus importantes de l'hydrologie médicale, répond aux acidules alcalines et aux acidules simples ou calcaires de l'*Annuaire*. Pour nous, la caractéristique de cette division est la prédominance des carbonates alcalins.

Le carbonate de soude est celui qui s'y rencontre le plus ordinairement et en plus grande proportion ; puis, vient le carbonate de chaux, et enfin, le carbonate de magnésie.

Dans un très-grand nombre de sources, ce sel est à l'état de bicarbonate, par suite d'un excès d'acide carbonique qu'elles contiennent.

D'autres éléments se rencontrent aussi dans ces eaux, et quelquefois, en assez grande abondance ; nous citerons les sulfates, les chlorures, le fer, le soufre, etc., dont la présence peut, jusqu'à un certain point, modifier, ou pour mieux dire, agrandir le cadre des vertus thérapeutiques de ces eaux, mais ne saurait en masquer la caractéristique.

Généralement transparentes et claires, et sans odeur appréciable, les eaux carbonatées sont tantôt insipides, et tantôt ont une saveur alcaline, lixivielle, et empruntent souvent le goût des éléments qui accompagnent les carbonates; ainsi, les unes sont aigrelettes, à cause de l'acide carbonique qu'elles contiennent en abondance; les autres ont le goût d'œufs couvés, à cause de l'acide sulfhydrique qui s'en dégage, etc., etc.

La température des eaux carbonatées est très-variable : celles-ci, telles que Vichy, sont chaudes; celles-là, telles que Cusset, Hauterive, Pougues, sont froides.

Outre les propriétés excitantes qu'elles partagent avec presque toutes les eaux minérales, les carbonatées jouissent de certaines vertus thérapeutiques qu'elles doivent à l'alcali qu'elles renferment, et à l'acide carbonique qu'elles dégagent.

L'alcali a d'abord une action sur le sang, dont il empêche la coagulation; aussi, après un usage plus ou moins prolongé des eaux carbonatées, le sang, rendu alcalin, devient plus fluide; ensuite, ce sang porte dans toute l'économie l'alcalinité dont il est chargé, et agit sur l'acide urique, dont l'excès forme des dépôts, des concrétions morbides qui donnent naissance à la goutte, à la gravelle, à la pierre, etc. L'alcali transforme l'acide urique en urate qui, par sa facile dissolution, est rejeté avec les urines.

En troisième lieu, l'alcali s'empare des acides qui se forment dans l'estomac, et prévient ainsi les désordres graves qu'amène la présence de ces acides en excès.

Enfin, en dehors de cette action neutralisante si remarquable, les eaux carbonatées exercent une influence particulière sur le foie et sur la sécrétion biliaire, surtout quand cette sécrétion est anormale. Quelle est la nature de cette influence? Faut-il en faire honneur aux alcalis seuls, qui neutraliseraient encore ici quelques excès d'acides, ou convient-il d'en rapporter les effets à l'excitation produite sur cet organe par l'acide carbonique? Nous ne savons; mais ce qu'une longue expérience ne permet pas de mettre en doute, c'est que les affections du foie et les maladies qui sont dans la dépendance d'une sécrétion irrégulière de la bile retirent les plus grands avantages de l'emploi des eaux carbonatées.

On voit donc, par la seule action chimique de ces eaux, à combien d'états morbides différents peut être appliquée la médication alcaline; nous en ferons tout à l'heure l'énumération. Cependant toutes les eaux carbonatées n'ont pas une action égale et identique; la nature de l'alcali qui prédomine apporte entre elles quelques différences, et il nous faut, par conséquent, examiner séparément les eaux carbonatées à base de soude et les carbonatées à base de chaux, que nous avons nommées dans la classification *carbonatées sodiques* et *carbonatées calcaires*. — Le carbonate de magnésie qui se rencontre dans presque toutes ces eaux n'y figure jamais assez en grande abondance pour permettre de former avec lui une troisième subdivision.

Eaux carbonatées sodiques. — Ces eaux sont les plus importantes de cette classe, non-seulement à cause de la soude, qui est l'alcali par excellence, mais encore par la présence en excès de l'acide carbonique, qui retient en dissolution tous les éléments solides qui contribuent, aux propriétés thérapeutiques de ces eaux. Aussi, dans celles de ces sources où l'acide carbonique est en moindre abondance, ou se dégage trop rapidement, l'action thérapeutique est à ce point diminuée qu'on serait tenté de partager ces eaux en *fortes* et en *faibles*, comme on a proposé de le faire pour les eaux salines.

Dans son rapport à l'Académie de médecine sur le service médical des établissements thermaux (années 1849 et 1850), M. Patissier résume ainsi les propriétés médicales des eaux carbonatées sodiques, qu'il désigne sous le nom d'*alcalines* : « Ces eaux sont éminemment *altérantes*, c'est-à-dire qu'elles ont la propriété de changer la constitution des liquides et des solides de l'économie ; elles diminuent la plasticité du sang, rendent plus fluides nos humeurs et impriment un caractère alcalin aux sécrétions acides, particulièrement aux urines et aux sueurs. Leur principale vertu thérapeutique se déploie dans les maladies chroniques des viscères du bas-ventre, dans la dyspepsie, la gastralgie, l'entérite et la colite chroniques, les engorgements passifs du foie, de la rate, les coliques néphrétiques, la gravelle, la goutte. Le plus ordinairement, l'amélioration ou la guérison de ces maladies s'effectue d'une manière insensible, sans qu'il apparaisse de mouvement critique. »

Principales sources carbonatées sodiques : Avène, Boulou (le), Châteauneuf, Chaudesaigues, Junzat, Medague, Montbrison, Mont-Dore, Rouzat, Royat, Saint-Alban, Saint-Laurent, Saint-Martin-de-Fenouilla, Saint-Myon, Sail-sous-Couzan, Sauxillanges, Soultmatt, Vals, Vichy, Vic-le-Comte, Vic-sur-Cère.

Eaux carbonatées calcaires. — Le bicarbonate de chaux constitue la caractéristique de ces eaux, mais il y est presque toujours accompagné par le carbonate de soude dans une proportion égale ou inférieure à la sienne, ce qui explique l'analogie d'action thérapeutique des deux subdivisions des eaux carbonatées.

Cependant, quelques-unes de ces sources ont le carbonate de soude et le carbonate calcaire en si faible quantité, qu'elles ne possèdent réellement aucune vertu médicatrice ; seulement, l'acide carbonique dont elles sont chargées les rend digestives, et en fait des boissons de table agréables.

Nous avons cru devoir placer ces eaux dans le cadre des carbonatées calcaires, parce que, grâce à la présence de l'acide carbonique, elles tiennent toujours plus ou moins en suspension quelque composé calcaire, et pour ne pas surcharger notre catalogue d'une nouvelle classe d'eaux dont le rôle, en thérapeutique, est en définitive insignifiant.

Heureusement, toutes les sources carbonatées calcaires ne sont pas frappées de cette nullité médicatrice, et il en est, parmi elles, dont les effets curatifs les font rivaliser avec les sources les plus riches en bicarbonate de soude. Cependant, si les effets thérapeutiques des carbonatées calcaires sont identiques à ceux des carbonatées sodiques, il faut reconnaître que l'action des premières est généralement moins énergique que celle des secondes. Cette différence d'activité offre souvent une ressource précieuse, car il est des malades qui ne peuvent, sans gradation, supporter l'usage des carbonatées sodiques un peu fortes. Pougues, qui n'est qu'à une petite distance de Vichy, voit souvent des malades arriver de cette dernière station, y faire une saison, et, ainsi préparés, retourner ensuite à Vichy compléter leur cure.

Principales sources carbonatées calcaires : Aix en Provence, Alet, Bulgnéville, Celles, Chambon, Chateldon, Clermont, Condillac, Foncaude, Foncirgue, Fonsanche, Monestier-de-Clermont, Montégut-Segla, Pougues, Renaison, Rosheim, Saint-Galmier, Tessières-les-Bouliès, Veyrasse (la).

CINQUIÈME CLASSE. — EAUX FERRUGINEUSES.

Si nous n'avions égard qu'à la composition chimique, nous imiterions les auteurs de l'*Annuaire*, et nous ne ferions pas des eaux ferrugineuses une classe distincte et tout à fait à part. Il est, en effet, bien peu d'eaux minérales qui ne contiennent une plus ou moins grande quantité de fer, et parmi celles qui en présentent le plus, il n'en est aucune dans laquelle ce métal puisse servir de caractéristique.

Mais si, dédaignant les règles qui ont jusqu'à présent régi les conditions de la classification que nous avons adoptée, nous nous plaçons au point de vue thérapeutique, nous trouvons dans les eaux qui contiennent du fer en quantité appréciable, des propriétés tellement tranchées et tellement actives, qu'il faut de toute nécessité se départir des exigences chimiques et comprendre dans un cadre distinct toutes les eaux qui offrent ces propriétés.

Le fer n'existe jamais dans les eaux à l'état de métal pur ; il ne s'y rencontre que sous forme de protoxyde.

Ce protoxyde de fer se combine avec divers acides et forme avec eux des sels différents, qui sont alors la caractéristique de ces eaux.

Les acides avec lesquels le protoxyde de fer se combine le plus ordinairement, sont :

1° L'acide carbonique, qui donne naissance au proto-carbonate de fer, lequel constitue les eaux ferrugineuses carbonatées auxquelles se rattachent les eaux ferrugineuses les plus importantes, telles que Spa, Bussang, Pyrmont, etc.

2° L'acide sulfurique, qui produit le proto-sulfate de fer, lequel constitue les eaux ferrugineuses sulfatées ou vitriolées auxquelles appartiennent les eaux de Passy, de Cransac, etc.

3° L'acide crénique, qui, au contact de l'air, passe à l'état d'acide apocrénite et qui donne naissance au crénate et apocrénate de fer, lesquels constituent les eaux ferrugineuses crénatées, qui sont nombreuses et le plus souvent associées aux eaux ferrugineuses carbonatées.

Cette dernière division n'a une bien grande valeur ni en chimie ni en thérapeutique ; sous ce dernier rapport, comme nous venons de le dire, ces eaux se confondent fréquemment avec les ferrugineuses carbonatées ; et au point de vue chimique, l'acide crénique n'a pas été suffisamment étudié pour avoir sur lui quelque notion exacte.

Découvert par Berzelius dans l'eau de Porla, en Suède, l'acide crénique est un corps incristallisable, floconneux, d'une couleur jaune sale, d'une saveur moins acide qu'astringente. On ne ne l'a guère trouvé que combiné avec le fer et le manganèse, et l'on n'a signalé sa présence, en France surtout, moins après l'avoir obtenu pur que d'après certaines réactions signalées par Berzelius. — Son origine paraît se rattacher à la matière organique, encore assez mal définie, qui se rencontre dans les eaux minérales, et quelques chimistes, MM. Daubrée et Lefort, entre autres, ayant remarqué, comme M. Filhol, que dans les eaux ferrugineuses qui contiennent des réactifs, tels que la potasse, le cuivre, l'arsenic, etc., la matière organique renferme très-peu d'acide crénique, se sont demandé si la combinaison de l'oxyde de fer avec les acides crénique et apocrénique n'était pas le résultat de réactions postérieures, le premier dissolvant étant l'acide carbonique.

Quoi qu'il en soit, c'est le plus ordinairement à l'état de carbonate, de sulfate ou de crénate que le fer se rencontre dans les eaux minérales ; mais il ne faudrait pas croire, parce que ces sels sont la caractéristique des eaux ferrugineuses, qu'ils sont en grande quantité et qu'ils dominent les autres éléments minéralisateurs.

Sous le rapport de leur abondance absolue, les sels de fer ne comptent guère que pour une moyenne de 1 à 7 centigrammes par kilogramme d'eau, si ce n'est les sulfates dont la proportion est plus considérable ; ainsi, tandis que Forges et Bussang contiennent 9 centigrammes de carbonate et de crénate réunis, l'eau de Passy, non dépurée, renferme 41 centigrammes de sulfate, et celle d'Auteuil 22 centigrammes.

Au point de vue de leur quantité relative, les sels de fer sont beaucoup moins abondants que les autres principes minéralisateurs ; ceux-ci sont le plus ordinairement des chlorures de sodium et de calcium, des sulfates et des carbonates de soude, de chaux, etc.

Fort heureusement, tous ces principes sont eux-mêmes en très-faible proportion, car il est à remarquer que les eaux ferrugineuses sont généralement peu minéralisées, de telle sorte qu'ils sont impuissants à masquer les trois caractères auxquels on reconnaît les eaux ferrugineuses et qui sont : 1° le dépôt ocracé ; 2° le goût ferreux ; 3° l'action thérapeutique.

Quand ces caractères font défaut, il en résulte la prédominance de quelque élément minéralisateur, lequel devient alors la caractéristique de l'eau et lui assigne une autre place.

Des gaz se rencontrent aussi dans les eaux ferrugineuses et

leur impriment parfois des caractères parfaitement distincts ; ainsi, l'eau de Cransac, qui contient de l'acide sulfhydrique, est tout à la fois ferrugineuse et sulfureuse.

Avant d'étudier les propriétés médicales des eaux ferrugineuses, il nous reste à faire connaître un point important de leur histoire chimique, nous voulons parler du degré de fixité du fer dans ces eaux. Cet objet est d'une haute valeur et l'on doit bien connaître la source à laquelle on s'adresse, car le fer n'a d'action thérapeutique que lorsqu'il est introduit dans le sang, et il n'est absorbé par le tube digestif et par la peau qu'à l'état de dissolution.

Le fer n'est tenu en dissolution dans l'eau que par l'acide carbonique ; quand la quantité de ce gaz devient insuffisante, le protoxyde de fer, mis à nu, s'oxyde au contact de l'oxygène de l'air et passe à l'état de péroxyde, qui est insoluble et qui se précipite.

Or donc, pour déterminer le degré de fixité du fer dans une eau minérale, il faut savoir la quantité d'acide carbonique que contient cette eau et la rapidité avec laquelle se dégage ce gaz. L'expérience a, en effet, prouvé que l'absorption de l'oxygène de l'air qui donne lieu à la décomposition des eaux ferrugineuses, est en rapport intime avec le dégagement de l'acide carbonique; par conséquent l'eau qui, pour une quantité déterminée de protoxyde de fer, renferme la plus grande proportion d'acide carbonique, est celle qui aura le plus de fixité, en admettant toutefois que, dans un temps égal, il se dégage une quantité égale d'acide carbonique.

Mais le temps dans lequel une quantité déterminée d'acide carbonique se dégage de l'eau n'est pas le même pour toutes les sources acidules: il varie en raison de la proportion des sels solubles, de sorte que l'acide carbonique se dégage d'autant plus rapidement de l'eau que celle-ci renferme ces sels en plus grande abondance.

L'abondance de l'acide carbonique dans les eaux ferrugineuses a encore l'avantage de les rendre agréables au goût et supportables à l'estomac. Les eaux ferrugineuses, sulfatées surtout, privées de ce gaz, ont une saveur répugnante et sont indigestes.

Comme on le voit, il y a quelque importance à bien choisir la source ferrugineuse dont on veut faire usage, et, si l'on ne peut être fixé sur la quantité d'acide carbonique qu'elle contient, il faut s'informer des moyens employés pour prévenir le dégagement de l'acide carbonique, l'absorption de l'oxygène de l'air, et par suite, la précipitation du fer et la décomposition de l'eau.

Action thérapeutique des eaux ferrugineuses. — Les indications thérapeutiques des préparations martiales sont si formelles et si connues, qu'il y aurait quelque puérillité à nous y étendre longuement. Cependant, il est à remarquer que l'action des eaux ferrugineuses prises à leur source, a une supériorité incontestable sur les préparations martiales fournies par la pharmacie. A cette excellence des eaux ferrugineuses naturelles, il est deux motifs : 1° les combinaisons sous la forme desquelles le fer se rencontre dans les eaux minérales, porte ce cachet de perfection dont la nature s'est réservé le secret et que l'art est impuissant à reproduire, même dans ses détails les plus grossiers ; 2° les conditions hygiéniques au milieu desquelles s'administrent les eaux ferrugineuses sont si heureusement appropriées aux maladies qui réclament l'usage du fer, que sous leur seule influence les symptômes les plus graves s'amendent, et que sans elles peut-être la médication martiale échouerait. Les établissements thermaux appartenant à la classe que nous examinons ici, peuvent dire combien, chaque année, de malades, après un usage infructueux des préparations pharmaceutiques de fer, recouvrent en peu de temps une santé qu'ils croyaient à jamais perdue.

C'est que le fer, partie constituante du sang, rendue par l'absoption à la circulation générale, porte à toute l'économie la force, la tonicité et la vie. Toutes les affections dues à l'appauvrissement de ce fluide que Meckel appelait de la *chair roulante*, sont bientôt amendées par la reconstitution du liquide, et tous les symptômes si nombreux et si variés qui leur font cortége disparaissent comme par enchantement. Que cet appauvrissement ait été amené par des pertes copieuses, par des chagrins, par une nourriture insuffisante, ou qu'elle soit le résultat de la constitution lymphathique poussée à l'extrême; en un mot que ces affections soient l'anémie, ou la chlorose, tous ces accidents qui les suivent, protées insaisissables qui parfois déjouent la sollicitude la plus éclairée du médecin; tous ces accidents, disons-nous, s'amendent, s'effacent et disparaissent à mesure que l'hématose devient plus active, plus plastique et plus colorée.

Les fièvres intermittentes, par l'hypertrophie du foie et de la rate qui les accompagne, altèrent évidemment la circulation de la veine-porte, et participent aux bénéfices des eaux martiales, comme les affections précédentes auxquelles, à ce point de vue, les fièvres des marais peuvent être comparées.

Enfin, pour en finir avec les névroses dues à une altération de l'hématose, les dyspepsies et surtout les gastralgies qui sont sous l'empire de cette cause, cèdent rapidement à l'usage des eaux ferrugineuses.

Les organes qui manquent de ton et qui languissent dans une débilité fâcheuse sont promptement relevés par les eaux martiales, qui en même temps arrêtent les hémorrhagies passives, et, s'il s'agit des organes génitaux de la femme, ramènent les menstrues à leur type normal, et tarissent les flueurs blanches, dont l'abondance fait le désespoir des personnes qui en sont atteintes. C'est ainsi que les eaux ferrugineuses ont quelquefois triomphé de la stérilité. Elles ont dans ce cas un double avantage : elles tonnifient la matrice dont la débilité laisse échapper le germe, et elles tarissent la leucorrhée dont les mucosités, amoncelées dans le col de l'utérus, enlèvent au sperme tout passage.

Par les mêmes motifs, la blennorrhée chez l'homme, ces écoulements intarissables, suites de blennorrhagies mal soignées, ou entées sur des constitutions lymphatiques, se tarissent fréquemment aux eaux ferrugineuses, et, circonstance précieuse, se tarissent pour ne pas revenir plus tard.

Comme on le voit, le cadre des affections qui trouvent aux

eaux ferrugineuses amendemement et guérison, est tout à la fois parfaitement limité, un des plus vastes et des plus précieux. C'est là que la médecine rencontre ses triomphes les plus certains et les malades les plus grands bienfaits ; mais plus qu'en toute autre station peut-être, il faut ici que les indications soient précises, et il serait dangereux plus qu'ailleurs de faire de la médecine d'à peu près.

Principales sources ferrugineuses. — Andabre, Auctoville, Aumale, Auteuil, Barbotan, Bonne-Fontaine, Bourrasol, Bussang, Campagne, Cassuéjouls, Casteljaloux, Charbonnières, Château-Gonthier, Crèches, Dinan, Forges, Forges-sur-Briis, Gournay, Lac-Villers, Laifour, Lamalou, Mâcon, Martigné-Briant, Montlignon, Nancy, Neyrac, Oioun-Sekhakhna, Orezza, Oriol, Passy, Pornic, Porta, Provins, Rançon, Rennes, Rieu-Majou, Rouen, Ruillé, Saint-Christophe, Saint-Denis-les-Blois, Saint-Hippolyte-d'Enval, Saint-Julien, Saint-Pardoux, Sainte-Madeleine-de-Flourens, Segray, Sultzbach, Sylvanès, Versailles, Watweiler.

TROISIÈME PARTIE

SOURCES MINÉRALES

ET

ÉTABLISSEMENTS THERMAUX DE LA FRANCE

AIX [1]

Classement chimique..... Bicarbonatées calciques.
— physique..... Thermales.
— géographique. Bouches-du-Rhône.

Analyse chimique.

SOURCE DE SEXTIUS.

	gr.
Acide carbonique....... / Air atmosphérique......	indét.
Carbonate de chaux.....	0.1072
— de magnésie .	0.0418
Chlorure de sodium.....	0.0073
— de magnésium.	0.0120
Sulfate de soude.	0.0325
— de magnésie....	0.0080
Acide silicique et matière organique azotée.....	0.0170
Fer..................	traces.
	0.2258

(ROBIQUET.)

La réputation des eaux thermales d'Aix remonte aux Romains; on croit que ce fut le proconsul Caïus-Sextius Calvinus qui, le premier, en fit usage, et la source principale en a conservé le nom.

La source de Sextius alimente l'établissement thermal, ainsi

[1] Chemin de fer de Paris à Marseille, embranchement à Rognac.

qu'une fontaine publique, où les indigents viennent laver leurs blessures.

L'établissement thermal se compose de dix-huit baignoires pour les malades payants, de deux baignoires pour le service de l'hôpital, et de deux cabinets de douches ascendantes et descendantes.

Les eaux de Sextius, dont la température varie de 34°,16 à 36°,87, sont toujours administrées en bains; on les prescrit en boisson dans la plupart des névroses de l'appareil digestif; on les donne en douches dans les dermatoses chroniques, dans les rhumatismes, les roideurs articulaires et les maladies de l'utérus.

Il y a encore à Aix une autre source, dite *source Barret*, dont la température varie de 20°,6 à 21°,50.

Thérapeutique. — Les maladies qui réclament le plus fréquemment les bénéfices des eaux d'Aix, sont : le rhumatisme, les dermatoses chroniques, les roideurs articulaires, les névroses gastro-intestinales et les maladies non cancéreuses de l'utérus.

ALET

Classement chimique.......	Carbonatées calciques.
— physique	Froides.
— géographique....	Aude.

Analyse chimique.

	gr.		
Acide carbonique........	0.059	Potasse...	traces
— sulfurique.........	0.020	Chaux.................	0.101
— phosphorique......	0.082	Magnésie............. ..	0.026
— chlorhydrique......	0.031	Alumine...............	0.011
Soude................	0.071		0.401

(BOUQUET.

Petite ville à peu de distance de Limoux, dans un vallon resserré, appelé la *gorge d'Alet*, Alet possède quatre sources;

dont trois sont thermales, sans que leur température ne dépasse pas 28°; la quatrième, nommée les *Eaux rouges*, est froide et ferrugineuse.

Son établissement thermal peu important offre plusieurs cabinets de bains.

ALEZANI (Corse). — Eaux ferrugineuses froides.

ALLEVARD[1]

Classement chimique.......	Sulfurées calciques.
— physique.......	Thermales.
— géographique....	Isère.

Analyse chimique.

	lit.	Sulfate de magnésie....	0.523
Acide sulfhydriq. libre.	0.02475	— de chaux......	0.298
— carbonique......	0.09700	— d'alumine......	traces
Azote..	0.00400	Chlorure de sodium...	0.503
		— de magnésium	0.061
	gr.	— d'aluminium.	traces
Carbonate de chaux...	0.305	Acide silicique........	0.005
— de magnésie.	0.010	Glairine et mat. bitum.	indét.
— de fer......	traces		
Sulfate de soude.......	0.535		2.240

(DUPASQUIER.)

Allevard est dans une position ravissante, au milieu de la magnifique vallée du Grésivaudan. Le village a peut-être un peu l'aspect industriel, à cause des forges qui, jusqu'à ces dernières années, faisaient seules sa fortune; mais l'établissement thermal situé à l'entrée de la localité, au milieu d'une prairie convertie en jardin, est vaste, gracieux et bien distribué.

Celui-ci se compose de 46 baignoires, de plusieurs appareils à douches et de 2 *vaporarium* destinés à l'inhalation des vapeurs sulfureuses.

1 De Paris à Grenoble, de Grenoble à Allevard.

Malheureusement, la température de l'eau, qui n'est que de 24°,3, est insuffisante pour le service des bains et des douches, et on est obligé d'augmenter artificiellement sa chaleur; mais l'appareil dont on fait usage est à ce point perfectionné que, d'après M. Niepce, médecin inspecteur, l'eau ne perd dans cette opération que 1 degré de sulfuration ou 1 centimètre cube de gaz par litre.

Le voisinage des pâturages alpestres a probablement engagé les administrateurs d'Allevard à introduire dans leur établissement une pratique que l'on était obligé d'aller chercher en Suisse. Nous voulons parler des bains de petit-lait. Ces bains, administrés purs ou coupés par moitié avec l'eau minérale, assouplissent la peau, tempèrent l'acuité de certaines dermatoses et se montrent très-salutaires dans les affections nerveuses et dans les irritations chroniques du tube digestif.

Thérapeutique. — En première ligne des affections traitées avec succès à Allevard, il faut placer : les catarrhes et la phthisie pulmonaire, les dermatoses, les névroses et les maladies chroniques du tube digestif.

AMÉLIE-LES-BAINS[1]

—

Classement chimique.......	Sulfurées sodiques.
— physique.......	Thermales.
— géographique....	Pyrénées-Orientales.

—

Analyse chimique.

SOURCE DU GROS ESCALDADOU.

	gr.		
Sulfure de sodium.	0.0396	Silice................	0.0902
Glairine..............	0.0109	Carbonate de chaux.....	0.0008
Carbonate de soude.....	0.0750	Sulfate de chaux.......	0.0007
— de potasse...	0.0026	Carbonate de magnésie..	0.0002
Chlorure de sodium....	0.0418		0.3039
Sulfate de soude.......	0.0421		(ANGLADA.)

[1] Chemin de fer de Bordeaux à Cette, embranchement de Perpignan.

Evitons d'abord toute confusion. La station dont il s'agit ici, est indistinctement nommée Amélie-les-Bains, Arles-les-Bains, et, par Anglada, Bains près d'Arles. Situé en effet au fond d'un petit vallon, un peu au-dessus du confluent du Tech et du Mondoni, le village d'Amélie n'est qu'à 3 kilomètres d'Arles, et tire son nom d'une des sources principales qu'il renferme.

Celles-ci sont nombreuses et toutes sulfureuses thermales.

Elles alimentent deux établissements : l'un ancien, qui date en partie des Romains ; l'autre nouveau, dû à la sollicitude du médecin inspecteur de la station, M. Pujade, qui lui a donné son nom.

Le gouvernement possède de plus une source importante, le *gros Escaldadou,* qui fournit aux besoins d'un vaste hôpital militaire, pouvant contenir 500 soldats et 120 officiers.

L'ancien établissement contient 19 cabinets de bains, 6 douches, 1 *vaporarium,* et 2 piscines.

L'établissement du docteur Pujade compte 23 cabinets de bains, et 9 douches ascendantes et descendantes.

Comme au Vernet, un service balnéaire d'hiver est établi à Amélie.

Thérapeutique. — Les affections contre lesquelles ces eaux obtiennent le plus de succès sont : les maladies chroniques de la poitrine, les maladies de la peau, les rhumatismes, les tumeurs scrofuleuses et les ulcères.

ANDARD (Maine-et-Loire). — Eaux ferrugineuses froides.

ANZIN (Nord). — Eaux chlorurées sodiques froides.

ARLANÇ (Puy-de-Dôme). — Bicarbonatées sodiques froides.

AUCTOVILLE (Calvados). — Eaux ferrugineuses froides.

AUDINAC

Classement chimique....... Sulfatées calciques.
— physique....... Thermales.
— géographique.... Ariége.

Analyse chimique.

	lit.	Sulfate de chaux........	1.117
Acide carbonique........	0.363	— de magnésie	0.496
		Chlorure de magnésium..	0.008
	gr.	Iodure de magnésium....	traces
Carbonate de chaux......	0.200	Silicates de soude et de pot.	0.020
— de magnésie...	0.010	Alumine...............	traces
Oxyde de fer...........	0.003	Matière organique.......	0.062
— de manganèse.....	0.008		
Crénate de fer..........	traces		1.904
Sulfure de calcium......	traces		(FILHOL.)

Les bains d'Audinac sont à 10 kilomètres de la ville de Saint-Girons. Ils sont alimentés par la source dont nous venons de donner l'analyse, et dont la température est de 22°.

Il existe à Audinac une autre source, la *Sœur Louise*, dite froide, bien qu'elle accuse la même température que la source des bains. Elle est consacrée à la boisson.

L'établissement thermal nouvellement construit comprend l'ancien établissement. Dans ce dernier existe une galerie de 12 cabinets renfermant 14 baignoires, et dans un des pavillons de la galerie se trouvent deux douches ascendantes et une troisième dite à percussion. Le nouvel établissement présente 15 baignoires et deux douches en bon état.

Les eaux d'Audinac sont laxatives, et même, suivant le docteur Senteins, elles posséderaient des propriétés analogues à celles de la potion antiémétique de Rivière.

AUGNAT (Puy-de-Dôme).—Eaux bicarbonatées sodiques froides.

AULUS

Classement chimique..	Sulfatées calcaires.
— physique.......	Froides.
— géographique....	Ariége.

Analyse chimique.

Acide carbonique. 1/2 env. du vol.		Sels de potasse.........	sensib
	gr.	Phosphate.............	0.080
Bicarbonate de chaux....	0.097	Acide silicique.........	
— de magnésie.	0.043	Alumine..............	
Sulfate de chaux..	1.980	Oxyde de fer et de mang.	0.005
— de magnésie.....	0.300	Iode..................	traces
— de soude........	0.100	Arsenic...............	
Chlorure de sodium......	0.040	Matière organique.......	indét.
— de calcium.....			
— de magnésium..			2.645

(O. HENRY.)

Aulus est un petit village près de Saint-Girons. On possède peu de détails sur ses eaux. Le docteur Lafont-Gouzy leur attribue la propriété de guérir les accidents invétérés de la syphilis. Sans nous inscrire complétement en faux contre cette opinion, nous pensons que les observations fournies par M. Lafont-Gouzy demandent à être vérifiées, et il n'est pas sans importance de savoir si, comme les eaux sulfureuses, les eaux d'Aulus ne rétabliraient pas simplement les désordres occasionnés par un traitement mercuriel trop prolongé.

AUMALE

Classement chimique	Ferrugineuses.
— physique.......	Froides.
— géographique....	Seine-Inférieure.

Analyse chimique.

	lit.	Carbonate de fer.......	0.1713
Acide carbonique.......	0.201	Chlorure de calcium....	0.3426
— sulfhydrique.......	0.037		
			0.5710
	gr.		
Carbonate de chaux....	0.0571	(DEZENGREMEL.)	

Aumale est une petite ville sur la Bresle, où, en 1755, Dom Mahon, religieux bénédictin. découvrit trois sources minérales qu'on nomme la *Bourbonne*, la *Savary* et la *Malou*.

Ces eaux font partie d'un groupe assez nombreux de sources ferrugineuses que M. Girardin a signalées dans le département de la Seine-Inférieure.

AUTEUIL

—

Classement chimique.......	Ferrugineuses.
— physique.......	Froides.
— géographique....	Seine.

—

Analyse chimique.

Azote..................	indét.	Chlorure de magnésium.. / — de sodium.....	0.120
	gr.	Sel de manganèse.......	0.014
Sulfate de chaux........	1.740	Azotate de potasse.......	traces
— de strontiane.....	traces	Acide silicique.....	0.140
— de magnésie.....	0.110	Matière organique et perte	0.073
— de soude........	0.292	Principe arsénical (dans le dépôt)...............	sens.
Sulfates d'alumine, de potasse et d'ammoniaque..	0.051		
Sulfates d'alumine et de protoxyde de fer......	0.715		3.255
		(O. HENRY.)	

Sur le plateau qui conduit de Passy à Auteuil, rapporte l'*Annuaire*, et à peu de distance du chemin dit *du Prieuré*, un propriétaire a découvert, il y a quatre ans environ, au fond d'un puits, et à une certaine profondeur, une source ferrugineuse abondante, présentant une grande analogie avec celles de Passy, depuis longtemps connues. (Voyez *Passy.*)

AUZON (Gard). — Eaux sulfurées calciques froides.

AVAILLES (Vienne). — Eaux chlorurées sodiques froides.

AVÈNE

Classement chimique......	Bicarbonatées calcaires.
— physique.......	Thermales.
— géographique....	Hérault.

Analyse chimique.

	gr.		
Carbonate de soude.....	0.1028	Acide silicique.........	0.0045
— de chaux.....	0.0995	Alumine..............	0.0062
Sulfate de magnésie....	0.0687	Oxyde de fer..........	traces.
Chlorure de sodium....	0.0462		0.3279

(BÉRARD.)

Avène est un petit village à 16 kilomètres de Lodève, dans une position ravissante. Son établissement thermal se compose de deux piscines, une pour les hommes et une pour les femmes.

Thérapeutique : — Les eaux d'Avène sont très-utiles dans les dartres et dans la leucorrhée.

AX[1]

Classement chimique....... Sulfurées sodiques.
— physique....... Thermales.
— géographique.... Ariége.

Analyse chimique.

	gr.		
Acide sulfhydrique.....	indét.	Acide silicique dissous...	0.1090
Carbonate de soude.....	0.1090	— — non diss..	0.0509
— de chaux.....	0.0066	Matière organ. azotée...	0.0052
Magnésie.............	traces.	Perte.................	0.0510
Fer et alumine........	0.0044		03.524
Chlorure de sodium....	0.0163		

(MAGNES-LAHENS.)

De toute la chaîne des Pyrénées, Ax n'a qu'un seul rival pour la multiplicité et la variété des sources : c'est Bagnères-de-Luchon. Assise au confluent de l'Ariége et de la rivière d'Ascou, la petite ville d'Ax ne compte pas moins de cinquante-trois sources, dont la température et le degré de minéralisation sont extrêmement variés. Toutes ne sont pas utilisées ; plusieurs coulent sur la voie publique, où l'industrie lainière en tire parti, et les autres sont aménagées dans trois modestes établissements qui sont : le Téich, le Couloubret et le Breilh.

Selon M. Alibert, médecin inspecteur actuel, les eaux d'Ax doivent être partagées en trois familles, dont la première ne contient ni soufre ni barégine, dont la seconde renferme du soufre combiné et de la barégine, et dont la troisième présente du soufre et pas de barégine.

Quoi qu'il en soit, la station thermale d'Ax offre des sources à température et à minéralisation susceptibles de s'adapter à

1 Par Toulouse, Foix et Tarascon.

tous les degrés des affections qui réclament l'emploi de ces eaux. Il est à regretter que le luxe et même le confortable manquent entièrement dans cette localité, et M. Donné regrette avec raison, que le gouvernement n'ait pas élevé à Ax un grand hôpital civil ou militaire.

On emploie les eaux d'Ax sous toutes les formes : on en boit le matin deux à trois verres et on augmente la dose jusqu'à un litre. L'eau du Breilh est celle qui est la plus employée en boisson ; les eaux du bain fort et de l'étuve, mêlées avec du lait et de l'eau de gruau, sont recommandées dans les affections chroniques de la poitrine, etc.

Thérapeutique. — Les arthrites rhumatismales sont les maladies les plus communes aux eaux d'Ax ; puis viennent les rhumatismes musculaires, les névroses et les névralgies, les maladies chroniques de la poitrine, enfin, les scrofules, les anémies et les chloro-anémies.

BACHET (le) (Isère). — Eaux sulfurées calciques froides.

BAGNÈRES-DE-BIGORRE [1]

Classement chimique.......	Sulfatées calcaires.
— physique.......	Thermales.
— géographique...	Hautes-Pyrénées.

[1] Par Toulouse, Foix et Saint-Gaudens.

Analyse chimique.

SOURCE DU DAUPHIN.

	p.
Acide carbonique........	38
Azote..................	54
Oxygène...............	8
	100
	gr.
Chlorure de magnésium..	0.104
— de sodium.....	3.040
Sulfate de chaux........	1.900
Sulfate de soude......	0.400
Carbonate de chaux......	0.142
— de magnésie...	0.119
— de fer........	0.114
Substance grasse résineuse.	0.009
— extractive végét.	0.008
Acide silicique..........	0.044
Perte....	0.020
	2.800

(GANDERAX et ROZIÈRE.)

Charmante petite ville de la vallée de Campan, sur l'Adour, Bagnères-de-Bigorre offre aux étrangers qui la visitent, tous les charmes d'une nature pittoresque et les bénéfices de la civilisation.

Ses sources, en nombre infini, se doivent partager en trois classes : 1° les sources sulfatées; 2° les sources sulfurées; 3° les sources ferrugineuses.

Nous allons passer en revue chacune de ces catégories, en nous arrêtant davantage sur celle des trois qui renferme la caractéristique des eaux de Bagnères-de-Bigorre.

1° *Sources sulfatées calcaires.*

Ces sources sont très-nombreuses : celles de la *Reine*, 47°,5 ; du *Dauphin*, 48°,7 ; du *Roc-de-Lannes*, 45° ; de *Foulon*, 35° ; de *Saint-Roch*, 41°,3, et des *Yeux*, 35°, ont été réunies dans le grand établissement thermal qui porte le nom de Marie-Thérèse. Cet édifice, entouré de jardins, renferme des baignoires, des douches, une étuve, deux buvettes, et est pourvu d'un appareil balnéaire complet.

Les autres sources alimentent des établissements particuliers qui, tous, ne possèdent pas un matériel convenable. Ces établissements, qui se nuisent par la concurrence qu'ils se font, sont au nombre de treize dont voici les noms : *Salut*, *Grand-*

Pré, *Carrère-Lannes*, *Thermes de santé*, *Versailles*, *Petit-Prieur*, *Belle-Vue*, *Petit-Baréges*, *Cazeaux*, *Théas*, *Mora*, *Lasserre*, et la *Gutière*.

On administre l'eau de toutes les sources à l'intérieur et à l'extérieur : en boisson, on les prend depuis un demi-litre jusqu'à un litre, en ayant soin de commencer par les plus faibles et d'augmenter la dose progressivement ; à l'extérieur, l'eau de Bagnères est employée en bains, douches et fumigations.

2º *Sources sulfurées.*

Les sources sulfureuses de Bagnères sont au nombre de deux : la source de *Pinac* et celle de *Labassère*.

La source de *Pinac*, située à Bagnères même, alimente six bains et deux buvettes ; la température de l'eau, légèrement thermale, est de 18º,7.

La source de *Labassère*, située à 8 kilomètres de Bagnères, sur la rive gauche du Laussonnet, offre une température de 13º,8, dépose de la glairine dans son parcours et supporte le transport sans éprouver une notable altération.

3º *Sources ferrugineuses.*

Au nombre de trois, ces sources sont : *Angoulême*, *Brauhaubant* et *Rousse*. Les deux dernières ont été analysées par MM. O. Henry et Boullay.

La réunion de tant de ressources thérapeutiques fait de Bagnères-de-Bigorre une des stations thermales les plus intéressantes. La douceur du climat et les efforts de la ville, à qui appartient le grand établissement de Marie-Thérèse, secondent admirablement l'action de toutes ces ressources médicales.

Thérapeutique. — Les maladies contre lesquelles les eaux de Bagnères-de-Bigorre sont le plus utilement recommandées, sont : les rhumatismes, les affections chroniques des voies digestives, les lésions nerveuses diverses, les maladies de la peau, quelques paralysies et les maladies des organes génito-urinaires.

BAGNÈRES-DE-LUCHON [1]

Classement chimique.......	Sulfurées sodiques.
— physique.	Thermales.
— géographique ...	Haute-Garonne.

Analyse chimique.

SOURCE DE LA REINE.

	gr.		
Azote et oxygène..... .	0.0000	Silicate de soude.......	traces.
Sulfure de sodium.... .	0.0508	— de chaux.......	0.0102
— de fer.........	0.0022	— de magnésie....	0.0048
— de magnésie....	0.0028	— d'alumine......	0.0255
Chlorure de sodium....	0.0624	Carbonate de soude.....	traces.
Sulfate de potasse......	0.0092	Silice libre...........	0.0209
— de soude.......	0.0312	Matière organique...	non dosée.
— de chaux.......	0.0312		
			0.2511

(FILHOL.)

Bagnères-de-Luchon est une des stations minérales les plus importantes de la France, et offre à la thérapeutique des ressources précieuses qu'expliquent la multiplicité et la diversité de température et de composition chimique de sources qui l'alimentent.

Ces sources, en effet, sont au nombre de quarante, sans compter la source ferrugineuse. La plupart ont été captées de 1836 à 1852, car les seules qui fussent anciennement connues, étaient celles de Bayen, de la Reine, de la Grotte supérieure et de la Grotte inférieure.

Les températures prises sur quatorze sources donnent, d'après *l'Annuaire*, de 34 à 68°.

[1] Chemin de fer de Paris à Limoges et à Toulouse, de Toulouse à Luchon par Saint-Gaudens.

La composition chimique n'est pas moins variable. Pour ne parler que du sulfure alcalin, sur l'analyse de douze sources, faite par M. Gintrac, ce sulfure varierait de 0,0179 à 0,0538.

Le phénomène connu sous le nom de *blanchiment*, et dont nous avons parlé dans l'article des eaux sulfurées, se produit ici d'une manière remarquable, et varie, par conséquent, les ressources curatives que possède Luchon.

Quoi qu'il en soit, les sources de Bagnères présentent à l'odorat et au goût tous les caractères des eaux sulfureuses ; plusieurs d'entre elles déposent dans leur parcours du soufre et de la glairine, tantôt blanche et filamenteuse, comme de la charpie, tantôt brune et noirâtre.

« Ces eaux sont éminemment excitantes, dit M. Patissier ; il est important de surveiller leur action, parce que souvent elles raniment les phlegmasies chroniques ; on ne doit les prescrire qu'avec beaucoup de prudence aux personnes qui ont une disposition aux maladies tuberculeuses. Ce qui est fondamental dans l'emploi de ces eaux énergiques, c'est de les approprier au tempérament des malades, à leur degré de susceptibilité et à la période de l'affection dont ils sont atteints. »

La commune de Luchon, à laquelle appartiennent les sources, a compris combien il était de son intérêt d'avoir un établissement qui fût à la hauteur de la juste renommée de son eau minérale. Aussi, a-t-elle fait construire des thermes magnifiques et capté les sources d'une manière si parfaite, qu'elles ne peuvent se mêler entre elles. Cet établissement contient 98 baignoires, 4 piscines en marbre blanc, dans chacune desquelles quinze personnes peuvent se baigner sans peine ; cinq cabinets à douches liquides, pourvus de tous les appareils nécessaires pour remplir et varier les indications curatives ; quelques cabinets sont réservés à la douche *écossaise* ; enfin, l'ingénieur, M. François, a eu l'heureuse idée d'établir une étuve souterraine le plus près possible des sources de la Reine, de la Grotte supérieure et de Bayen, qui sont les plus chaudes.

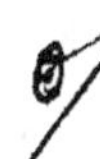

La petite ville de Bagnères, à 8 kilomètres de la frontière

d'Espagne et à 32 de Saint-Gaudens, est dans une riante et fertile vallée; elle offre de tranquilles promenades et des excursions au lac d'Oo, à la vallée du Lys et au port de Venasque, d'où la Maladetta apparaît majestueuse avec ses immenses glaciers.

Thérapeutique. — Comme dans toutes les eaux à base de soufre, les dermatoses se placent en première ligne parmi les affections qui sont traitées à Luchon; cependant les eczemas chroniques, le lichen, l'impétigo et les dartres sont celles qui y comptent le plus de succès, à la condition de prendre l'état de l'affection pour guide dans le choix de la source.

Les rhumatismes et les névralgies peuvent marcher sur la même ligne que les dermatoses; ces affections y sont d'autant plus heureusement modifiées que la température de la source est plus élevée.

Les scrofules, avec leurs manifestations diverses, trouvent également à Luchon des modifications favorables.

Enfin, la paraplégie est signalée par le médecin inspecteur au nombre des affections curables par les eaux minérales de Luchon.

BAGNÈRES-SAINT-FÉLIX (Lot). — Eaux sulfatées magnésiennes froides.

BAGNOLES [1]

—

Classement	chimique.......	Sulfatées calciques.
—	physique.......	Thermales.
—	géographique...	Orne.

—

[1] Chemin de fer de Paris à Argentan, station d'Alençon.

L'analyse des eaux de Bagnoles ne se trouve nulle part; elle n'est donnée ni par l'*Annuaire*, ni par M. Patissier, ni par M. Durand-Fardel. Celui-ci s'en réfère, pour le classement, à l'ordre suivi par l'*Annuaire*, auquel nous emprunterons les quelques lignes suivantes:

« De l'analyse faite en 1813 par MM. Vauquelin et Thierry, il résulte que l'eau de Bagnoles exhale une odeur hépatique, sans qu'on ait pu, à l'aide des réactifs ordinaires, y démontrer l'acide sulfhydrique; que lorsqu'on élève sa température, il s'en dégage beaucoup de bulles composées en partie d'acide carbonique; que cette eau contient, en outre, des chorures de sodium, de calcium et de magnésium, et une petite quantité de sulfate de chaux; qu'elle dissout parfaitement le savon. Le limon de la fontaine, qui est très-abondant, contient du soufre et du fer, et tout porte à croire qu'il récèle aussi une matière organique dont on soupçonne l'existence dans l'eau elle-même.

» La température de l'eau étant peu élevée (27°,5), on est obligé de la chauffer.

» Il existe, en outre, à Bagnoles, deux sources ferrugineuses. »

Bagnoles, qui est à 28 kilomètres d'Alençon, se trouve dans une position ravissante; sa vallée est une mignature de celles de la Suisse, et son établissement thermal offre toutes commodités aux étrangers.

Les eaux de Bagnoles sont surtout employées dans les maladies du tube digestif.

BAGNOLS [1]

Classement chimique.......	Sulfurées sodiques.
— physique.......	Thermales.
— géographique...	Lozère.

Analyse chimique.

	gr.		
Azote...............	indét.	Sulfate de soude.......	0.0890
Acide carbonique.......	indét.	Chlorure de sodium....	0.1428
Acide sulfhydrique......	indét.	— de potassium..	0.0030
Bicarbonate de chaux...	0.0684	Silice, alumine et oxyde de fer..............	0.0329
— de magnésie.	traces.	Matière organique azotée.	0.0358
— de soude...	0.2265		0.6132
Sulfate de chaux.......	0.0148	(O. HENRY.)	

Il existe à Bagnols deux établissements : l'un public, l'autre particulier. Le premier se compose de six piscines, d'une étuve, de plusieurs douches et d'une buvette; le second renferme neuf baignoires en plomb, et des douches ascendante, descendante et latérale.

Les eaux de Bagnols sont abondantes, car la source qui jaillit au bas du village peut fournir 113 litres par minute, chaudes, limpides, onctueuses au toucher et ayant une odeur et une saveur sulfureuses; elles déposent dans les conduits une matière organique analogue à la glairine, du soufre et des stalactites de sulfate calcaire et alumineux.

Thérapeutique. — Dans son rapport pour 1849, le médecin inspecteur reconnaît que les maladies qui sont particulièrement traitées à Bagnols sont les rhumatismes de diverses espèces, les suites de fractures et de luxations, les scrofules, les dartres, la leuchorrée et les ulcères atoniques.

[1] A huit kilomètres de Mende. Chemin de fer de Lyon à Saint-Etienne ou de Paris à Clermont.

BAINS [1]

Classement chimique....... Sulfatées sodiques.
— physique....... Thermales.
— Géographique.... Vosges.

Analyse chimique.

	gr.
Azote	indét.
Sulfate de soude cristallisé	0.28
— de chaux	0.08
Chlorure de sodium	0.08
Acide silicique	traces.
	0.44

(VAUQUELIN.)

Petite ville des Vosges, à 12 kilomètres de Plombières, Bains possède des sources nombreuses et à température variée. Celles-ci, celles du moins qui sont utilisées, alimentent deux établissements qui ne sont distants l'un de l'autre que de 60 mètres. 1° le *Bain romain*, situé au centre de la ville, renferme des cabinets de bains et de douches, des étuves, des vestiaires et trois grandes piscines qui présentent respectivement les températures suivantes : 31° à 32°,50 ; 35°, et 38°,75. 2° Le *Bain de la promenade* ou l'*ancien Bain neuf*, qui réunit les sources tempérées et qui offre une vaste salle où se trouvent trois piscines graduées : l'une possède 31° à 32°,50 ; l'autre, 33°,75 à 35°; la troisième, enfin, 36°,25 à 37°,50.

Comme toutes les sources peu minéralisées, les eaux de Bains agissent surtout par leur thermalité et par leur mode d'administration. Il n'y a qu'une seule source, la source de *la Vache*, qui serve en boisson; toutes les autres sont employées à l'extérieur sous forme de bains, d'étuves et de douches.

Thérapeutique. — Les affections qui se rencontrent le plus communément à Bains, sont : les rhumatismes, les sciatiques, la goutte, les arthrites, les gastralgies, les affections de la moelle épinière et les maladies utérines.

[1] Chemin de fer de l'Est, embranchement de Nancy à Gray, station d'Epinal.

BALARUC[1]

Classement chimique....... Chlorurées sodiques.
— physique....... Thermales.
— géographique.... Hérault.

Analyse chimique.

	gr.
Carbonate de chaux.....	0.370
— de magnésie ..	0.030
Sulfate de chaux........	0.803
— de potasse.......	0.053
Chlorure de sodium.....	6.802
— de magnésium..	1.074
Bromure de sodium.....	0.003
— de magnésium..	0.032
Silicate de soude........	0.013
Oxyde de fer...........	traces.
	9.080

(MARCEL DE SERRES et FIGUIER.)

Balaruc est un village à 3 kilomètres de Frontignan, sur la route de Montpellier à Cette. La source minérale qui alimente l'établissement avoisine l'étang salé de Thau, qui lui-même communique avec la Méditerranée.

L'établissement thermal est petit, mal emménagé et ne répond pas à la réputation dont jouissent les eaux de Balaruc. Cette réputation est-elle méritée en tous points? Nous n'oserions l'affirmer; mais il est constant qu'elles ont, à toutes les époques, été vantées contre les paralysies.

On se sert des eaux de Balaruc sous toutes les formes : bues à doses modérées, elles sont laxatives et ne deviennent purgatives qu'à la dose de 2 à 3 litres par jour, et encore ne faut-il pas en prolonger l'usage au delà de quatre ou cinq jours. Mais c'est particulièrement en bains et en douches que leur emploi est le plus fréquent.

Thérapeutique. — Les eaux de Balaruc ont comme la spécialité des paralysies et réussissent aussi bien dans les affections du système lymphatique.

1 De Montpellier à Cette, sur la route de Narbonne.

BARBAZAN

Classement chimique.......	Sulfatées calciques.
— physique.......	Thermales.
— géographique....	Haute-Garonne.

Analyse chimique.

	gr.		
Carbonate de chaux....	0.1300	Acide silicique.........	0.0140
— de magnésie..	0.0540	Oxyde de fer..........	0.0015
Sulfate de chaux..	1.5040	Iode.	traces.
— de magnésie....	0.3080	Magnésie.............	traces.
— de soude........	0.0180	Phosphates..........	traces.
Chlorure de sodium.....	0.0090	Matière organique......	traces.
— de calcium.....	traces.		2.0385
— de magnésium..	traces.		(FILHOL.)

Village situé sur la rive droite de la Garonne, à 8 kilomètres de Saint-Gaudens, Barbazan possède trois sources, dont la principale a fourni l'analyse précédente. Les deux autres, connues sous le nom de *source du Saule* et *source du Sureau*, ne présentent aucune trace de fer.

L'établissement thermal qu'elles alimentent est très-modeste, mais assez bien disposé pour l'administration des eaux en bains et en boisson.

BARBERIE (la) (Loire-Inférieure). — Eau ferrugineuse froide.

BARBOTAN

Classement chimique.......	Ferrugineuses.
— physique.......	Thermales.
— géographique....	Gers.

Analyse chimique.

	lit.	Sulfate de soude.........	0.031
Acide carbonique........	0.122	— de chaux...... ...	0.002
— sulfhydrique.......	indét.	Chlorures de sodium et de magnésium...........	0.019
	gr.	Acide silicaté et barégine.	0.029
Carbonate de chaux	0.021		
— de magnésie...	0.002		0.135
— de fer........	0.031		(ALEXANDRE.)

Les sources de Barbotan sont nombreuses et éparses dans la vallée. L'établissement thermal, assez bien tenu, possède tout à la fois une buvette, des bains, des piscines, des douches et un bassin de boues dont la réputation est grande dans le pays.

Les sources qui fournissent à tous ces besoins sont, avec leur température : la buvette, 32°,5 ; la piscine ou *bain des pauvres*, pouvant contenir huit ou dix personnes, 33°,7 ; les *bains chauds*, comprenant douze baignoires, 35° ; les *bains frais*, au nombre de trois, 31°,2; la source des douches, 38°,7 ; le bassin des boues qui peut recevoir vingt personnes, 36° au fond et 26° à la surface.

BARD (Puy-de-Dôme). — Eaux bicarbonatées sodiques thermales.

BARÉGES [1]

—

Classement chimique.......	Sulfurées sodiques.
— physique.......	Thermales.
— géographique....	Hautes-Pyrénées.

—

Analyse chimique.

	lit.	Chaux..............	0.002902
Azote..............	0.004	Magnésie...........	0.000344
		Soude caustique.....	0.005100
	gr.	Potasse caustique....	indéterm.
Sulfure de sodium....	0.042100	Ammoniaque........	indéterm.
Sulfate de soude.....	0.050042	Barégine ou glairine..	indéterm.
Chlorure de sodium..	0.040050		
Acide silicique.......	0.067826		0.208364

(LONCHAMPS.)

C'est à Fagon que Baréges doit sa célébrité. Sur les conseils de ce médecin, Mme de Maintenon conduisit à cette station thermale alors inconnue, le jeune fils de Mme de Montespan, le duc du Maine, atteint d'une grave affection scrofuleuse. Le succès de la médication ayant dépassé toutes les espérances, Baréges, patronné par de si puissants protecteurs, devint, non pas à la mode, mais en grande faveur auprès des médecins. Une vogue élégante ne s'est jamais attachée à cette station thermale, parce que le pays est triste et que les propriétaires n'ont jamais voulu faire les emménagements réclamés par le luxe et le confort que les malades aiment à rencontrer aux stations thermales.

Cependant Baréges possède deux établissements civils et un hôpital militaire très-renommé par les cures qui s'y opèrent, chaque année, sur des officiers et des soldats atteints d'anciennes blessures.

1 Chemin de fer de Paris à Bordeaux, Pau, Luz et Baréges.

Le premier ou le *grand établissement*, très-anciennement connu et situé au centre du bourg, se compose de seize cabinets de bains, d'une buvette, de deux douches et de trois piscines qu'alimentent sept sources variables par leur température et leur degré de sulfuration.

Le second établissement, qui a emprunté son nom à M. Barzun, son propriétaire, est situé à 500 mètres du bourg et renferme sept cabinets de bains, une buvette et des douches ascendante et descendante.

L'hôpital militaire, fondé par Louis XV, ne peut suffire, chaque année, aux nombreux malades qu'on y envoie.

Les eaux de Baréges sont promptement et fortement excitantes ; il est utile d'en graduer l'usage et de n'arriver que progressivement à la source la plus énergique. Voici, dans leur gradation de température et de sulfuration, les neuf sources qui alimentent le grand établissement :

	Temp.	Gram.		
Bain de La Chapelle..	31°	0.020	Sulfure de sodium	par litre d'eau.
Bain Genecy.........	32°	0.022	—	—
Bain Dassieux.......	35°	0.023	—	—
Bain du Fond........	36°	0.024	—	—
Bain Neuf...........	37°	0.034	—	—
Bain Polard.........	38°	0.023	—	—
Bain de l'Entrée......	41°	0.037	—	—
Source du Tambour..	45°	0.040	—	—

Comme on le voit, à l'exception de la source Polard, le degré de sulfuration va en augmentant avec la température, de telle sorte qu'il est excessivement facile de graduer l'usage de ces eaux. Si, à cet avantage qui permet l'emploi des bains à toute température, sans qu'il soit nécessaire de chauffer le liquide, on ajoute la grande fixité de composition des eaux de Baréges, on comprendra la réputation acquise à cette station thermale par des succès qui ne doivent rien ou que bien peu de chose aux circonstances accessoires.

Mais plus que partout ailleurs, peut-être, ces succès ne sont possibles que dans des cas bien déterminés. On doit s'en abstenir, par exemple, dit M. Patissier, dans les affections cancéreuses, la goutte bien caractérisée, les maladies tuberculeuses du poumon, la plupart des maladies du foie, les lésions du cœur et des gros vaisseaux, et dans toutes les affections où prédomine l'élément inflammatoire.

Thérapeutique. — L'efficacité des eaux de Baréges se montre surtout dans les affections du système lymphatique et les scrofules qui en sont une puissante manifestation ; dans les dermotoses chroniques, les rhumatismes anciens, les engorgements articulaires, les fausses ankyloses, les ulcères et les plaies suites de blessures par armes à feu, et sont utiles dans les paralysies rhumatismales, traumatiques et saturnines.

BASTENNES (Landes). — Eaux sulfurées calciques froides.

BATIGNOLLES (Seine). — Eaux sulfurées calciques froides.

BEAULIEU (Puy-de-Dôme). — Eaux bicarbonatées sodiques froides.

BELLESME (Orne). — Eaux ferrugineuses froides.

BELLEVILLE (Seine). — Eaux sulfurées calciques froides.

BELLOC (Gironde). — Eaux ferrugineuses froides.

BERNOS (Gironde). — Eaux ferrugineuses froides.

BESSE (Puy-de-Dôme). — Eaux bicarbonatées sodiques froides.

BETAILLE (Corrèze). — Eaux ferrugineuse froides.

BILAZAI (Deux-Sèvres). — Eaux sulfurées sodiques thermales.

BIO (Lot). — Eaux sulfatées calciques froides.

BLÉVILLE (Seine-Inférieure). — Eaux ferrugineuses froides.

BONNEFONTAINE

Classement chimique....... Ferrugineuses.
— physique.... .. Froides.
— géographique.... Moselle.

—

Analyse chimique.

	lit.		
Acide carbonique........	0.060	Carbonate de protoxyde de fer.........	0.025
Azote..................	0.021	Sulfate de magnésie......	0.086
Oxygène...............	0.007	— de potasse	0.049
	gr.	— de chaux	0.340
Carbonate de chaux......	0.376	Chlorure de calcium.....	0.012
— de magnésie...	0.008		0 896

(LANGLOIS.)

Cette eau, située à 3 kilomètres de Metz, sur la route de Lorry, présente tous les caractères d'une eau acidule ferrugineuse.

Quelques malades de Metz et des environs vont boire à cette fontaine, qui a toutes les propriétés des eaux ferrugineuses.

BOULOGNE (Pas-de-Calais) — Eaux ferrugineuses froides.

BOULOU (LE)

—

Classement chimique....... Bicarbonatées sodiques.
— physique....... Froides.
— géographique.... Pyrénées-Orientales.

—

Analyse chimique.

	lit.		
Acide carbonique... ...	0.611	Carbonate de fer........	0.032
	gr.	Sulfate de soude........	traces.
Carbonate de soude......	2.431	Chlorure de sodium......	0.852
— de chaux......	0.741	Acide silicique..........	0.134
— de magnésie...	0.215	Matière organique..	traces.
			4.405

(ANGLADA.)

Dans son travail sur les eaux minérales des Pyrénées-Orientales, Anglada fait mention de quatre sources très-rapprochées les unes des autres et qu'il classe parmi les eaux ferrugineuses.

Le Boulou est une de ces sources.

Sa composition, d'après Anglada lui-même, la range parmi les eaux alcalines à base de soude. (Voir *Saint-Martin de Fenouilla.*)

BOURBON-LANCY [1]

Classement chimique....... Chlorurées sodiques.
— physique....... Thermales.
— géographique.... Saône-et-Loire.

Analyse chimique.

	lit.		
Acide carbonique libre....	0.135	Sulfate de soude........	0.130
	gr.	— de chaux........	0.075
Carbonate de chaux	0.210	Chlorure de sodium......	1.170
— de magnésie...	traces.	— de potassium....	0.150
Oxyde de fer.......	traces.	Acide silicique.........	0.020
			1.755

(BERTHIER.)

Les sources de Bourbon-Lancy sont au nombre de sept, dont six chaudes et une froide. Elles surgissent toutes à peu de dis-

1 Chemin de fer de Paris à Moulins, de Moulins à Decize et à Bourbon.

tance les unes des autres, dans le faubourg Saint-Léger, au bas d'un roc coupé à pic. La plus considérable, appelée le *Lymbe*, ou *Grand-Puits*, a une température de 57°; les autres sources, moins importantes, sont connues sous les noms de la *Reine*, 52°; *Descures*, 53°, et de *Saint-Léger*, 50° ; les trois autres n'ont pas reçu de nom.

Quelques restes de constructions romaines font penser que les eaux de Bourbon-Lancy étaient connues dans l'antiquité. Sur le point même où jaillissent les sources, on voit un réservoir circulaire de 15 mètres de diamètre, appelé *Bain-Royal*, dont l'architecture porte à croire qu'il est l'ouvrage des Romains.

Laissant dégager de l'acide carbonique mêlé à du gaz azote, les eaux de Bourbon-Lancy sont peu usitées en boisson. Cependant, comme leur action est légèrement diaphorétique, on les boit à la dose de trois ou quatre verres le matin à jeun; mais c'est principalement en bains et en douches qu'elles sont administrées. Seulement, comme leur température naturelle est supérieure à celle qu'il faut aux bains et aux douches, elles sont d'abord reçues dans des réservoirs où elles se refroidissent; les bains se donnent à la température de 37 à 40°, et la douche à celle de 47 à 50°.

Les sources de Bourbon-Lancy qui, depuis Catherine de Médicis, ont passé pour très-efficaces contre la stérilité, comme si cet état constituait une maladie essentielle contre laquelle la même médication dût toujours être employée; les sources de Bourbon-Lancy, disons-nous, appartiennent aujourd'hui à l'hospice de cette ville, auquel, tout le monde le sait, le marquis d'Aligre a laissé trois millions, après lui avoir donné de son vivant tous les immeubles qu'il possédait à Saint-Léger. Espérons qu'une partie de cette fortune sera employée à la construction d'un établissement thermal en remplacement de celui qui existe aujourd'hui et qui est complétement insuffisant.

Thérapeutique. — Les affections rhumatismales, nerveuses, les paralysies et les lésions scrofuleuses sont les maladies qui sont particulièrement traitées à Bourbon-Lancy.

BOURBON - L'ARCHAMBAULT [1]

—

Classement chimique....... Chlorurées sodiques.
— physique....... Thermales.
— géographique.... Allier.

—

Analyse chimique.

	gr.
Acide carbonique, envir. 1/6 du vol.	
Bicarbonate de chaux....	0.507
— de magnésie..	0.470
— de soude.....	0.367
Sulfate de chaux........ }	0.220
— de soude......... }	
— de potasse.......	0.011
Chlorure de calcium..... }	0.070
— de magnésium.. }	
Chlorure de sodium	2.240
— de potassium...	traces.
Bromure alcalin.........	0.025
Silicate de chaux et d'alumine.............. ...	0.370
Silicate de soude........	0.060
Crénate de fer..........	0.017
	4.357

(O. HENRY.)

Bourbon-l'Archambault est une petite ville de trois mille âmes, située à 2 myriamètres de Moulins, dans un vallon salubre entouré de montagnes. On y trouve deux sources de température et de composition chimique différentes; l'eau thermale, saline, jaillit au midi de la ville, sur la place des bains; l'autre froide, ferrugineuse, dite source *Jonas*, surgit à 200 mètres environ de la source thermale, au sud-ouest de la ville, au pied de la colline de la paroisse.

Les eaux de la source thermale sont principalement employées à l'usage externe; les malades n'en boivent guère que deux ou trois verres le matin, pour seconder l'action diaphorétique des bains; ceux-ci se prennent dans des espèces de

1 Chemin de fer de Moulins, station de Moulins.

piscines qui ne peuvent contenir qu'une seule personne. Puisée dans un vase, l'eau thermale est limpide ; mais elle devient légèrement louche par le refroidissement et se couvre d'une pellicule de carbonate de chaux. Grâce à un dégagement considérable de gaz, la source est dans un état de bouillonnement constant.

L'eau de la source Jonas, dont la température n'est que de 10°, est limpide et gazeuse ; dans les réservoirs elle paraît jaunâtre à cause des dépôts ferrugineux qui en couvrent les parois ; elle sert surtout à la boison, et par son action légèrement laxative, contrebalance les effets resserrants de l'eau thermale. Sur les bords des réservoirs, et adhérant assez fortement aux parois, végète une conferve verte d'un côté et jaune de l'autre.

Bourbon-l'Archambault possède un hôpital civil et un hôpital militaire, dont les lits sont mis à la disposition des malades pauvres et des soldats qui viennent réclamer le secours de ses eaux. Son établissement est à ce point exigu, qu'on n'a pu y établir des bains et des douches de vapeur.

Pour tempérer l'action trop excitante des eaux de Bourbon, on fait un fréquent usage, dans cette station thermale, de ventouses que l'on pousse quelquefois jusqu'à la scarrification. Ces ventouses sont appliquées au moyen de cornes de taureau, amincies et assouplies, dont le bout est percé d'un trou par lequel on fait le vide par des inspirations prolongées, et que l'on bouche ensuite avec un morceau de cire que l'opérateur tient dans la bouche : les habitants du pays ont imposé à l'opération le nom de l'instrument qui sert à la pratiquer, et les ventouses sont appelées *cornes*.

Thérapeutique. —Les rhumatismes, les maladies articulaires, les paralysies, les affections scrofuleuses et celles de la matrice, sont les maladies contre lesquelles les eaux de Bourbon-l'Archambault sont le plus communément invoquées.

BOURBONNE[1]

—

Classement chimique....... Chlorurées sodiques.
— physique....... Thermales.
— géographique.... Haute-Marne.

—

Analyse chimique.

	gr.
Carbonate de chaux......	0.108
Sulfate de chaux........	0.899
Sulfate de potasse.......	0.149
Chlorure de sodium.....	5.783
— de magnésium..	0.392
Bromure de sodium......	0.065
Silicate de soude........	0.120
Alumine...............	0.030
	7.546

(MIALHE et FIGUIER.)

La réputation des eaux thermales de Bourbonne a une origine lointaine. Leur efficacité dans le traitement des plaies par armes à feu engagea Louis XV à y construire un hôpital militaire qui, agrandi par Louis XVI et amélioré par la Restauration, peut contenir aujourd'hui cinq cents malades, dont cent officiers. Cet hôpital est alimenté par une source particulière que l'on appelait anciennement le *Bain Patrice*.

Deux autres sources appartiennent à l'établissement civil ; l'une, désignée sous le nom de *Fontaine de la place*, est renfermée dans un petit bâtiment et sert à la boisson ; l'autre, dite *Puisard* ou *Fontaine des bains civils*, contenue dans des puits très-profonds, d'où un moteur hydraulique l'élève dans des réservoirs, suffit au service des douches et des bains de l'établissement.

Celui-ci est divisé en un grand nombre de cabinets commodes

1 Chemin de fer de Paris à Troyes, Bar-sur-Aube, Langres et Bourbonne.

où les malades trouvent des bains ordinaires, des douches, une étuve et deux piscines.

L'eau de Bourbonne est surtout employée à l'extérieur; la médication par l'usage interne du liquide est comme un accessoire, d'autant mieux que l'eau n'est ni agréable à boire ni facile à supporter.

Le mode d'administration des eaux de Bourbonne diffère un peu de celui des autres établissements; nous allons en emprunter la description aux rapports de M. Patissier : « La durée des *bains*, dit-il, varie d'une demi-heure à une heure; ils sont généralement tempérés; on ne cherche pas à provoquer des sueurs abondantes. La *douche*, dit M. Renard, est une des formes les plus efficaces de l'administration des eaux qui nous occupent; elle est donnée dans les conditions suivantes : le malade est étendu sur un lit de sangle à peine élevé de 20 centimètres au-dessus du sol, dont la partie supérieure ou correspondante à la tête du malade, est mobile et peut se relever plus ou moins. Nous recommandons le plus parfait relâchement des muscles dans les différentes positions que le malade doit prendre, suivant les parties qui doivent être douchées; c'est à mes yeux la condition la plus essentielle des bons effets de la douche, une espèce de *sine quâ non*. La douche donnée, c'est-à-dire administrée dans la condition du complet relâchement des muscles, agit sur eux comme un véritable massage et les pénètre profondément,.. La durée de la douche est de 10 à 20 minutes. Il est d'usage de prendre quelques bains avant de commencer la douche; puis les deux exercices sont combinés; la douche est prise immédiatement après le bain. A la suite de la douche ,les malades vont se mettre au lit pendant une demi-heure. Un cabinet d'*étuves* existe dans l'établissement civil, mais on en fait rarement usage. » La *saison* dure ordinairement 21 jours; on se repose pendant un temps plus ou moins long, et l'on fait une seconde *saison* de 12 ou 15 jours. »

Les eaux de Bourbonne déposent au fond des bassins une boue abondante qui est employée comme un puissant astringent, et à laquelle on associe une décoction de plantes mucilagineuses quand on veut s'en servir dans les maladies des articulations.

On considère les eaux de Bourbonne comme purgatives, mais cette propriété n'est pas constante ; elles sont sûrement *toniques* et *détersives*, et doivent à ces deux propriétés la réputation dont elles jouissent.

Thérapeutique. — Les maladies les plus communes à Bourbonne sont : les rhumatismes, les suites de blessures de toutes sortes, les atrophies des membres, certaines paralysies, les engorgements des viscères abdominaux et les affections du système lymphatique.

BOURBOULE (LA) [1]

—

Classement chimique....... Chlorurées sodiques.
— physique....... Thermales.
— géographique..... Puy-de-Dôme.

—

Analyse chimique.

	gr.		
Acide carbonique.......	1.9082	Sulfate de soude........	0.2556
Azote................	0.0751	Chlorure de sodium.....	3.9662
		Alumine..............	0.0435
	gr.	Silice	0.0667
Bicarbonate de soude....	1.9482	Hydrosulfate de soude..	traces.
— de magnésie.	0 2865	Matière organique......	traces.
— de fer	traces.	Perte................	0.0868
— de chaux....	0.0160		6.6695

(LECOQ.)

La Bourboule est un petit village situé dans une belle vallée, à 848 mètres au-dessus du niveau de la mer, sur la route qui

[1] Chemin de fer de Paris à Clermont, de Clermont à la Bourboule.

conduit de Clermont au Mont-Dore. Des sentiers ardus et difficiles conduisent à l'établissement thermal, dont l'exiguïté n'admet que quelques baigneurs et quelques dames.

La Bourboule possède six sources dont la principale, dite le *Grand-Bain*, alimente l'établissement thermal et possède une température de 52°. Toutes les eaux de la Bourboule laissent dégager une grande quantité d'acide carbonique et contiennent en grande proportion des conferves et des oscillatoires.

Ce sont les eaux les plus riches en principes arsénieux, car, d'après les recherches de M. Thénard, elles renfermeraient par litre :

	milligram.
Arsenic	8,500
Acide arsénique	13,020
Arséniate de soude	20,090

Les abords pénibles de cette station thermale et la difficulté d'y trouver un logement, font de la Bourboule un lieu peu fréquenté et visité seulement par les habitants des localités voisines.

Thérapeutique. — On rencontre dans cette station certaines paralysies, le rhumatisme et les engorgements scrofuleux.

BOURG-D'OISANS (Isère). — Eaux sulfatées calciques froides.

BOURRASOL

Classement chimique	....	Ferrugineuses.
— physique	......	Thermales.
— géographique	...	Haute-Garonne.

Analyse chimique.

Acide carbonique.......	indét.	Sulfate de chaux.......	0.0071
— sulfhydrique......	indét.	Acide silicique.........	0.0011
	gr.	Matière organique album.	0.0027
Carbonate de chaux.....	0.1140	Perte....	»
— de magnésie..	0.0042		
— de fer	0.0438		0.2201
Chlorure de sodium....	0.0400		
— de magnésium.	0.0072		

(SAINT-ANDRÉ.)

A peu de distance de Toulouse se trouve une source ferrugineuse dont la température a varié entre 16°,5 et 17°,2 et qui par conséquent est sensiblement thermale· C'est la source de Bourrasol à laquelle vont boire quelques malades des environs.

BRUGHEAS (Allier). — Eaux bicarbonatés sodiques froides.

BUÉ (Hautes-Pyrénées). — Eaux ferrugineuses froides.

BULGNÉVILLE

—

Classement chimique....... Bicarbonatées calciques.
— physique....... Froides.
— géographique ... Vosges.

—

Analyse chimique.

	lit.	Sulfate de magnésie.....	0.0112
Acide carbonique.......	0.480	— de soude.......	0.0757
		— de potasse......	traces.
	gr.	Chlorure de sodium.....	0.0065
Carbonate de chaux	0.1310	Acide silicique........	0.0150
— de magnésie..	0.1550	Alumine..............	0.0117
— de strontiane.	0.0075		
Sulfate de chaux.......	0.0127		0.4263

(BRACONNOT.)

Village situé à 4 kilomètres de Contrexeville. L'eau jaillissante est due à un puits artésien que l'on a foré il y a quelques années.

BUSSANG

Classement chimique.......	Ferrugineuses.
— physique.......	Froides.
— géographique...	Vosges.

Analyse chimique.

SOURCE D'EN BAS.

	lit.
Acide carbonique libre...	0.41
	gr.
Carbonate de soude......	0.789
— de chaux......	0.340
— de magnésie...	0.150
— de strontiane..	traces
— de fer........	0.017
Crénate de fer (avec traces de mangan. et de chl. de sodium).............	0.078
Sulf. de soude et de chaux.	0.110
Crénate de soude........	pet. q.
Silicate de soude........ / — de chaux........ / — d'alumine.......	0.002
	1.486

(O. HENRY.)

Village situé à 40 kilomètres de Plombières, Bussang est depuis longtemps célèbre par les sources minérales qui prennent naissance dans les montagnes voisines.

Ces sources sont au nombre de trois : deux, qui sont situées à quelque distance du village, sur la grande route de Nancy à Mulhouse, sont renfermées dans un petit bâtiment et portent le nom de *Fontaine d'en bas*; l'autre, qui sourd à quelques pas plus haut, est contenue dans un petit pavillon et est appelée *Fontaine d'en haut*.

L'établissement thermal, incendié en 1799, n'a pas été reconstruit.

On n'a pas senti la nécessité de le rebâtir, parce que les eaux de Bussang servent bien plus à l'exportation qu'à la consommation sur place. La grande quantité d'acide carbonique qu'elle contiennent permet de les expédier au loin et en toute sûreté.

Malgré les traces d'arsenic que MM. Chevalier et Schauefele y ont noté, l'eau de Bussang est inoffensive et constitue une boisson ferrugineuse très-agréable, qui se boit à la dose de une ou deux bouteilles par jour.

BUSSIARES (Aisne). — Eaux sulfatées sodiques froides.

CADÉAC (Hautes-Pyrénées). — Eaux sulfurées sodiques froides.

CALDANICCIA (Corse). — Eaux sulfurées sodiques thermales.

CALVANELLA DE MOSI (Corse). — Eaux sulfurées sodiques thermales.

CAMARÈS

—

Classement chimique.......	Bicarbonatées sodiques.
— physique.......	Froides.
— géographique...	Aveyron.

—

Analyse chimique.

FONTAINE D'ANDABRE.

	lit.	Chlorure de sodium.....	0.0790
Acide carbonique libre...	1.13	— de calcium	0.0150
		— de magnésium..	»»
	gr.	Crénate de fer.........	»»
Bicarbonate de soude...	1.8288	Sel ammoniacal........	»»
— de chaux...	0.2850	Acide silicique.......... }	0.0005
— de magnésie.	0.2345	Alumine .... }	
— de protoxyde de fer..............	0.0652	Matière organique......	0.0200
Sulfate de soude........	0.6988	Principe arsenical......	»»
— de chaux........	»»		3.2418

(LIMOUSIN-LAMOTHE).

Camarès est une petite ville à 16 kilomètres de Saint-Affrique; elle possède deux sources situées sur la rive gauche du ruisseau d'Andabre et distantes l'une de l'autre de 250 mètres. L'une, la plus considérable, est dite *Fontaine d'Andabre*, et alimente un petit établissement assez bien organisé. L'autre est connue sous le nom de *Fontaine de Prugnes.*

A peu de distance de ces deux sources, au hameau dit *le Cayla,* il existe trois autres sources également riches en acide carbonique, mais qui sont plus spécialement ferrugineuses.

Un peu plus loin, à 2 kilomètres, se trouvent les bains de Sylvanès, dont les eaux sont également ferrugineuses.

De telle sorte que, sur un périmètre peu étendu, on rencontre trois groupes de sources et trois établissements thermaux différents.

Nous parlons ailleurs des bains de Sylvanès, dont l'emploi se combine ordinairement avec l'usage des eaux de Camarès. Pour ce qui regarde ces dernières, on les boit à la dose de deux à huit verres par jour, soit pures, soit mêlées au vin. (*Voir Sylvanès.*)

CAMBO[1]

Classement chimique....... Sulfurées calciques.
— physique....... Thermales.
— géographique... Basses-Pyrénées.

Analyse chimique.

	lit.	Sulfate de chaux.......	0.9300
Azot. mêlé de trac. d'ox.	0.170	Chlorure de magnésium.	0.1250
Acide sulfhydrique.....	0.004	Alumine..............	0.0160
— carbonique.......	0.002	Acide silicique.........	0.0120
		Oxyde de fer...... ...	0.0006
	gr.	Mat. vég. sol. dans l'éth.	0.0260
Carbonate de chaux.....	0.3159	— — insoluble.....	0.0060
— de magnésie..	0.1256		
Sulfate de magnésie....	0.4960		2.0531

(SALAIGNAC.)

Cambo est un joli petit village sur la Nive, à 12 kilomètres de Bayonne, et favorisé d'un climat qui permet aux malades de fréquenter ses eaux pendant toute l'année.

Il possède deux sources : l'une thermale et sulfurée, l'autre froide et ferrugineuse; la première jaillit à une température de 22 à 23°, et la seconde ne donne au thermomètre que 15 à 16°.

Cette réunion, dans une station thermale, de deux éléments aussi précieux que le soufre et le fer, fournit à la thérapeutique de précieuses ressources et permet de traiter les maladies les plus variées.

Thérapeutique. — Les maladies qui se rencontrent le plus fréquemment à Cambo sont : les gastro-entérites chroniques, les gastralgies et les entéralgies, les bronchites chroniques, les fièvres intermittentes, la chlorose et les rhumatismes récents.

[1] De Paris à Bayonne, et de Bayonne à Cambo.

CAMBRETTE (la) (Bouches-du-Rhône). — Eaux sulfurées calciques froides.

CAMPAGNE

Classement chimique.......		Ferrugineuses.
—	physique.......	Thermales.
—	géographique...	Aude.

Analyse chimique.

	lit.	Sulfate de soude........	0.066
Acide carbonique..	0.108	— de chaux........	0.046
Oxygène...............	0.002	Chlorure de potassium...	1.002
Azote..................	0.020	— de sodium......	0.069
		— de magnésium..	0.004
	gr.	Acide silicique..	0.007
Carbonate de chaux.....	0.340	Matière organique.......	0.031
— de magnésie...	0.025	Fluorure de calcium, alumine et ox. de mangan.	traces
— de fer........	0.008		
Sulfate de magnésie.....	9.156		
— de potasse.	0.013		0.767

(BALARD.)

Campagne est un village sur la rive gauche de l'Aude, à 2 kilomètres d'Esperaza, où se logent les malades qui vont prendre les eaux. Celles-ci appartiennent à deux sources dont l'une, la *Source du Pont*, est exposée à être submergée par un ruisseau appelé le Rioutort, près duquel elle prend naissance ; l'autre, la *Fontaine de Campagne*, est celle dont les malades font usage en boisson depuis trois ou quatre verres jusqu'à douze chaque matin.

Malgré la présence d'une assez forte dose de sels magnésiens, ces eaux ne sont pas toujours laxatives, et pour obtenir ce résultat, on ajoute au premier verre un peu de sulfaté de soude.

Les eaux de Campagne sont une de celles, assez rares en France, où le carbonate de fer se trouve associé aux sels de magnésie.

CAPVERN

Classement chimique... ... Sulfatées calciques.
— physique....... Thermales.
— géographique... Hautes-Pyrénées.

Analyse chimique.

	lit.
Acide carbonique........	0.49
Oxygène..............	0.18
Azote............	0.28
	gr.
Carbonate de chaux.....	0.220
— de magnésie...	0.012
— de fer........	0.024
Sulfate de soude........	0.072
Sulfate de chaux........	1.096
— de magnésie.....	0.464
Chlorure de sodium.....	0.044
— de calcium.....	0.016
— de magnésium..	0.032
Acide silicique..........	0.028
Matière organique.......	0.076
	2.084

(ROZIÈRE et LATOUR.)

Le petit village de Capvern est situé sur la grande route de Toulouse à Bagnères-de-Bigorre. C'est à 1 kilomètre du village, au pied d'une colline, près d'un petit ruisseau qui coule au fond du vallon, que jaillit la source minérale, dont la température est de 24°.

L'établissement thermal se compose de quatorze baignoires et d'une douche descendante.

Les eaux de Capvern sont toniques et laxatives et demandent certaines précautions dans leur emploi.

Thérapeutique. — On vante l'efficacité des eaux de Capvern dans les congestions asthéniques hémorroïdales, dans les flueurs blanches et dans l'atonie des premières voies.

CARCANIÈRES

Classement	chimique.......	Sulfurées sodiques.
—	physique	Thermales.
—	géographique.....	Ariége.

Nous n'avons trouvé nulle part l'analyse complète de ces eaux. M. Constant Alibert, qui les a étudiées, se contente de nous faire connaître le nombre des sources, qui est de 13, la température et le degré de sulfhydration de chacune d'elles.

Voici ce tableau :

Noms des sources.	Temp.	Sulfure de sodium par litre.
La Régine.................	59°0	0.0273
Source mis.............. ..	55°5	0.0273
— de Campoussy........	54°0	0.0198
— du Bain-Fort	49°0	0.0198
— de la Canalette	41°0	0.0186
— Siméon..............	39°3	0.0124
— Marie...............	36°7	0.0124
— de Roquelaure........	36°0	0.0136
Buvette de Roquelaure (midi).	33°0	0.0149
— Esparre............	31°5	0.0149
Source Barraquette..........	31°0	alcaline
Buvette de Roquelaure (nord).	25°0	0.0099
Source Basse-du-Torrent.....	non analysée.	

Carcanières est un village de l'arrondissement de Foix, et à qui ses sources nombreuses et abondantes ont fait depuis longtemps une réputation de station thermale. Malheureusement l'emménagement thermal y est très-défectueux; commencé en 1791 par Jacques Vidal, il n'a été terminé qu'en 1821, et encore pour le bain doux seulement.

Malgré cet état déplorable, un certain nombre de malades se rend à Carcanières et y trouve deux établissements thermaux.

L'établissement Esparre, composé de trois cabinets à trois baignoires chacun et de deux douches placées dans ces cabinets. Les sources Marie et Siméon l'alimentent. La buvette reçoit l'eau de la source qui en porte le nom.

L'établissement Roquelaure possède dix cabinets contenant quatorze baignoires, et est alimenté par les sources de la Barraquette et de Campoussy.

Toutes les sources de Carcanières, à l'exception de la Barraquette, laissent croître dans leurs réservoirs et sur leurs parcours, de la sulfuraire, et offrent des dépôts plus ou moins abondants de barégine.

Non loin de Carcanières se trouve la source d'Escouloubre qui, quoique placée dans le département de l'Aude, est en quelque sorte l'annexe de celui-ci.

CASSUÉJOULX

Classement chimique....... Ferrugineuses.
— physique....... Froides.
— géographique.... Aveyron.

Analyse chimique.

Azote...............	traces.	Sulfate de soude et de chaux..............	0.074
Acide carbonique libre. 2|3 du vol.		Acide silicique.........	
	gr.	Alumine..............	
Bicarbonates de chaux et de magnésie.........	0.086	Manganèse............	traces.
Bicarbonate de protoxyde de fer.............	0.030	Principe arsenical (dans les dépôts ocracés)....	
Crénate de fer.........	traces.		
Chlorure de sodium.....	0.060		0.250
Sel de potasse.........	traces.		

(O. HENRY.)

Petit village de l'arrondissement d'Espalion, sur la source duquel nous n'avons aucun renseignement, mais dont nous donnons l'analyse parce qu'il y a un médecin inspecteur.

CASTELJALOUX (Lot-et-Garonne). — Eaux ferrugineuses froides.

CASTERA-VERDUZAN[1]

Classement chimique.......	Sulfurées calciques.
— physique.......	Froides.
— géographique....	Gers.

Analyse chimique.

Acide sulfhydrique......	indét.	Chlorure de calcium....	0.128
	gr.	— de sodium.....	0 033
Carbonate de chaux.....	0.207	Matière animale (barégine?).............	0.076
— de soude.....	traces.		
Sulfate de chaux.......	0.424		
— de soude...	0.278		1.146

(VAUQUELIN.)

Les eaux de Castera-Verduzan ont longtemps joui, surtout dans le dix-huitième siècle, d'une grande réputation; victimes, comme tant d'autres stations jadis renommées, des caprices de la mode, elles tentent de ressaisir un peu de leur ancienne splendeur et continuent, en attendant, à rendre de grands services aux malades qui les fréquentent.

Situé sur la grande route d'Auch à Condom, à 120 kilomètres

[1] De Paris à Bordeaux et de Bordeaux à Auch.

de Bordeaux, le joli village de Castera-Verduzan possède deux sources minérales : l'une sulfureuse, et l'autre ferrugineuse.

Son établissement, fort élégant, contient 30 baignoires et un appareil à douches.

Les malades peuvent, selon les besoins de leur affection, boire de l'une ou de l'autre source ; mais le plus ordinairement ils prennent en boisson l'eau ferrugineuse, et en bains l'eau sulfureuse.

Thérapeutique. — Les maladies de la peau, les gastralgies, la gravelle et les catarrhes bronchiques et pulmonaires, sont les affections qui se rencontrent le plus communément aux eaux de Castera-Verduzan.

CAUTERETS [1]

Classement	chimique.......	Sulfurées sodiques.
—	physique.......	Thermales.
—	géographique ...	Hautes-Pyrénées.

Analyse chimique.

LA RAILLIÈRE.

	lit.	Sulfate de soude	0.044917
Azote...............	0.004	Chlorure de sodium ..	0.049576
		Acide silicique	0.061097
	gr.	Barégine............	traces.
Chaux..............	0.004487	Potasse caustique.....	traces.
Magnésie............	0.000445	Ammoniaque.........	traces.
Soude caustique......	0.003396		
Sulfure de sodium.. .	0.019400		0.182718

(LONGCHAMPS.)

On ne va guère à Cauterets que pour sa santé. Quoique située dans la jolie vallée de Lavedan, cette station thermale est à 907 mètres au-dessus du niveau de la mer et ne possède guère

[1] Chemin de fer de Paris à Bordeaux, de Bordeaux à Peau et de Peau à Cauterets en passant par Luz et Pierrefitte.

pour l'exercice des malades que la grande route de Pierrefitte et la promenade du Parc. Sans doute Cauterets n'est pas deshérité de ces sites charmants dont les Pyrénées sont si riches, et il suffit de nommer le lac de Gaube, la Grange de la reine Hortense et les Cascades du pont d'Espagne ; mais ces sites sont à de grand es distances et d'un accès quelquefois difficile, surtout pour des asmathiques et des rhumatisants.

Les plaisirs du monde y sont également inconnus, et les succès obtenus à Cauterets n'y sont point dus aux distractions et aux amusements qui ailleurs prennent une si large part dans la vie des eaux.

Pourtant l'établissement thermal est propre et commode ; il possède douze sources servant à alimenter 130 baignoires et 14 douches, dont la chaleur varie de 30 à 48°50.

Les douze sources, toutes distantes du village, se doivent diviser en deux groupes : les unes à l'orient du bourg, les autres au midi. Les premières sont désignées par les noms de *César*, des *Espagnols*, de *Pause*, de *la Reine*, de *Brazaud* et de *Rieumiset* ; les secondes sont connues sous les noms de *la Raillière*, du *Pré*, du *Petit-Saint-Sauveur*, du *Bois*, des *Œufs* et de *Mahourat*.

L'établissement du village est alimenté par les sources de César et des Espagnols, qui y ont été amenées d'une grande hauteur. Dans le trajet qu'elles parcourent, ces eaux perdent une partie de leur principe sulfureux ; ainsi *César*, à son point d'émergence (200 mètres au-dessus de l'établissement) marque au sulfhydromètre 11°,5 de sulfuration, et ne marque plus à son arrivée à l'établissement que 7°,5 ; les *Espagnols*, au lieu d'émergence (150 mètres au-dessus de l'établissement) marquent 12°,5, et à l'arrivée dans l'établissement l'eau ne marque plus que 9 degrés.

Mais cet inconvénient est grandement compensé par les avantages que l'on retire des bains de pied à courant continu que ces travaux d'embellissement ont permis d'établir ; la durée de ce bain ne dépasse pas 10 minutes et constitue un nouvel agent thérapeutique précieux.

Les sources de *César* et des *Espagnols* sont les plus excitantes de Cauterets; leur activité les fait particulièrement employer dans le traitement des maladies qui ont besoin d'être fortement douchées : rhumatismes, scrofules, dermatoses, etc.

La source de la Raillière, située à 1600 mètres de Cauterets, a été mise récemment en facile communication avec le village et doté d'un établissement contenant 17 baignoires, des douches et une buvette. — C'est la source la plus renommée de Cauterets. — Son eau, dont la température est de 38°,65, jouit d'une grande réputation dans le traitement des catarrhes chroniques, des affections du larynx et de la phthisie commençante ; mais la longue expérience de M. Buron, médecin de l'établissement, rectifie ce qu'a de trop exagéré cette dernière opinion et confirme ce que savent tous ceux qui se sont un peu occupés des eaux minérales, que la phthisie *tuberculeuse* est toujours aggravée par la médication thermale : « Nous ne saurions trop répéter, dit M. Buron, dans l'intérêt de la science et de l'humanité, que les eaux sulfureuses des Pyrénées, entre autres, la source de la Raillière tant célébrée contre les maladies de poitrine, n'ont réellement d'efficacité que dans cet état morbide où la phthisie paraît imminente, *mais sans complication de tubercules* ; car j'ai la certitude, fruit d'une longue expérience, que lorsque les tubercules ont fait quelques progrès, si faibles qu'ils soient, les eaux sulfureuses des Pyrénées ne peuvent qu'en hâter le développement et la marche. »

Thérapeutique. — Les maladies qui sont traitées à Cauterets peuvent se classer dans l'ordre suivant d'après leur fréquence : catarrhes bronchiques chroniques, rhumatismes musculaires et fibreux, gastralgies, laryngites et pharyngites chroniques, dermatoses, rhumatismes articulaire et nerveux, asthmes secs nerveux, entéralgies, hémophthisie passive et métastatique, et état morbide qui paraît disposer à la phthisie tuberculeuse.

CAUVALAT-LEZ-LE-VIGAN

Classement chimique....... Sulfurées calciques.
— physique....... Froides.
— géographique... Gard.

Analyse chimique.

Acide carbonique libre, 1/6 du vol.	
	lit.
Acide sulfhydrique libre..	0.014
Azote................	indét.
	gr.
Bicarbonate de soude....	0.080
— de chaux.... / — de magnésie.	0.400
Sulfate de chaux	0.760
— de soude....... / — de magnésie....	0.120
Sulfure de calcium.....	0.019
Chlorure de sodium.....	0.060
Silicate alcalin.........	0.260
Matière organique brune.	0.100
	1.799

(O. HENRY.)

L'analyse de ces eaux a été faite à Montpellier et à Paris, et a fourni des résultats identiques. On trouve à Cauvalat un établissement thermal.

CELLES

Classement chimique....... Bicarbonatées calciques.
— physique....... Thermales.
— géographique... Ardèche.

Analyse chimique.

PUITS ARTÉSIEN.

	lit.	Oxyde de fer...........	0.004
Acide carbonique.......	1.208	Sulfate de soude.......	0.037
		Chlorure de sodium.. ..	0.208
	gr.	Phosphate de chaux, d'alumine............	traces.
Carbonate de soude.....	0.531	Fluorure de calcium....	traces.
— de potasse....	0.106	Acide silicique.........	0.035
— de chaux.....	0.905		
— de magnésie..	0.061		
— de strontiane.	traces.		1.887

(BALARD.)

Les sources de cette station sont au nombre de cinq, dont une seule est thermale, et dont une autre, par sa composition chimique, devrait être rangée parmi les eaux sulfatées ferrugineuses.

Ces sources sont : 1° le *Puits artésien*, source intermittente, la seule thermale et saturée d'acide carbonique ; 2° la *Bonne Fontaine* ; 3° la *fontaine Ventadour* ; 4° la *fontaine des Yeux* ; 5° la *fontaine Lévy*, dont la composition chimique est si différente de celle des autres.

Le Puits artésien alimente un établissement de bains, et l'acide carbonique y est recueilli et employé comme à Saint-Alban.

CHALDETTE (la) (Lozère). — Eaux bicarbonatées sodiques thermales.

CHALONNES (Maine-et-Loire). — Eaux ferrugineuses froides.

CHAMBON (le) (Puy-de-Dôme). — Eaux bicarbonatées calciques froides.

CHAMPOLÉON (Hautes-Alpes). — Eaux sulfurées calciques froides.

CHAPELLE-GODEFROY (La) (Aube). — Eaux ferrugineuses froides.

CHAPELLE-SUR-ERDRE (Loire-Inférieure). — Eaux ferrugineuses froides.

CHAPRONIÈRE (La) (Maine-et-Loire). — Eaux ferrugineuses froides.

CHARBONNIÈRES

Classement chimique....... Ferrugineuses.
— physique....... Froides.
— géographique... Rhône.

Analyse chimique.

	lit.		
Acide carbonique.......	0.034	Bicarbonate de chaux...	0.050
Azote.................	0.024	— de magnésie.	0.006
Oxygène...............	0.001	Sulfate de chaux..	traces.
Acide sulfhydrique......	traces.	Chlorure de sodium....	0.008
		Acide silicique.........	0.022
	gr.	Alumine..............	0.009
Bicarbonate de protoxyde de fer	0.041	Matière organique.....	quant. not.
Bicarbonate de soude ...	0.017		0.153

(GLENARD.)

A 7 kilomètres de Lyon, Charbonnières n'a longtemps possédé qu'une source que l'on nommait Source de Laval. Dans ces dernières années, on en a découvert une seconde que l'on appèle *Source Nouvelle* ou *Source Cholat*; toutes les deux sont ferrugineuses, et ont une température de 8 à 9 degrés. La nouvelle source, qui sourd au-dessous du sol, n'est employée qu'aux bains, tandis que l'ancienne sert tout à la fois aux bains et à la boisson. L'eau est chauffée au moyen du serpentinage et est alors employée en bains, douches et vapeur.

L'établissement, bien tenu par un fermier, se compose de 28 baignoires, de douches descendantes, ascendantes, d'une douche écossaise et de bains de vapeur.

Thérapeutique : Les maladies qui se rencontrent à Charbonnières sont : les dermatoses qui, pour guérir, ont besoin de deux ou trois saisons ; les engorgements chroniques du foie et de la rate ; la scrofule, la gravelle, l'aménorrhée et les maladies de l'utérus.

CHATEAU-GONTHIER

Classement chimique....... Ferrugineuses.
— physique....... Froides.
— géographique... Mayenne.

Analyse chimique.

Acide carbonique libre, 1/8 du vol.	
	gr.
Bicarbonate de chaux....	0.455
— de magnésie.	traces.
Oxyde de fer carbonaté, crénate et apocrénate..	0.104
Oxyde manganèse......	traces.
Sulfate de soude........ — de chaux........	0.100
— de magnésie.....	0.520
Azotate................	indic.
Chlorure de sodium (dominant)........... Chlorure de magnésium..	0.200
Acide silicique et alumine.	0.170
Principe arsenical dans le dépôt ocracé.........	traces.
	1.3970

(O. HENRY.)

Cette sous-préfecture de la Mayenne possède une source minérale froide, très-anciennement connue, et désignée sous le nom d'*Eau de Pougues rouillée*.

L'établissement thermal, assez bien tenu, possède un établissement hydrothérapique pourvu de nombreux appareils.

CHATEAUNEUF[1]

Classement chimique....... Bicarbonatées sodiques.
— physique....... Thermales.
— géographique... Puy-de-Dôme.

Analyse chimique.

	lit.	Chlorure de sodium......	0.395
Acide carbonique libre...	1.195	Arséniate de soude......	traces
		Crénate de fer..........	indic.
	gr.	Silice.................	0.101
Bicarbonate de soude....	1.296	Alumine................	traces
— de potasse...	0.540	Lithine................	traces
— de chaux....	0.314	Matière organique.......	indic.
— de magnésie..	0.204		
— de prot. de fer.	0.034		4.549
Sulfate de soude.........	0.470		(LEFORT.)

Les sources de Châteauneuf, situées sur les bords d'une petite rivière appelée la Sioule, qui parfois les submerge, sont nombreuses et de température variable. Huit sont froides et servent aux buvettes; ce sont la fontaine du *Chambon*, de *Chevarier*, des *Bordes*, du *Petit-Rocher*, du *Petit-Moulin*, du *Grand-Bain*, de la *Pyramide* et de *Desaix*. Comme toutes ces sources ne sont pas d'une composition chimique identique ni d'une température égale, et que par conséquent elles présentent quelque différence dans leurs propriétés thérapeutiques, le médecin peut les approprier au tempérament du malade et à l'état de l'organe souffrant.

Les autres sources, beaucoup plus abondantes et plus chaudes que les précédentes, alimentent des piscines et divers petits établissements que se partagent plusieurs propriétaires.

Cette absence d'unité nuit évidemment à cette station ther-

[1] Chemin de fer de Clermont-Ferrand.

male dont les sources, mieux exploitées, pourraient évidemment rendre des services dont elle est aujourd'hui empêchée.

Thérapeutique : — Les maladies les plus fréquentes traitées à Châteauneuf, sont : les rhumatismes chroniques, les dermatoses, les irritations gastro-intestinales et la gravelle.

CHATELDON [1]

Classement chimique.......	Bicarbonatées calciques
— physique	Froides.
— géographique....	Puy-de-Dôme.

Analyse chimique

	lit.	Chlorure de sodium.....	0.0450
Acide carbonique.......	0.6687	— de magnésium.	
	gr.	Ox. de fer protocarboné.	0.0107
Bicarbonate de chaux ..	0.9539	Acide silicique, alumine.	0.0362
— de magnésie	0.1242	Phosphate de chaux....	inappr.
— de soude. ..	0.5560	Matière organique......	0.0300
— de potasse. .	inappr.		1.8260
Sulfate de chaux......	0.0700		
— de soude.......			

(BOULLAY ET HENRY.)

A 12 kilomètres de Vichy, au fond d'une vallée, et sur la belle route de Paris à Nîmes, se trouve le village de Chateldon, qui possède cinq sources, mais dont deux seulement sont en exploitation ; elles sont connues sous les noms de *Sources des Vignes* et *Sources de la Montagne*.

L'établissement thermal est petit et assez mal emménagé pour recevoir beaucoup d'étrangers.

L'eau de Chateldon étant très-agréable à boire, et pouvant remplacer l'eau de seltz, est surtout exportée comme boisson de table.

[1] Chemin de fer de Paris à Vichy

CHATELGUYON

Classement chimique.......	Sulfatées sodiques.
— physique.......	Thermales.
— géographique....	Puy-de-Dôme.

Analyse chimique.

SOURCE DE LA VERNIÈRE.

	lit.
Acide carbonique libre....	0.755
	gr.
Carbonate de magnésie...	0.170
— de chaux......	0.880
— de fer........	0.340
Sulfate de soude........	1.700
— de chaux........	0.074
Sulfate d'alumine.......	0.090
Chlorure de sodium......	1.330
— de magnésium..	0.500
Acide silicique..........	0.007
Alumine................	0.004
Matière organique.......	0.007
	5.162

(BARSE.)

Village à 4 kilomètres de Riom, Chatelguyon possède des sources en assez grand nombre. Ses eaux ont été diversement classées par les auteurs. Presque tous, et l'*Annuaire* entre autres, les mettent parmi les eaux chlorurées. M. Durand-Fardel, se basant sur l'analyse de M. Barse, et tenant compte surtout des propriétés laxatives dont ces eaux sont douées, les place dans les sulfatées sodiques. Nous sommes de cet avis, moins peut-être à cause de l'analyse de M. Barse à laquelle on pourrait opposer l'analyse de M. Nivet, qu'en raison de l'élément médical auquel, en ce livre, nous faisons jouer le premier rôle.

La température des diverses sources oscille entre 23° et 35°. L'une d'elles, la *fontaine d'Azan*, est entourée d'un petit bâtiment qui renferme 2 piscines où 12 personnes peuvent se baigner à la fois. L'eau est d'abord reçue dans un bassin en pierre d'où elle est conduite dans les piscines au moyen de tuyaux.

CHATENOIS (Bas-Rhin). — Eaux chlorurées sodiques froides.

CHAUDESAIGUES [1]

Classement chimique....... Bicarbonatées sodiques.
— physique....... Thermales.
— géographique.... Cantal.

Analyse chimique.

SOURCE DU PAS.

	lit.		
Acide carbonique........	78	Chlorure de magnésium..	0.006
Oxygène....	5	Chlorure de sodium dissous par l'alcool...........	0.005
Azote.................	17	Chlorure de sodium	0.126
	100	Sulfate de soude........	0.032
		Acid. silic. diss. par l'alcali.	0.023
Hydrosulfate formé à l'aide de la chaleur.........	traces	Acide silicique..........	0.080
	gr.	Silicate de chaux........	0.002
Carbonate de soude......	0.592	Matière organique.......	traces
— de chaux	0.046	— bitumineuse.....	0.006
— de magnésie...	0.008	Trac. de sel de pot. et perte.	0.003
Oxyde de fer...........	0.006		0.937

(CHEVALLIER.)

La composition chimique des eaux de Chaudesaigues les fait comparer aux eaux de Plombières; seulement la température des premières est beaucoup plus élevée que celle des secondes. —Les eaux de Chaudesaigues sont les plus chaudes de France.

On compte plusieurs sources à cette station thermale, mais

[1] Chemin de fer de Clermont, à 20 kilomètres de Saint-Flour.

les principales sont : la source *du Pas*, 80°,5 ; la source de la *Bonde du moulin* ou de l'*Estende*, 72° ; la grotte du *Moulin du Ban*, 63° à 64° ; les *sources Felgère*, 70°, 62°, 57° ; les sources de *Remontalou* qui sourdent dans le torrent même de ce nom, 72° à 73° ; enfin, à l'extrémité nord de la ville, sur la route de Saint-Flour, existe une source ferrugineuse froide, appelée *source de la Condamine*.

De toutes les sources thermales, celle du Pas est la plus importante ; on pourrait même dire qu'elle est la source mère. Elle sort en bouillonnant au pied de la montagne de la *Jarrige*, au milieu de roches composées d'un chiste quartzeux.

Très-anciennement connues, les eaux de Chaudesaigues étaient tombées dans l'oubli, quand, il y a une trentaine d'années, M. Barbier essaya de les remettre en honneur. Malheureusement aucune unité de direction ne préside au service de ces thermes. Ses eaux sont administrées dans trois petits établissements privés, qui ne répondent ni aux besoins de la médecine ni au confortable que recherchent les étrangers.

Hors de la saison thermale, les eaux de Chaudesaigues sont, grâce à leur haute température, d'une grande utilité pour les habitants. Ils les emploient aux usages domestiques, au blanchiment de la laine et surtout au chauffage des habitations. A ce sujet, M. Berthier fait remarquer que les eaux thermales de Chaudesaigues tiennent lieu à ses habitants d'une forêt de chênes qui aurait au moins cinq cent quarante hectares.

Au point de vue médical, les eaux de Chaudesaigues se prennent en boisson, en bains et en douches. Malheureusement leur haute température oblige de les mélanger avec de l'eau de la rivière, et il serait à désirer qu'une installation convenable permît de les refroidir sans rien leur faire perdre de leurs principes minéralisateurs.

Thérapeutique. — Les eaux de Chaudesaigues réussissent dans les rhumatismes chroniques, les rétractions, les suites d'entorses, de fractures, les affections scrofuleuses, les tumeurs blanches, la carie, les névroses, les névralgies, la dyspepsie, les engorgements du foie et les dermatoses.

CHORANCHE (Isère). — Eaux sulfurées calciques froides.

CLERMONT

Classement chimique.......	Bicarbonatées calciques.
— physique.......	Thermales.
— géographique....	Puy-de-Dôme.

Analyse chimique.

SOURCE SAINT-ALLYRE.

	lit.	Chlorure de sodium....	1.2519
Acide carbonique libre...	0.710	Acide silicique.........	0.3900
		Matière organ. non azot.	0.0130
	gr.	Phosphate de manganèse.	
Carbonate de chaux....	1.6342	Carbonate de potasse....	0.0462
— de magnésie..	0.3856	Crénate et apocrén. de fer.	
— de soude....	0.4886		
— de fer.......	0.1410		4.6400
Sulfate de soude........	0.2895		(GIRARDIN.)

A l'exemple de l'*Annuaire*, nous réunissons sous ce titre plusieurs sources minérales qui sourdent toutes dans la ville même de Clermont ou dans ses faubourgs.

Ces sources se divisent, suivant leur gisement, en :

1° Sources de Jaude.

2° Sources de Sainte-Claire.

3° Sources de Saint-Allyre.

La médecine n'utilise pas ces eaux, l'industrie en tire profit.

Tout le monde connaît les propriétés pétrifiantes de la source Saint-Allyre, et les étrangers qui visitent l'Auvergne ne manquent pas d'aller examiner le fameux *Pont de pierre* formé par le dépôt des sels terreux contenus dans l'eau de cette fontaine.

Nous ne nous étendrons pas davantage sur l'industrie créée à Saint Allyre, parce que la description de procédés employés pour la pétrification des objets ne rentre pas dans notre cadre exclusivement médical.

COCHEREN (Moselle). — Eaux chlorurées sodiques froides.

CONDILLAC

Classement chimique......	Bicarbonatées calciques.
— physique.......	Froides.
— géographique....	Drôme.

Analyse chimique.

SOURCE ANASTASIE.

	lit.
Acide carbonique libre..	0.548
	gr.
Bicarbonate de chaux...	1.359
— de magnésie.	0.035
— de soude. ..	0.166
Sulfate de soude.......	0.475
Chlorure de sodium.... / — de calcium....	0.150
Sel de potasse........ / Azotate.............. / Iodure..............	traces.
Silicate de chaux et d'al.	0.245
Ox. de fer crénaté et carb.	0.010
Matière organique......	traces.
	2.988

(O. HENRY.)

Eau nouvellement découverte. Nous ignorons si on y a construit un établissement thermal. Il y existe deux sources, la source *Anastasie* et la source *Lise* ; l'eau de la première, dont nous donnons plus haut l'analyse, est seule employée et expédiée dans les contrées du midi comme boisson de table. Selon MM. Pétrequin et Socquet, elle remplacerait avantageusement l'eau de seltz et lutterait comme boisson digestive avec l'eau de Saint-Galmier.

CONTREXÉVILLE

Classement chimique.......	Sulfatées calciques.
— physique.......	Froides.
— géographique....	Vosges.

Analyse chimique.

SOURCE DU PAVILLON.

	lit.		
Acide carbonique libre...	0.19	Chlorure de sodium.... / — de potassium..	0.140
Id. avec un peu d'oxygène	indét.	— de magnésium.	0.040
	gr.	Iodure .... / Bromure	indices
Bicarbonate de chaux ...	0.657	Acide silicique......... / Alumine..............	0.120
— de magnésie.	0.220		
— de soude....	0.197	Phosph. de ch. et d'al... / Matière organique azotée. / Principe arsenical (uni au fer sans doute).... / Perte................	0.070
— de fer et de manganèse.	0.009		
— de strontiane.	indices		
Sulfate de chaux.......	1.150		
— de magnésie....	0.190		
— de soude.......	1.130		2.941
— de potasse......	indices		(O. HENRY.)

Contrexéville est un village situé à 2 myriamètres de Mirecourt. Son établissement thermal, élevé au milieu d'un vaste jardin, est muni de plusieurs cabinets de bains et de douches; mais c'est surtout en boisson que l'eau de Contrexéville est utilisée.

Cette station thermale possède trois sources : la *Source du pavillon*, la plus importante de l'établissement, a une température de 12°. L'eau dépose dans son parcours et dans le bassin de réception un résidu ocracé qui s'attache aux parois de ce bassin et recouvre les plantes qui garnissent le petit ruisseau où se déverse l'excédant.

Les deux autres sources sont moins ferrugineuses que celle du *pavillon*, mais elles ont paru plus calcaires. Toutes les trois contiennent de l'arsénic.

Thérapeutique. — Les eaux de Contrexéville passent pour spéciales dans le traitement des maladies de l'appareil urinaire.

CORDÉAC (Isère). — Eaux sulfurées calciques froides.

CORENC (Isère). — Eaux sulfurées calciques thermales.

CORRE (Haute-Saône). — Eaux sulfatées sodiques froides.

COURPIÈRE (Puy-de-Dôme). — Eaux bicarbonatées sodiques froides.

COURRIÈRE (Maine-et-Loire). — Eaux ferrugineuses froides.

COURS (Gironde). — Eaux ferrugineuses froides.

CRANSAC [1]

Classement	chimique.......	Ferrugineuses.
—	physique.......	Froides.
—	géographique....	Aveyron.

[1] Chemin de fer de Bordeaux, embranchement de Montauban.

Analyse chimique,

	Haute-Richard.	Basse-Richard
	gr.	gr.
Sulfate ferroso-ferrique	0.757	0.05
— de manganèse	0.506	0.28
— d'alumine		
— de chaux		
— de magnésie		
— de soude	2.843	6.15
— d'alumine et d'ammoniaque		
Chlorure et silicate ou acide silic. excédant.		
Principe arsenical (arséniate ferrique) dans les dépôts ocracés		
	4.100	6.48

(O. HENRY.)

Les sources de Cransac, situées à 24 kilomètres de Rhodez, sont tout à la fois intéressantes et curieuses à étudier. Elles contiennent du manganèse et de l'arsenic en quantités notables, et sortent froides des flancs d'une montagne qui brûle à sa partie supérieure et qui présente de larges crevasses, par lesquelles se dégagent de la vapeur d'eau et des fumées acides. Sur le bord de ces fentes, la chaleur devient insupportable, et les roches voisines ont changé d'aspect sous l'action du calorique.

Les sources de Cransac sont au nombre de cinq, mais il n'y en a que deux qui servent aux usages médicaux. L'eau des autres sources est employée à rincer les bouteilles et sont par suite dites *Sources à laver*.

Les deux sources médicinales, connues depuis neuf cents ans, selon la légende locale, se distinguent en *Source Haute-Richard* et *Source Basse-Richard*, ou encore *Source forte* et *Source douce*.

Cette dernière est la plus généralement employée. Cependant, depuis quelques années, on utilise la première en douches descendantes, et la seconde, légèrement laxative, est toujours réservée pour la boisson.

Les eaux de Cransac, eu égard à l'arsenic qu'elles contiennent, exigent une surveillance attentive dans leur administration, et ne doivent point être prises sans l'intervention d'un médecin.

Comme à Ischia, en Italie, on trouve, à Cransac, des étuves sulfureuses naturelles, excavations pratiquées dans le voisinage des feux souterrains, et produites par les émanations sulfureuses qui résultent de la combustion des schistes pyréteux et des autres couches minérales. La température de ces étuves, sur les parois desquelles il se dépose beaucoup de soufre sublimé, varie entre 32° et 42°.

Thérapeutique. — Les eaux de Cransac conviennent aux individus à fibre molle, et dans la plupart des affections du système lymphatique ; elles sont salutaires dans les engorgements passifs du foie et de la rate, diarrhées anciennes, les hémorrhagies passives, l'anémie, la chlorose et les fièvres intermittentes rebelles.

CRÈCHES

Classement chimique....... Ferrugineuses.
— physique....... Froides.
— géographique.... Saône-et-Loire.

Analyse chimique.

	gr.		
Acide carbonique........	0.270	Protoxyde de chaux......	0.130
— sulfurique........	0.071	— de magnésie...	0.021
— chlorhydrique.....	0.022	— de soude......	0.040
Protoxyde de fer.........	0.023		0.577

(RIVOT.)

Dans ce petit village, à 4 kilomètres de Mâcon, on découvrit, en 1848, sur les bords d'un ruisseau, trois sources d'eau minérale, dont la réputation s'étendit bientôt dans les environs.

Il n'y existe pas encore d'établissement thermal.

CRÉDO (Gironde). — Eaux ferrugineuses froides.

CRÉMIEU (Isère). — Eaux ferrugineuses froides.

CROL (la) (Aveyron). — Eaux sulfatées calciques froides.

CUSSET (Voir *Vichy*).

DAX [1]

Classement	chimique.......	Sulfatées calciques.
—	physique.......	Thermales.
—	géographique....	Landes.

Analyse chimique.

Azote......... ...	quant. consid.	Chlorure de sodium.....	0.032
	gr.	— de magnésium..	0.095
Carbonate de magnésie...	0.027		
Sulfate de soude........	0.151		99.000
— de chaux........	0.170		(THORE ET MAYRAC.)

A Dax, les sources minéro-thermales sont très-nombreuses; on distingue cependant la *Fontaine chaude*, les *Sources des fossés de la ville*, les *Sources des Baignots* et les *Sources adouriennes*.

La température de toutes ces sources varie de 31° à 61°. Ces eaux laissent dégager de nombreuses bulles de gaz azote et

[1] Chemin de fer de Bordeaux à Bayonne.

voient se développer, avec abondance et rapidité, une plante que Thore désigne sous le nom de *tremella thermalis*, et que Bory de Saint-Vincent a classée dans son genre *anabaine*, et qu'il a nommée *anabaina thermalis*. Cette conferve, qui tapisse le fond et les parois des bassins, contient, selon M. Meyrac, une assez grande quantité d'iode.

Il n'existe pas, à Dax, un établissement thermal à proprement parler ; on n'y rencontre que des bassins et quelques baignoires en mauvais état, abritées par des barraques en planches.

Les eaux de Dax sont surtout employées en bains et en douches ; on y utilise aussi les boues.

DÉSAIGNES (Ardèche). — Eaux bicarbonatées sodiques froides.

DIEU-LE-FIT (Drôme). — Eaux bicarbonatées calciques froides.

DIGNE [1]

Classement	chimique.......	Sulfurées sodiques.
—	physique.......	Thermales.
—	géographique....	Basses-Alpes.

Analyse chimique.

	gr.		gr.
Acide sulfurique........	indét..	Sulfate de soude........	0.925
— carbonique.......	indét..	— de chaux........	0.320
Carbonate de chaux......	0.170	Chlorure de sodium.....	1.785
— de magnésie...	0.090	— de magnésium..	0.990
Sulfate de magnésie.....	0.250		4.530

(LAURENS.)

[1] Chemin de fer de Paris à Aix et d'Aix à Digne.

L'établissement thermal se trouve à 3 kilomètres de Digne, dans une vallée étroite ; il est alimenté par cinq sources, dont voici les noms et la température : *Saint-Martin*, 43° ; *Sainte-Sophie*, 43° ; *Saint-Jean*, 44° ; *Saint-Gilles*, 42° ; *Saint-Augustin*, 33° ; enfin, il possède sept baignoires, une grande piscine et sept douches descendantes.

Ces eaux, très-riches, comme on peut le voir, en sulfates, possèdent une action énergique que tous les malades ne peuvent supporter. On leur préfère des sources voisines, celles de Gréoulx, dont la température est à peu près la même que celle des eaux de Digne, mais qu'une moindre quantité de sulfates de soude et de magnésie rend plus digestibles.

De plus, on ne trouve pas à l'établissement thermal le confortable que l'on est en droit d'y rencontrer, et les malades ne peuvent raisonnablement se loger à 3 kilomètres de la source.

Thérapeutique. — Comme à Gréoulx, les maladies les plus communes à Digne sont : les rhumatismes, les dermatoses, les ulcères scrofuleux, les paralysies essentielles et les atrophies des membres.

DINAN (Côtes-du-Nord). — Eaux ferrugineuses froides.

DOMÈNE (Isère). — Eaux chlorurées sodiques thermales.

DOMERAY (Maine-et-Loire). — Eaux ferrugineuses froides.

DORRES (Pyrénées-Orientales. — Eaux sulfurées sodiques thermales.

DURTAL (Maine-et-Loire).— Eaux ferrugineuses froides.

EAUX-BONNES [1]

Classement chimique....... Sulfurées sodiques.
— physique....... Thermales.
— géographique.... Basses-Pyrénées.

Analyse chimique.

	lit.		
Acide sulfhydrique.....	0.0055	Chlorure de sodium.....	0.3423
— carbonique.......	0.0064	— de potassium..	traces.
		— de magnésium.	0.0044
	gr.	Acide silic. et oxyd. de fer.	0.0160
Carbonate de chaux....	0.0048	Matière organique sulf..	0.1065
Sulfate de chaux.......	0.1180		0.6045
— de magnésie....	0.0125		(O. HENRY)

Avant Bordeu, l'eau de Bonnes était presque exclusivement employée contre les plaies par armes à feu et, pour cette raison, s'appelait *eau d'arquebusade*; aujourd'hui son action paraît concentrée dans les affections des voies respiratoires.

Les conditions météorologiques paraissent ne pas être étrangères à cette action, et tous les médecins qui ont étudié les effets thérapeutiques de cette station thermale, attachent à ces conditions une haute importance.

En effet, située à une hauteur de 750 mètres au-dessus du niveau de la mer, la station des Eaux-Bonnes est enfermée dans une gorge dominée de toutes parts et resserrée par des montagnes élevées, sur lesquelles, cependant, la végétation est en-

[1] De Pau aux Eaux-Bonnes, trajet direct.

core puissante et très-active. Cette gorge n'est ouverte qu'à l'ouest où, après trois kilomètres de parcours en pente rapide, elle va se perdre à angle droit dans la vallée d'Ossau. Il résulte de ces conditions topographiques qu'aux Eaux-Bonnes l'atmosphère est ordinairement calme et que les vents s'y font peu sentir; que l'air y est pur et constamment entretenu dans un état d'hygrométrie suffisant par suite de l'activité de la végétation; toutes conditions d'importance majeure pour les malades atteints des diverses affections des voies respiratoires.

A côté de ces circonstances heureuses de la météorologie, les Eaux-Bonnes possèdent une action thérapeutique incontestable, sur laquelle nous avons tenu d'avoir l'opinion du savant bibliothécaire de l'académie de médecine, M. René Briau, qui, depuis plusieurs années, se rend, pendant chaque saison, à cette station thermale. Nous sommes heureux de pouvoir reproduire ici la note qu'il nous a remise.

L'eau sulfureuse de Bonnes, dit-il, est hypersthénisante et produit une stimulation générale sur toutes les fonctions dont elle active et relève la vitalité d'une manière notable et très-sensible dans l'immense majorité des cas. Mais, ce qui la distingue parmi les autres eaux sulfureuses, c'est l'action élective particulière qu'elle exerce sur les voies respiratoires. Cette action se fait sentir principalement de deux manières: 1° en dissolvant et en faisant disparaître les engorgements, indurations et engouements qui se produisent, soit spontanément, soit à la suite de maladies antérieures des bronches, du tissu pulmonaire ou des plèvres; 2° en agissant comme médication substitutive sur les inflammations apyrétiques (*sans fièvre*) subaigues ou chroniques des mêmes organes, ainsi que sur celles du larynx et du pharynx, et en produisant dans ces parties une irritation spéciale, facilement appréciable dans un grand nombre de cas, laquelle change le mode morbide et fait en définitive disparaître les affections chroniquement établies dans un ou plusieurs points de l'appareil respiratoire.

Dans la phthisie entée sur une constitution lymphatique, lorsque la vitalité locale et générale a subi une forte dépression ou au moins des modifications considérables, l'eau de Bonnes agit puissamment sur l'état diathésique, l'ébranle dans sa marche progressive et parvient souvent à arrêter par cette action générale le développement des productions tuberculeuses, comme aussi il arrête parfois leurs diverses évolutions par son action spéciale.

Il résulte de cette courte analyse de leurs effets, que les eaux de Bonnes sont contre-indiquées dans les affections fébriles, dans celles où l'inflammation est active et en voie de désorganisation rapide, dans la phthisie greffée sur un tempérament sanguin et dans celle où les tubercules ont envahi une grande portion des deux poumons, et toutes les fois que la vitalité des organes respiratoires est surexcitée.

C'est une erreur de croire que ces eaux provoquent l'hémophthisie. Cet accident ne survient presque jamais pour la première fois à Bonnes ; si on l'y observe fréquemment c'est qu'un grand nombre des malades qu'on y envoie étaient déjà sujets aux crachements de sang. Toutes fois, à cause de leur caractère franchement excitant, ces eaux doivent être prises avec mesure et leur action doit être attentivement surveillée.

Les Eaux-Bonnes s'emploient surtout en boisson, et on a bien rarement recours aux bains et aux douches.

L'établissement possède trois sources, dont la plus célèbre et la plus importante est la source *vieille*.

EAUX-CHAUDES [1]

Classement chimique....... Sulfurées sodiques.
— physique....... Thermales.
— géographique.... Basses-Pyrénées.

[1] De Pau aux Eaux-Chaudes, trajet direct.

Analyse chimique.

	gr.		
Carbonate de soude.....	0.0350	Silicate de chaux.......	0.0050
Sulfure de sodium......	0.0087	— de magnésie....	traces.
Sulfate de chaux.......	0.1030	— d'alumine......	traces.
— de soude........	0.0420	Glairine et iode........	traces.
Chlorure de sodium.....	0.1150		0.3087

(FILHOL.)

Les Eaux-Chaudes dont la propriété appartient à la commune de Laruns, sont situées à l'extrémité de la riante vallée d'Ossau, dans une gorge sauvage, à 673 mètres au-dessus du niveau de la mer. Leur température ne répond pas au nom qu'elles portent, car elle varie, selon les sources, de 31 à 36 degrés, ce qui permet de les employer telles qu'elles sortent du sein de la terre.

Six sources alimentent les Eaux-Chaudes ; MM. Fontan et François ont noté leur température et le sulfure de sodium qu'elles contiennent. Voici les résultats de ces recherches :

	Températ.	Sulfure de sodium par litre d'eau.
Le Clot............	35°	0.0007718
L'Esquirette........	34°40	0.0006582
Le Rey............	33°40	0.0005674
Baudot............	27°	0.0006482
L'Arressecq........	25°10	0.0006129
Mainvielle.........	11°	0.0000005

L'établissement des Eaux-Chaudes, grâce aux largesses du gouvernement, est devenu un des plus beaux des Pyrénées. On y a réuni les trois sources du Clot, de l'Esquirette et du Rey, où chacune possède une buvette et un réservoir particulier. Elles alimentent ensemble trente-quatre cabinets de bains ou de douches ascendantes et descendantes. L'eau pénètre de bas en haut dans les baignoires et conserve ainsi tous ses principes gazeux. Le trop plein des sources alimente une piscine qui peut recevoir vingt à trente malades.

Leur température qui ne s'éloigne pas sensiblement de celle

du corps humain, et leur faible degré de minéralisation font tolérer facilement les eaux chaudes par les personnes très-excitables, et rapprochent leurs propriétés thérapeutiques de celles des eaux de Saint-Sauveur dans les affections nerveuses et utérines.

Thérapeutique. — Les rhumatismes musculaires et articulaires sont les maladies les plus fréquentes qui se rencontrent aux Eaux-Chaudes ; puis, viennent les maladies utérines, celles surtout qui dépendent de la chlorose ; les gastro-entérites chroniques qui réclament beaucoup de ménagements, un ou deux verres de la source Baudot ou du Clot ; les scrofules, les gastralgies, les entéralgies et autres névralgies; enfin les paralysies.

EBAUPAIN (Loire-Inférieure). — Eaux ferrugineuses froides.

ECHAILLON (Isère). — Eaux sulfurées calciques thermales.

ECQUEVILLEY (Haute-Saône). — Eaux chlorurées sodiques froides.

ECUILLÉ (Maine-et-Loire). — Eaux ferrugineuses froides.

ENCAUSSE

Classement chimique.......	Sulfatées calciques.
— physique.........	Thermales.
— géographique....	Haute-Garonne.

Analyse chimique.

	cc.	Carbonate de chaux......	0.027
Oxygène..............	4.50	— de magnésie...	0.015
Azote..................	19.00	Oxyde de fer...........	traces
Acide carbonique........	5.00	— de manganèse....	traces
		Silicate de soude........	traces
	gr.	Silice ou craie..........	0.010
Sulfate de chaux........	2.139	Matière organique... ...	traces
— de potasse.......	traces	Arsenic................	traces
— de soude.........	0.020		
— de magnésie......	0.542		
Chlorure de sodium	0.320		3.074

(FILHOL.)

Village de l'arrondissement de Saint-Gaudens, situé sur la petite rivière appelée le Jops, Encausse possède trois sources dont deux appartiennent à la commune et alimentent l'établissement thermal, et dont la troisième est la propriété d'un particulier qui ne l'exploite pas.

L'établissement thermal, assez bien organisé, se compose de dix-huit baignoires avec appareil de douches et un salon de conversation.

Les deux sources, distinguées par les mots de *grande* et de *petite*, surgissent à 2 mètres de distance l'une de l'autre, et ont une température constante de 24° 37. Les eaux sont utilisées en boisson, en bains et en douches, et, comme les eaux de cette classe, sont laxatives.

Thérapeutique. — Les fièvres intermittentes, quels que soient leur type et leur ancienneté, sont les maladies contre lesquelles les eaux d'Encausse semblent avoir le plus d'efficacité. Elles ont paru produire aussi quelques bons effets dans la gastralgie, la chlorose, les dartres et les rhumatismes; mais, dit M. Pâtissier, les faits relatifs à ces affections sont en trop petit nombre pour servir de règle.

ENGHIEN[1]

Classement chimique.......	Sulfurées calciques.
— physique.......	Froides.
— géographique....	Seine-et-Oise.

Analyse chimique.

SOURCE COTTE.

	lit.
Azote..............	0.019560
Acide carbon. libre...	0.119580
— sulfhyd. libre...	0.025541
	0.264681
	gr.
Carbonate de chaux...	0.217850
— de magnésie	0.016766
Sulfate de potasse....	0.008903
Sulfate de soude.....	0.050310
— de chaux.....	0.319093
— de magnésie..	0.090514
— d'alumine....	0 039045
Chlorure de sodium..	0.039237
Acide silicique.......	0.028782
Oxyde de fer........	traces.
Matière organ. azotée.	indét.
	0.540500

(DE PUYSAYE et LECONTE.)

Sous le rapport de l'abondance des principes sulfureux, l'eau d'Enghien peut lutter avec les sources les plus riches des Pyrénées; seulement ces principes sont ici à base de chaux, l'eau est froide et ne contient pas de barégine, ce qui la rend tout à la fois dure au toucher et difficile à la digestion.

Découverte en 1776 par le P. Cotte, curé de Montmorency, l'eau d'Enghien était cependant connue des paysans des environs qui, par tradition, venaient en boire dans certains cas de maladie. Soumise à des travaux successifs de captage et d'emménagement, elle donna naissance à deux établissements de bains et de douches, les *Bains d'Enghien* et les *Bains de la*

[1] Chemin de fer du Nord.

Pêcherie, confondus aujourd'hui en un seul établissement connu sous le nom de *Bains d'Enghien*.

Il est alimenté par cinq sources principales qui sont : 1° la *Source-Cotte* ou *du Roi* ; 2° la *Source Deyeux* ; 3° la *Source Péligot* ou *de la Rotonde* ; 4° la *Source Bouland* ou *Nouvelle* ; 5° les *Sources de la Pêcherie* au nombre de trois ou quatre.

L'eau d'Enghien est si fortement excitante qu'il est quelquefois nécessaire d'user de certaines précautions, soit qu'on la prenne en boisson, soit qu'on en fasse usage en bains.

Pour la boisson, il faut commencer par des quantités minimes, deux ou trois cuillerées à bouche le matin, ou bien la couper avec du lait ; à cet effet, trois tonneaux sont établis près de la buvette et contiennent, à des températures convenables, l'un du lait d'ânesse, l'autre du lait de chèvre et le troisième du lait de vache.

En bains, l'eau sulfureuse d'Enghien produit une *poussée* quelquefois si énergique qu'il est utile de la mitiger avec de l'eau douce dans la proportion du tiers, du quart ou de la moitié, et souvent même d'y mêler de la gélatine.

La forte odeur d'acide sulfhydrique qui se dégage des eaux d'Enghien, et l'altération que ces eaux subissent au contact de l'air, avaient fait penser à Fourcroy que cet acide n'y existait qu'à l'état libre. MM. de Puysaye et Leconte ont vérifié cet assertion et positivement déclaré que, dans les eaux d'Enghien, l'acide sulfhydrique n'existait qu'à l'état de liberté.

Située à peu de distance de Paris, à l'entrée de la riante vallée de Montmorency, la station minérale d'Enghien est une véritable providence pour les malheureux Parisiens qui ne peuvent quitter leurs affaires. L'établissement, vaste et commode, contient quarante cabinets de bains et douze cabinets de douches variées, plus ou moins puissantes.

Thérapeutique. — Les eaux d'Enghien sont employées avec succès dans les affections scrofuleuses, les bronchites chroniques, les amygdalites, les pharyngites et les laryngites essentiellement chroniques ; dans certaines affections chroniques de la peau, telles que l'eczema, le pityriasis et le psoriasis, et dans les rhumatismes avec diathèse herpétique.

ÉPERVIÈRES (Maine-et-Loire). — Eaux ferrugineuses froides.

ÉPINAY (Seine-Inférieure). — Eaux ferrugineuses froides.

ESCALDAS

Classement chimique.......	Sulfurées sodiques.
— physique.......	Thermales.
— géographique....	Pyrénées-Orientales.

Analyse chimique.

	gr.		
Carbonate de soude. ...	0.0274	Sulfate de chaux.......	0.0003
— de potasse ...	0.0117	Chlorure de sodium	0.0064
— de chaux	0.0003	Acide silicique.........	0.0390
— de magnésie..	0.0005	Glairine ou barégine...	0.0075
Sulfure de sodium......	0.0333	Perte.................	»»
Sulfate de soude........	0.0181		0.1445

(ANGLADA.)

Situé sur la frontière d'Espagne, à 4 kilomètres de Puycerda, le village d'Escaldas doit son nom aux sources thermales qu'il possède.

On trouve à cette station deux établissements connus sous les noms de bains *Colomés* et de bains *Merlat* qui possèdent chacun des baignoires et des douches appropriées aux besoins thérapeutiques.

ESCOULOUBRE. (Voir *Carcanières.*)

EUZET

—

Classement chimique....... Sulfurées calciques.
— physique....... Froides.
— Géographique.... Gard.

—

Analyse chimique.

	gr.		
Acide sulfhydrique...... / — carbonique.......	indét.	Chlorure de sodium... / — de magnésium..	0.030
Carbonate de chaux .... / — de magnésie.	0.776	Acide silicique, alumine, oxyde de fer, principes sulfurés. .... / Matière organique...... / Matière bitumineuse	0.035
Sulfate de chaux.......	1.933		
— de magnésie .... / — de soude	0.466		
			3.340

(O. HENRY.)

Situé entre Uzès et Alaix, le village d'Euzet possède deux établissements récents, alimentés par les deux sources dites *de la Comtesse* et de *la marquise de Lavalette*.

EVAUX

—

Classement chimique. ..... Sulfatées sodiques.
— physique....... Thermales.
— géographique.... Creuse.

—

Analyse chimique.

SOURCE DE CÉSAR.

	lit.		
Acide carbonique.	3.5	à	3.7
Azote..........	88.6	à	87.3
Oxygène	9.9	à	9.0
	100.0		100.0

	gr.
Bicarbonate de soude....	0.050
— de chaux....	0.152
— de magnésie..	0.045
— de strontiane.	0.004
— de fer et de magnésie....	0.005
Sulfure de sodium.......	indic.
Sulfate de soude........	0.717
— de potasse.......	0.005
— de chaux........	0.020
Silice, alumine (silicate)..	0.070
Silicate de soude........	0.117
— de lithine.......	0.001
Phosphate soluble.......	traces
Chlorure de sodium.....	0.167
— de potassium...	0.006
Bromure et iod. alcalins.	traces
Matière organique azotée.	traces
	1.355

(O. HENRY.)

Evaux est une petite ville de l'arrondissement d'Aubusson. Ses sources sont nombreuses ; voici le nom des principales avec l'indication de leur température : source *de César* 55°; source *Nouvelle* 47° ; source de l'*Escalier* 46°, 5 ; source du *Petit Cornet* 51° ; source du *Bain du Milieu* 45°, 5 ; source de la *Douche de Vapeur* 51°, 5 ; source *de la Marre* ou du *Bain Carré* 48° ; sources de la *Piscine Ronde* 26°

Toutes ces sources rappellent à l'odeur quelque chose de sulfureux, et même à la source du Petit Cornet, ce caractère est assez prononcé.

Des conferves épaisses, nommées *Limon* dans le pays, tapissent les parois des bassins et nagent sous la surface des eaux. M. O. Henry y a constaté des traces d'iode et ces conferves sont employées en topique.

L'établissement thermal, nouvellement reconstruit, se compose de deux corps de logis, bâtis à angle droit. On y compte vingt-cinq cabinets de bains, quatorze ou quinze douches et un cabinet pour les bains de vapeur.

En dehors de cet établissement, il en existe deux autres plus petits, l'un renfermant la source de l'*Escalier* et ayant cinq à six baignoires ; l'autre ayant aussi plusieurs baignoires est destiné aux indigents.

Thérapeutique. — Les maladies contre lesquelles les eaux d'Evaux réussissent le mieux, sont les rhumatismes chroniques, les tumeurs blanches, les dartres, la chlorose, les paralysies et les ankyloses.

FERRIÈRE (La) (Isère). Eaux sulfurées calciques froides.

FLORINS-SAINT-ANDRÉ (Hautes-Alpes). Eaux sulfurées calciques froides.

FONCAUDE [1]

Classement chimique.......	Bicarbonatées calciques.
— physique.......	Thermales.
— géographique....	Hérault.

Analyse chimique.

	gr.		
Carbonate de chaux.....	1.880	Sulfate de chaux ...	quantité
— de magnésie...	0.163	Substance analogue à	très-faible
Alumine et carbon. de fer.	0.067	la barégine.......	et indét.
Chlorure de magnésium..	0.589		1.2861
— de sodium.....	0.162		(BERARD.)

La source de Foncaude qui, en langage languedocien, signifie fontaine chaude, est située à 3 kilomètres de Montpellier, dans un délicieux vallon que traverse la petite rivière la Mosson.

[1] A 3 kilomètres de Montpellier.

L'établissement thermal qu'on y a construit depuis quelques années contient quarante baignoires, une piscine et un emménagement assez complet pour les douches ; c'est que l'eau de Foncaude se prend peu en boisson et que le traitement dans cette station est surtout externe. La chaleur de la source ne s'élevant qu'à 25°,5, et cette température étant insuffisante pour beaucoup de malades, on est obligé de chauffer artificiellement le bain.

D'après M. Bertin, médecin inspecteur de ces eaux, les bains de Foncaude exercent à la fois une sédation prolongée et un effet tonique vers la peau, résultant de la réaction. Cette double action explique les résultats thérapeutiques que l'on obtient à Foncaude.

Thérapeutique. — Les eaux de Foncaude sont salutaires dans les maladies nerveuses, l'état subaigu des maladies cutanées, de l'eczema, du psoriasis, entre autres, et dans les cas de rhumatismes nerveux.

FONCIRGUE

Classement chimique.......	Carbonatées calciques.
— physique.......	Thermales.
— géographique....	Ariége.

Analyse chimique.

	lit.
Acide carbonique	0.027
Azote..................	0.019
Oxygène..............	0.004
	gr.
Carbonate de chaux....	0.1897
— de magnesie..	0.0115
Sulfate de magnésie.....	0.0127
— de soude........	0.0012
— de chaux.......	0.0333
Chlorure de magnésium	0.0017
Chlorure de calcium....	0.0036
Magnésie combinée à la matière organique....	0.0070
Matière organique ressemblant à l'alumine....	0.0352
Oxyde de fer, phosphate de chaux............	0.0077
Acide silicique....	0.0024
Perte..................	0.0071
	0.3131

(FAU.)

La source de Foncirgue se trouve sur le territoire de la commune de Peyrat dans l'arrondissement de Pamiers, à 304 mètres au-dessus du niveau de la mer, non loin de la grande route qui va de Limoux à Foix.

D'une température de 20°, elle alimente quelques baignoires qui se trouvent dans un hôtel qui sert d'établissement thermal.

FONSANCHE

Classement chimique.......	Bicarbonatées calciques.
— physique.......	Thermales.
— géographique....	Gard.

Analyse chimique.

	gr.		
Hydrogène sulfuré.......	0.000	Muriate de soude.......	0.000
Sulfate de magnésie......	0.000	— de magnésie...	0.000
— de chaux........	0.000	Carbonate de chaux......	0.000
		— de magnésie...	0.000

Village situé entre Sauve et Quissac; on y trouve une source minérale acidule qu'on dit intermittente.

L'*Annuaire* ne donne pas d'autres renseignements sur Fonsanche.

M. Patissier relate un rapport de M. le docteur Blouquier, qui attribue à cette source tous les caractères des eaux sulfureuses.

Les renseignements chimiques que nous donnons plus haut sont puisés dans le rapport de ce médecin. Leur insuffisance, sous tous les rapports, est notoire et ne peut donner lieu à aucune appréciation.

FORBACH (Moselle). — Eaux chlorurées sodiques thermales.

FORGES

Classement chimique.......	Ferrugineuses.
— physique... ...	Froides.
— géographique....	Seine-Inférieure.

Analyse chimique.

SOURCE CARDINALE.

	lit.		
Acide carbonique libre...	0.225	Sulfate de soude........	0.006
Azote avec oxygène......	traces	Chlorure de sodium.....	0.012
		— de magnésium..	0.003
	gr.	Crénate alcalin (potasse).	0.001
Bicarbonate de magnésie..	0.076	Alumine...............	0.033
Protoxyde de fer crénaté.	0.098	Sel ammoniacal (carbonate?).............	traces
— de manganèse..	traces		
Sulfate de chaux........	0.040		0.270

(O. HENRY,)

Les eaux de Forges ont brillé d'un vif éclat pendant le dix-septième siècle, alors qu'elles furent visitées par Louis XIII, Anne d'Autriche et le cardinal de Richelieu. C'est à ces personnages que les trois sources alors existantes empruntèrent leurs noms, qu'elles ont conservés jusqu'à nos jours. L'une est la source *Royale*, l'autre la *Cardinale* et la troisième la *Reinette*. Dans ces derniers temps, on en a découvert une quatrième, qui est encore innomée.

Bien que les eaux de Forges n'aient perdu aucune de leurs propriétés et que l'établissement thermal y soit assez bien disposé, les malades fréquentent peu cette station thermale, qui ne mérite pas l'oubli dans lequel elle est tombée.

FORGES (Loire-Inférieure). (Voir *Chapelle-sur-Erdre.*)

FORGES-SUR-BRIIS

Classement chimique....... Ferrugineuses.
— physique....... Froides.
— géographique.... Seine-et-Oise.

Analyse chimique.

	gr.		
Carbonate de chaux..... — de magnésie..	0.185	Chlorure de sodium..... — de magnésium..	1.140
Sulfate de chaux... ... — de magnésie.....	0.075	Matière organique......	indét.
			1.400

(O. HENRY)

L'action des eaux de Forges-sur-Briis dans la scrofule, indiquée par quelques médecins, paraît tenir bien plutôt aux conditions hygiéniques de la localité qu'aux principes minéralisateurs eux-mêmes.

Il a été impossible, dit l'*Annuaire*, de reconnaître dans le résidu de l'évaporation des traces d'*iode* ou de *brome*. Ce résidu est presque entièrement formé par une matière organique qui n'a rien de commun avec les diverses *barégines* ou l'*acide crénique*.

GABIAN (Hérault).—Eaux bicarbonatées calciques froides.

GADINIÈRE (La) (Ain). — Eaux sulfatées calciques froides.

GAMARDE (Landes.)— Eaux sulfurées calciques thermales.

GARRIS (Basses-Pyrénées). — Eaux sulfurées calciques froides.

GAZOST (Hautes-Pyrénées). — Eaux sulfurées sodiques froides.

GINOLES (Aude). — Eaux sulfatées magnésiques thermales.

GOHIER (Maine-et-Loire). — Eaux ferrugineuses froides.

GOURNAY

—

Classement chimique.......	Ferrugineuses.
— physique.......	Froides.
— géographique....	Seine-Inférieure.

—

Analyse chimique.

	gr.
Carbonate de chaux	0.073
— de magnésie...	0.032
— de fer	0.093
Sulfate de chaux........	0.077
	0.275

(DUPRAY.)

Deux sources ferrugineuses sont situées près de Gournay, et connues depuis assez longtemps : la première, sous le nom de

Fontaine de Jouvence, et la seconde, sous celui de *Fontaine des Malades*.

Nous donnons l'analyse chimique de la première.

GRANDRIF (Puy-de-Dôme).— Eaux bicarbonatées calciques froides.

GRÉOUEX [1]

Classement chimique.......	Sulfurées calciques.
— physique.......	Thermales.
— géographique....	Basses-Alpes.

Analyse chimique.

SOURCE ANCIENNE OU DE GRAVIER.

	gr.		
Carbonate de chaux	0.155	Chlorure de magnésium..	0.195
— de magnésie...	0.059	Iodure et bromure......	0.064
Sulfure de calcium......	0.050	Acide silicique..........	0.120
Sulfate de soude........	0.150	Alumine...	0.049
— de chaux........	0.156	Matière organique.......	0.029
Chlorure de sodium	1.541		2.629

(GRANGE.)

Gréoulx est un village de l'arrondissement de Digne, à l'aspect triste et misérable comme toutes les petites localités de cette partie des Alpes françaises.

L'établissement thermal, situé à 1 kilomètre environ du

[1] Chemin de fer de Paris à Aix et d'Aix à Gréoulx.

village, se compose de baignoires, d'étuves et de douches diversement disposées. La source principale, dite *source ancienne* ou *source Gravier*, se trouve au milieu même de l'établissement, de telle sorte que les malades peuvent aller au bain sans s'exposer à l'air du dehors.

Les bains de Gréoulx présentent cette particularité remarquable que l'eau coule constamment dans les baignoires, et que, comme la température du liquide est à peu près celle des bains ordinaires, les malades peuvent séjourner longtemps dans l'eau qui, sans cesse renouvelée, est toujours saturée, pour ainsi dire, de principes minéralisateurs.

Outre la source Gravier, Gréoulx possède une autre source nommée *Source nouvelle*, dont la température n'est que de 20 à 23°. Elle est également sulfureuse, mais avec excès d'acide sulfhydrique.

La source Gravier dépose une matière *glairiforme* que l'on emploie en cataplasmes sur les ulcères.

Thérapeutique. — On rencontre le plus communément à Gréoulx : les rhumatismes, les maladies de la peau, la scrofule, certaines névralgies, les paralysies essentielles et le catarrhe pulmonaire.

GUIBERTS (Les) (Hautes-Alpes). — Eaux sulfurées calciques froides.

GUILLON

—

Classement chimique.......	Sulfurées calciques.
— physique.......	Froides.
— géographique....	Doubs.

—

Analyse chimique.

	lit.		
Azote.................	0.008	Carbonate de magnésie...	0.038
Acide sulfhydrique......	0.011	Chlorure de sodium.....	0.253
— carbonique.......	0.017	Résidu insoluble........	0.033
	gr.		0.441
Carbonate de chaux.....	0.117		

(DESFOSSES.)

A 6 kilomètres de Baume-les-Dames, dans la pittoresque vallée de Cusancin, se trouve le village de Guillon dont la source sulfureuse jouit dans le pays d'une très-grande réputation.

L'établissement thermal, auquel se trouvent annexées deux vastes habitations pour les malades, se compose de bains et de douches d'eau minérale, de bains russes, de douches de vapeur, et d'un emménagement à peu près complet d'hydrothérapie.

Ce dernier mode de traitement trouve à Guillon des facilités de toutes sortes: une petite rivière d'eau limpide coule au pied de l'établissement; des sources d'eau vive sont répandues de distance en distance dans tout le vallon, et la station est pourvue, comme nous l'avons dit, d'appareils hydrothérapiques.

Souvent l'eau minérale de Guillon, administrée en bains, produit la *poussée* ; mais cette éruption, dont la durée est de trois à huit jours, disparaît sous l'influence même des bains.

Thérapeutique. — Secondée par les bains russes et l'hydrothérapie, la médication par l'eau sulfureuse de Guillon réussit dans les dermatoses, les névralgies rebelles, les raideurs articulaires et l'aménorrhée.

GUITERA

—

Classement chimique.......	Sulfurées sodiques.
— physique.......	Thermales.
— géographique....	Corse.

—

Analyse chimique.

	gr.		
Bicarbonate de chaux ...	0.015	Chlorure de sodium....	0.040
— de magnésie.		Acide silicique et aluminé.	0.010
Carbonate de soude.....	0.017	Glairine et matière organique...............	traces.
Sulfate de soude........			
Sulfure de sodium......	indét.		0.082

(O. HENRY.)

Commune de l'arrondissement d'Ajaccio, Guitera possède un établissement thermal non encore achevé, et qui ne contient que deux piscines où tout le monde se baigne à la fois.

GUAGNO (SAINT-ANTOINE DE)

—

Classement chimique.......	Sulfurées sodiques.
— physique.......	Thermales.
— géographique....	Corse.

—

Analyse chimique.

	lit.	Sulfate de chaux.......	0.148
Acide carbonique.......	0.033	— d'alumine.......	0.023
		Azotate de potasse.	0.019
	gr.	Chlorure de sodium.....	0.242
Carbonate de soude.....	0.087	Acide silicique.........	0.048
— de chaux.....	0.043	Glairine	0.072
— de magnésie..	0.038	Perte..............	0.027
Sulfure de sodium......	0.106		
Sulfate de soude..... ..	0.113		0.961

(POGGIALE.)

Située dans l'arrondissement d'Ajaccio, dans une vallée criblée, pour ainsi dire, de sources, la station thermale de Saint-Antoine de Guagno possède un bel établissement dont toute l'aile gauche est convertie en hôpital militaire, et pourvue de piscines pour les officiers et soldats.

La principale source, appelée la *Grande-Source*, est à 8 mètres de l'établissement. A mi-côte du monticule de Saint-Antoine, il existe une seconde source à laquelle les habitants du pays attribuent la vertu de guérir les maladies des yeux.

L'analyse des eaux a été faite tour à tour par M. Thiriaux et M. Poggiale, et les résultats de ces analyses ont été si différents, qu'il est à désirer qu'une nouvelle opération soit pratiquée sur les lieux mêmes, afin de fixer les praticiens sur la nature réelle de ces sources.

HAMMAN - MÉLOUANE

Classement	chimique.......	Chlorurées sodiques.
—	physique.	Thermales.
—	géographique....	Algérie (départ. d'Alger).

Analyse chimique.

	gr.		
Chlorure de sodium.....	26.50	Sulfate de magnésie.....	0.18
— de magnésium .	0.32	Oxyde de fer	0.02
Carbonate de chaux.....	0.10	Silice.................	0.01
— de magnésie..	0.07		30.05
Sulfate de chaux.......	2.82		(DE MARIGNY.)

Ces eaux, que leur faible minéralisation jointe à leur température qui est de 39° à 40° doit rendre très-intéressantes au point de vue thérapeutique, ne possèdent pas d'établissement.

HAMMAN-MESKHOUTIN

Classement chimique.......	Chlorurées sodiques.
— physique.......	Thermales.
— géographique....	Algérie (départ. de Constantine).

Analyse chimique.

Acide carbonique.... ...	97 p.	Sulfate de magnésie....	0.00763
— hydrosulfurique...	1	Carbonate de chaux....	0.25722
Azote................	2	— de magnésie.	0.04235
		— de strontiane.	0.00150
	100 p.	Arsenic..............	0.00050
	gr.	Silice...............	0.00700
Chlorure de sodium ...	0.41560	Matière organique.....	0.00600
— de magnésium.	0.07864	Fluorure......	traces.
— de potassium,.	0.01833	Oxyde de fer....... ..	traces.
— de calcium ...	0.01085		
Sulfate anhydre de chaux	0.38086		1.45681
— de soude.......	0.17653		(TRIPIER.)

Hamman-Meskhoutin sont, pour les Arabes, les *Bains-Maudits*. Plusieurs légendes sont produites pour expliquer cette dénomination étrange; nous ne pouvons en reproduire aucune ici ; mais nous renvoyons le lecteur amoureux de ces sortes d'histoires au charmant livre de notre ami Mornand, *la vie des eaux*, qui, sous ce rapport, contentera le goût le plus difficile.

Connus des Romains, dont on retrouve encore des restes des constructions gigantesques, les Bains-Maudits sont surtout remarquables par leur température qui est de 98°, et par leur composition chimique qui les rapproche autant des eaux sulfatées que des eaux chlorurées.

En 1844, le maréchal Bugeaud y fit construire un hôpital militaire ; on songe à y bâtir un établissement civil qui, on n'en peut douter, rendrait de très-grands services à la population algérienne.

Thérapeutique. — Les eaux d'Hamman-Meskhoutin conviennent principalement dans les affections articulaires chroniques, dans les suites d'anciennes blessures, quelques maladies chroniques de la peau, certaines paralysies essentielles, et quelques affections des voies respiratoires.

HAUTERIVE. (Voir *Vichy.*)

JAUDE. (Voir *Clermont.*)

JENZAT

—

Classement chimique.......	Bicarbonatées sodiques.
— physique.......	Thermales.
— géographique....	Allier.

—

Analyse chimique.

	lit.		
Azote	0.004	Sulfate de potasse	0.049
Oxygène	0.001	Chlorure de sodium	0.229
Acide carbonique libre	0.012	— de potassium	0.117
		Acide silicique	0.041
	gr.	Alumine	0.009
		Bromure, iodure	traces.
Bicarbonate de soude	0.585	Arséniate de chaux	indét.
— de chaux	0.125	Matière organique	traces.
— de magnésie	0.044		
— de fer	indét.		1.610
Sulfate de soude	0.411		(LEFORT.)

Trois sources, paraissant appartenir à la même nappe d'eau, jaillissent près du village de Jenzat, dans un paturage qui porte le nom de *marais de Vauvernier.*

Il n'y a point d'établissement thermal, et les sources ne sont point exploitées quoiqu'elles soient renfermées dans un bâtiment.

JOUHE (Jura). — Eaux chlorurées sodiques froides.

LABARTHE-de-NESTE (Hautes-Pyrénées). —Eaux sulfurées calciques froides.

LABARTHE-RIVIÈRE (Haute-Garonne). — Eaux sulfatées calciques thermales.

LABASSÈRE (Hautes-Pyrénées). — Eaux sulfurées sodiques froides. (Voir *Bagnères de Bigorre.*)

LACOMBE (Isère). — Eaux ferrugineuses froides.

LAC-VILLERS (Doubs). — Eaux ferrugineuses froides.

LAIFOUR (Ardennes). — Eaux ferrugineuses froides.

LAMALOU

—

Classement chimique....... Ferrugineuses.
— physique....... Thermales.
— géographique.... Hérault.

—

Analyse chimique.

GRANDE SOURCE.

Acide carbonique.	forte proport.	Sulfate de soude.......	traces.
	gr.	Chlorure de sodium....	0.0187
		Acide silicique.........	0.0638
Bicarbonate de soude....	0.7711	Alumine..............	0.0302
— de potasse...	0.1242	Matière organique azotée.	indét.
Carbonate de chaux....	0.4528		
— de magnésie..	0.1863		1.6722
Protoxyde de fer.......	0.0251	(BÉRARD.)	

Lamalou est un hameau de la commune de Villecelle, dans l'arrondissement de Béziers. Il y a deux sources: *la grande* et *la petite*; la première, dont la température est de 35°, sert à l'usage externe ; la seconde, qui marque 32°,5, est employée à la buvette.

L'établissement, en assez mauvais état, contient deux piscines, deux chauffoirs, six baignoires et deux petits cabinets de douches, le tout partagé en deux par un mur mitoyen, afin que les deux sexes ne soient pas mêlés.

Il n'est pas sans utilité, dit l'*Annuaire*, de consigner ici un phénomène singulier qui se produit de temps à autre dans la source de Lamalou. Il s'annonce par un dégagement de gaz non respirable qui oblige les malades à sortir des bassins, et auquel succède un flux abondant d'eau thermale plus élevée en température que dans l'état ordinaire, et circulant avec la rapidité d'un torrent. Ce phénomène dure environ 10 à 12 minutes, après quoi tout rentre dans l'ordre habituel. L'eau, durant cette perturbation, se colore fortement en jaune.

En dehors du principal établissement thermal de Lamalou, s'en élèvent deux autres dont l'importance est moindre, mais qui n'en sont pas moins fréquentés par les malades :

1° L'établissement appelé Lamalou-le-Haut, éloigné de mille mètres de l'établissement précédent, est alimenté par une source dont la température a, depuis quelques années, subitement baissé, à cause sans doute du mauvais captage des eaux ; elle ne marque plus aujourd'hui que 30°. Cet établissement se compose de deux piscines pouvant contenir chacune quinze personnes.

2° L'établissement de Villecelle, dit de *Capus*, à 300 mètres du grand établissement, dans une petite vallée délicieuse, ne renferme que deux piscines pouvant chacune contenir douze personnes.

Thérapeutique. — On se rend surtout à Lamalou pour les rhumatismes et les affections nerveuses.

LAMOTTE[1]

—

Classement chimique	....	Chlorurées sodiques.
— physique	....	Thermales.
— géographique	....	Isère.

—

Analyse chimique.

	gr.		
Acide carbonique	indét.	Sulfate de soude	0.77
Carbonate de chaux et de magnésie primitivement à l'état de bisels	0.80	Chlorure de sodium	3.80
Crénate et carbonate de fer. Traces de magnésie	0.02	— de magnésium	0.14
Sulfate de chaux	1.65	— de potassium	0.06
— de magnésie	0.12	Bromure alcalin	0.02
		Silicate d'alumine	0.06
			7.44

(O. HENRY.)

[1] Chemin de fer de Paris à Grenoble.

A 32 kilomètres de Grenoble, dans le canton de la Mure, au milieu de montagnes abruptes et sur un mamelon escarpé, s'élève un vieux château féodal que l'administration des eaux minérales de Lamotte a transformé en établissement thermal.

Celui-ci contient vingt baignoires et plusieurs cabinets de douches.

La source qui est réellement unique, jaillit par deux griffons appelés, l'un *la Source du Puits*, et l'autre *la Source de la Dame*, à 2 kilomètres de l'établissement, au fond d'un épouvantable entonnoir qui sert de lit au torrent du Drac. Dans la distance qu'elles ont à parcourir de leur point d'émergence à l'établissement, qu'elles la franchissent soit au moyen d'une machine hydraulique, soit à dos de mulet, les eaux perdent la moitié de leur chaleur et, comme celle-ci est alors insuffisante pour le service des douches et des étuves, on est obligé de la surchauffer, et partant, de lui faire perdre quelques-uns de ses principes minéralisateurs.

Surtout fréquentés par la classe pauvre des localités voisines, les bains de Lamotte n'offrent aucun agrément aux étrangers, et par suite, ne sont visités que par de véritables malades.

Thérapeutique. — La température et la composition chimique de ces eaux indiquent naturellement les affections qui s'y rencontrent le plus communément ; ce sont les rhumatismes, la scrofule, l'atonie des organes, l'engorgement œdémateux des membres, et certaines affections utérines contre lesquelles on emploie les irrigations vaginales.

LANGEAC (Haute-Loire). — Eaux bicarbonatées calciques froides.

LAROQUE (Pyrénées-Orientales). — Eaux ferrugineuses froides.

LAUNAY (Maine-et-Loire). — Eaux ferrugineuses froides.

LAUTARET (Hautes-Alpes). — Eaux sulfurées calciques thermales.

LAVAL (Isère). — Eaux sulfatées magnésiques thermales.

LAVARDENS (Gers). — Eaux bicarbonatées calciques thermales.

LHO ET QUEZ (Pyrénées-Orientales). — Eaux sulfurées sodiques thermales.

LICHE (La) (Hautes-Alpes). — Eaux sulfurées calciques thermales.

LUXEUIL [1]

Classement chimique.......	Chlorurées sodiques.
— physique.......	Thermales.
— géographique....	Haute-Saône.

Analyse chimique.

SOURCE DU GRAND BAIN.

	gr.		
Carbonate de soude......	0.035	Sulfate de soude........	0.146
— de chaux.....	0.085	Chlorure de sodium.....	0.747
Magnésie..............	0.003	— de potassium...	0.023
Alumine, oxyde de fer et de magnésium........	0.003	Matière animale.........	0.002
Acide silicique..........	0.065		1.113

(BRACONNOT.)

L'établissement thermal de Luxeuil, situé au milieu d'un vaste jardin et dans le voisinage de grandes forêts, est le plus beau de France. Il renferme des piscines, des cabinets de bains, de douches et de vapeur, et est alimenté par douze sources ther-

[1] A 16 kilomètres de Plombières.

males dont une, la source d'*Hygie*, moins chaude que les autres, sert à les modérer et est également employée en boisson.

Luxeuil possède aussi deux sources ferrugineuses qui, bien que rapprochées l'une de l'autre, sont d'une température différente; ce phénomène est attribué à la présence d'un filet d'eau thermale qui, se mêlant à l'une de ces sources, lui communique une partie de sa chaleur.

L'eau des sources thermales est incolore, inodore, d'une saveur légèrement salée et amère, onctueuse au toucher.

L'eau des sources ferrugineuses est incolore, inodore, et d'une onctuosité remarquable.

La réunion dans une même station de sources salines et de sources ferrugineuses, offre à la thérapeutique des avantages considérables, et permet une médication très-variée.

Thérapeutique. — Employées en boisson, bains et douches, les eaux thermales de Luxeuil conviennent dans les affections chroniques des voies digestives, les anciens rhumatismes musculaires ou fibreux, les maladies des os et des articulations, les engorgements glanduleux, les hépatites chroniques, la chlorose et les scrofules.

LYON (Rhône). — Eaux ferrugineuses froides.

MACON

Classement	chimique.......	Ferrugineuses.
—	physique.......	Froides.
—	géographique....	Saône-et-Loire.

Analyse chimique.

	gr.		
Acide carbonique.........	0.322	Peroxyde de chaux.....	0.202
— sulfurique..........	0.034	— de magnésie...	0.025
— chlorhydrique.....	0.050	— de soude......	0.025
Peroxyde de fer.........	0.013		0.671

(RIVOT.)

Des inscriptions gravées sur une pierre attestent l'antique réputation de cette source qui, située dans une propriété particulière au nord de la ville, n'est pas exploitée comme établissement public.

MARTIGNÉ-BRIANT

Classement chimique... ...	Ferrugineuses.
— physique.......	Froides.
— géographique....	Maine-et-Loire.

Analyse chimique.

	lit.		
Acide carbonique........	0.032	Chlorure de sodium......	0.139
Azote.......	0.032	— de calcium.....	0.014
	gr.	— de magnésium..	0.016
Carbonate de fer........	0.040	Acide silicique	0.010
— de chaux......	0.090	Matière organique.......	0.010
— de magnésie...	0.014	Manganèse et bitume....	traces
Sulfate de soude........	0.228		0.562

(GODEFROY)

D'après un manuscrit que M. Ménière, pharmacien à Angers, a envoyé aux auteurs de l'*Annuaire*, le département de Maine-et-Loire compterait plus de 40 sources minérales, plus ou moins connues, dont 20 appartiennent à l'arrondissement d'Angers, 7 à l'arrondissement de Beaupréau, 2 à celui de Saumur, 9 à celui de Baugé et 3 à celui de Segré.

Mais de toutes ces sources dont l'énumération ne saurait trouver place ici, une seule est fréquentée par les malades, c'est celle de Martigné-Briant.

Située dans un vallon, à 20 kilomètres d'Angers, cette station thermale possède trois sources, désignées autrefois sous le nom de *Joannette*, et jaillissant à peu de distance les unes des autres.

Il existe encore une fontaine, située près des bains, qui pendant longtemps a été signalée comme thermale et sulfureuse ; mais des observations plus récentes ont démontré que l'élévation de la température n'était qu'accidentelle et que la sulfuration était due à la décomposition du sulfate de soude qui se trouve, par hasard, en présence d'un peu de matière organique et de sels calcaires.

L'eau de Martigné-Briant se prend en boisson et en bains. Les buveurs commencent par 2 verres et vont jusqu'à 7 par jour. Pour l'usage des bains, on fait chauffer l'eau, qui dépose rapidement un sédiment ocracé qui s'attache aux parois des baignoires, aux vêtements et au corps des malades. L'effet tonique produit par ces bains est assez considérable, et l'on prétend que le malade, loin d'être affaibli, se trouve plus fort en sortant de l'eau.

MÉDAGUE (Puy-de-Dôme). — Eaux bicarbonatées calciques froides.

MERENS (Ariége). — Eaux sulfurées sodiques thermales.

METZ (Moselle). — Eaux ferrugineuses froides.

MÉZIÈRES (Ardennes). — Eaux chlorurées sodiques froides.

MIERS

Classement chimique.......	Sulfatées sodiques.
— physique.......	Froides.
— géographique....	Lot.

Analyse chimique.

	gr.		
Acide carbonique...	léger excès.	Chlorure de magnésium..	0.750
		— de sodium......	0.020
		Acide silicique....... ..	0.480
Bicarbonate de chaux....	0.208	Alumine...............	0.037
— de magnésie..	0.120	Oxyde de fer...........	0.005
— de soude....	0.071	Matière organique.......	0.060
Sulfate de soude........	2.675		
— de chaux........	0.945		5.380

(BOULLAY ET HENRY.)

Cette station thermale, qui n'est guère connue que des habitants des environs, est de toutes les eaux sulfatées sodiques, celle où prédomine réellement le sulfate de soude. Sous ce rapport elle serait donc intéressante à étudier.

Nous manquons de tous détails sur cette station, si ce n'est que ses eaux sont laxatives et qu'elle produit une action marquée sur l'économie animale.

MOLITG [1]

Classement chimique.......	Sulfurées sodiques.
— physique.......	Thermales.
— géographique....	Pyrénées-Orientales.

[1] De Perpignan à Prades et de Prades à Molitg.

Analyse chimique.

SOURCE LLUPIA.

	gr.		
Carbonate de soude.....	0.0335	Soude................	0.0222
— de chaux.....	0.0013	Potasse...............	0 0081
Sulfure de sodium......	0.0146	Acide silicique....	0.0411
Sulfate de soude........	0.0111	Magnésie.............	0.0001
— de chaux........	0.0023	Glairine..............	0.0073
Chlorure de sodium....	0.0168		0.1584

(BOUIS.)

Situé à 12 kilomètres de Prades, le village de Molitg possède deux établissements thermaux, appartenant au marquis de Llupia. L'un, le plus ancien et le plus riche en eau sulfureuse, porte le nom de *Bains de Llupia*; il a dix baignoires et deux buvettes; l'autre, nommé *Bains de Massia*, se compose de huit baignoires et d'une douche.

De nombreuses sources, variables par leur température et leur degré de minéralisation, alimentent ces deux établissements; les principes sulfureux qu'elles contiennent, sont assez fixes, et cependant les maladies des voies urinaires y sont aussi heureusement modifiées qu'à la Preste. Dans cette dernière station thermale, l'action des eaux sur les reins et la vessie est attribuée par M. Filhol à la dégénérescence du liquide, tandis qu'à Molitg, une semblable raison est impossible. C'est une de ces anomalies inexplicables dans la thérapeutique thermale.

Thérapeutique. — Les dermatoses, quelques affections de poitrine et surtout la gravelle et le catarrhe de la vessie.

MONESTIER-DE-BRIANÇON (LE)

Classement chimique.......	Sulfatées calciques.
— physique.......	Thermales.
— géographique....	Hautes-Alpes.

Analyse chimique.

SOURCES DES BAINS OU DU MIDI.

	lit.		
Acide carbonique........	0.051	Sulfate de soude.........	0.350
Azote...................	0.004	— de magnésie.....	0.043
Oxygène.................	0 000	Phosphate de chaux.....	0.036
		Chlorure de sodium.....	0.510
	gr.	— de calcium.....	0.026
		— de magnésium..	0.071
Carbonate de chaux.....	0.405	Matière organique.......	0.030
— de magnésie...	0.087		
— d'ammoniaque.	traces		3.136
Sulfate de chaux........	1.565		(TRIPIER.)

Le Monestier est un bourg à 8 kilomètres de Briançon, sur la route de Grenoble à Turin. Il y a 2 sources :

La source du *Nord* ou de la *Rotonde*, destinée à la boisson; et la source du Midi, destinée aux bains. Les eaux sont reçues dans des bassins sans revêtement, et par conséquent exposées à être mêlées avec l'eau de pluie, de telle sorte que leur température est excessivement variable.

On ne trouve au Monestier aucun établissement pour recevoir les étrangers.

MONESTIER de Clermont (Le) (Isère.) — Eaux bicarbonatées calciques froides.

MONREPOS (Gironde.) — Eaux ferrugineuses froides.

MONTBRISON [1]

Classement chimique.......	Bicarbonatées sodiques
— physique.......	Froides.
— géographique....	Loire.

[1] Chemin de fer de Saint-Étienne.

Analyse chimique.

	gr.		
Carbonate de soude......	2.340	Chlorure de sodium.....	0.018
— de chaux.....	0.286	— de potassium...	0.185
— de magnésie...	0.300	Acide silicique....	0.045
Oxyde de fer..........	0.015		3.189

(GRUNER.)

Les sources de Montbrison, fort anciennement connues, sont au nombre de trois : la *Romaine*, celle de *l'Hôpital* ou *des Ladres*, enfin celle de *la Rivière*.

En 1837, des accidents fâcheux étant survenus chez des soldats de la garnison qui avaient fait un usage immodéré de ces eaux, le préfet de la Loire chargea M. Grüner, ingénieur des mines, de faire l'analyse du liquide.

C'est cette analyse que nous donnons plus haut.

MONTBRUN (Drôme). — Eaux sulfurées calciques froides.

MONT-DORE [1]

Classement chimique....... Bicarbonatées sodiques.
— physique....... Thermales.
— géographique..... Puy-de-Dôme.

Analyse chimique.

SOURCE DE LA MADELEINE.

	lit.		
Acide carbonique libre...	0.133	Sulfate de soude........	0.116
	gr.	Chlorure de sodium.....	0.296
Carbonate de soude......	0.386	Alumine................	0.126
— de chaux......	8.337	Oxyde de fer..........	0.022
— de magnésie...	0.077		1.260

(BERTRAND.)

[1] Chemin de fer de Clermont-Ferrand.

18

Située à 1,052 mètres au-dessus du niveau de la mer, la station thermale du Mont-Dore est exposée à de brusques changements de température, et les pluies y sont quelquefois si hâtives et si fréquentes que la saison des bains n'y est possible que pendant les deux mois de juillet et d'août.

Malgré cette rigueur du climat, les thermes du Mont-Dore jouissent, contre les affections chroniques des voies respiratoires, d'une réputation méritée, qu'ils doivent peut-être moins aux principes minéralisateurs qu'ils contiennent, qu'à la manière savante et méthodique dont les eaux sont administrées.

Sept sources concourent à ces résultats. Voici leurs noms et la désignation de leur température : la source *Sainte-Marguerite*, 15°; la fontaine *Caroline*, 45°; le *Bain de César*, 45°; les sources du *Grand-Bain*, 42° 5; le *Bain-Ramond*, 42°; la source *Rigny*, 42°, et la fontaine de la *Madeleine*, 47°.

Toutes ces sources alimentent un magnifique établissement construit en pierres volcaniques, d'un gris foncé, dont l'effet est tout à la fois sévère et gracieux. L'édifice est divisé en deux parties, l'une pour les hommes et l'autre pour les femmes, et spécialement destiné à l'emploi de l'eau minérale en vapeur. Chaque partie présente au rez-de-chaussée huit cabinets de douches de vapeur, un bain de vapeur avec gradins; au premier, une salle d'aspiration, précédée d'un vestiaire chauffé par la vapeur, ainsi que tous les corridors.

En dehors de cet établissement, affecté au service de l'eau minérale en vapeur, et dont l'installation ne remonte qu'à 1851, il existe un emménagement balnéaire composé de piscines pour les indigents, de 25 cabinets de bains et de douches de toutes formes et de toutes dimensions.

C'est surtout au Mont-Dore que se trouve la justification de tout ce que nous avons dit ailleurs sur l'importance du mode d'administration des eaux. Depuis 1833, l'usage de l'eau minérale en vapeur y est devenu, en quelque sorte, la base de la médication : bains de vapeur, douches de vapeur, inhalations minérales, sont concurremment employés pour produire du côté de la peau une énergique réaction.

On pourrait se demander si, dans cet état de vapeur, l'eau continue à tenir en suspension les principes minéraux dont elle est chargée à l'état liquide. Le docteur Bertrand qui, pendant de longues années, a été médecin inspecteur de ces thermes, a répondu à cette objection : « La vapeur des eaux minérales, dit-il, jouit d'une incontestable puissance. Employée sous forme de bains, elle exerce deux sortes d'actions bien distinctes : l'une extérieure et révulsive, par suite de la stimulation vive, déterminée sur toute la surface de la peau ; l'autre intérieure, et qui a quelque chose de spécial, à raison de la nature même de cette vapeur, introduite dans le poumon. Ce n'est pas, en effet, comme on pourrait le croire, seulement de l'eau pure volatilisée ; on y trouve, de plus, l'acide carbonique existant en dissolution dans les eaux ; et, en outre, ainsi que me l'ont prouvé des expériences répétées, des proportions sensibles des divers sels minéralisateurs entraînés à l'état de division extrême par le rapide courant des vapeurs. »

Quoiqu'il en soit, ce mode d'administration réussit très-bien au Mont-Dore, et les malades guérissent aujourd'hui beaucoup plus rapidement et en bien plus grand nombre que par le passé, alors que les eaux étaient administrées à l'état liquide, sous forme de bains et de douches.

Thérapeutique. — Il faut placer en première ligne, parmi les affections qui se rendent au Mont-Dore, et qui y figurent pour les deux tiers, toutes les maladies chroniques des voies respiratoires, l'asthme, et les irritations chroniques du pharynx et du larynx ; viennent ensuite les rhumatismes, les névralgies, et enfin, mais dans une proportion moindre, les affections du canal digestif.

MONTÉGUT-SÉGLA

Classement chimique....... Bicarbonatées calcaires.
— physique....... Froides.
— géographique.... Haute-Garonne.

Analyse chimique.

	gr.		
Acide carbon. libre...	quant. inap.	Sel de potasse.........	traces.
Bicarbonate de chaux... — de magnésie.	0.4000	Iodure alcalin.........	traces.
Sulfate de magnésie	0.0140	Alumine.............. Oxyde de fer.......... Mat. organ. unie au fer..	0.0020
Chlorure de sodium.... — de magnésium.	0.0155		
Silicate de soude.......	0.0570		0.4785

(O. HENRY.)

L'établissement thermal de Montégut-Ségla, placé au milieu d'un parc, étendu et accidenté, est à 25 kilomètres de Toulouse, sur la route de Paris à Bagnères-de-Luchon.

L'eau est froide; sa température, prise à la source, est de 12°.

MONTLIGNON (Seine-et-Oise). — Eaux ferrugineuses froides.

MONTMIRAIL

Classement chimique....... Sulfurées calciques.
— physique....... Froides.
— géographique.... Vaucluse.

Analyse chimique.

	lit.		
Acide sulfhydrique libre.	0.0076	Bicarbonate de chaux ... — de magnésie.	0.440
Azote	indét.	Iodure	lég. ind.
		Mat. organ. de l'humus.	très-not.
	gr.		
Sulfure de calcium	0.040	Phosphate terreux ...... Silice et alumine....... Fer sulfuré sans doute.. Principe arsenical...... Sels de potasse et ammoniacal...........	0.150
— de magnésium .. — de sodium......	0.007		
sulfates supposés anhydres de chaux.... de magnésie. de soude....	0.523		
Chlorure de magnésium.	0.304		1.560
— de sodium..... — de calcium	0.096	(O. HENRY.)	

Non loin de Carpentras, jaillit au fond d'un ravin, sur la commune de Montmirail, une source sulfureuse froide, connue sous le nom de *Gigondas*. On y a bâti un établissement thermal qui possède plusieurs baignoires.

Non loin de cette source sulfureuse, on a découvert, dans ces derniers temps, une source sulfatée, où prédomine bien manifestement le sulfate de magnésie.

Thérapeutique. — Les habitants des localités voisines se rendent surtout à Montmirail pour des affections dartreuses.

MORTEFONTAINE (Oise). — Eaux sulfurées calciques froides.

NANCY (Meurthe). — Eaux ferrugineuses froides.

NÉRIS [1]

Classement chimique.......	Chlorurées sodiques.
— physique.......	Thermales.
— géographique....	Allier.

1 Chemin de fer de Clermont.

Analyse chimique.

Azote................. 95 p.	Sulfate de soude....... 0.370
Acide carbonique....... 3	Chlorure de sodium.... 0.200
Oxygène............. 2	Carbonate de chaux et acide silicique....... 0.170
100 p.	1.110
(BUSSY.)	(BERTHIER.)
gr.	
Bicarbonate de soude.... 0.370	

Néris possède des antiquités romaines qui permettent de supposer que ce bourg, aujourd'hui de 1,400 ans, était jadis une ville importante dont les Thermes jouissaient de quelque célébrité. On a voulu dans ces derniers temps faire revivre cette antique splendeur, et, dans cette espérance, on avait commencé à construire un superbe établissement qui n'a jamais été complétement achevé. Cependant, il s'y trouve un appareil balnéaire complet dont nous parlerons tout à l'heure.

Néris ne possède réellement qu'une seule source ; les six puits de construction romaine, que des fouilles pratiquées, en 1832, y ont fait découvrir, communiquent tous entre eux et ont leurs griffons si rapprochés, qu'il est impossible de ne pas leur attribuer la même origine. Cependant, on distingue le *grand puits* ou *puits de César* dont la température est de 53,75, et le *puits de la Croix* dont la chaleur est de 51° et qui sert à la boisson.

Limpide, inodore et presque insipide à la source, l'eau de Néris conserve ses propriétés dans les baignoires, mais elle s'altère et devient fétide en quelques jours quand elle se refroidit à l'air libre. Le phénomène le plus remarquable de cette altération est le dépôt qui se forme sur les parois et à la surface des bassins d'une grande quantité de conferves qui, examinées au microscope, présentent les mêmes caractères que ceux qui sont assignées aux *trémelles*, aux *anabaines* et aux *nostocks*. Se développant au contact de l'air et de la lumière, ces conferves augmentent ou diminuent de quantité selon la température de l'atmosphère, et forment des masses quelquefois considérables que les habitants du pays appellent *limon* et auxquelles sont rapportées les propriétés sédatives que l'on attribue aux eaux de Néris, dans les névralgies et dans certaines maladies de la peau à forme aiguë.

Quoique l'établissement thermal de Néris ne soit point terminé, on y trouve, comme nous le disions plus haut, un emménagement balnéaire complet : il se compose de 25 cabinets particuliers de bains, de deux salles communes contenant l'une 12 baignoires, l'autre 10, en tout . 47 baignoires; de deux piscines très-vastes servant à la natation, et de deux autres plus petites, mais à température plus élevée ; d'un vaporarium où les malades respirent les vapeurs qui s'échappent du *puits de César* ; enfin, d'un appareil à douches de toutes forces et de toutes espèces : douches ascendantes, douches descendantes et douches écossaises ; les douches ordinaires ont de 3 à 5 mètres de hauteur, 45° de chaleur et durent un quart d'heure ; les douches chaudes ont 46 à 48° et durent cinq à six minutes ; enfin, les douches tempérées de 35 à 42°, sont courtes et souvent en arrosoir.

Le limon composé, comme nous l'avons dit, de la matière animo-végétale qui constitue les conferves, est administré en frictions ou en bains partiels.

Enfin, comme boisson, à laquelle sert exclusivement l'eau du *puits de la Croix* , l'eau de Néris se prend depuis trois ou quatre verres jusqu'à douze ou quinze dans la matinée ou la journée ; refroidie, elle sert à couper le vin aux repas.

Toutes ces ressources balnéaires contribuent puissamment à la médication par les eaux de Néris, car les principes qui minéralisent cette source sont si insignifiants qu'on éprouve quelque embarras à classer cette station thermale. La température élevée du liquide et la facilité de la modifier pour l'usage des bains et des douches, doivent également compter pour beaucoup dans les succès obtenus à Néris; car, ainsi que nous allons le voir, les affections qui se trouvent le mieux de cette station thermale, sont précisément celles qui exigent l'emploi de la chaleur.

Thérapeutique. — En première ligne, nous devons placer les rhumatismes de toutes sortes et les névralgies diverses ; puis certaines affections de la peau à caractère aigu sur lesquelles on applique le limon ; les suites d'entorses ou de fractures; enfin, la sciatique et la danse de Saint-Guy.

NEUVILLE-LÈS-LA CHARITÉ (Haute-Saône.) — Eaux sulfurées calciques froides.

NEYRAC

Classement	chimique.......	Ferrugineuses.
—	physique.......	Thermales.
—	géographique....	Ardèche.

Analyse chimique.

Acide carbonique libre, 1/8 du vol.	
Azote avec un peu d'oxygène..............	indices
	gr.
Bicarbonate de chaux....	0.847
— de magnésie.	0.285
— de soude....	0.466
— de potasse...	0.150
— de fer	0.014
— de manganèse	traces.
Sulfates de chaux et de soude.	0.130
Chlorure alcalin........	0.039
Iodure................	traces.

Silicates de soude et de potasse..... — d'alumine..... — de zircone.....	0.058
Oxyde de titane (uni au fer, sans doute)...... Nickel et cobalt (carbonatés, sans doute).... Arsenic (uni au fer sans doute).............. Phosphate terreux...... Matière organique bitumineuse....	0.110
	2.099

(O. HENRY.)

Neyrac, petit bourg sur la rivière de ce nom, possède des sources minérales dont la connaissance est fort ancienne ; car, à côté des ruines d'une maladrerie, on trouve une source nommée encore aujourd'hui source *des lépreux* qui est abandonnée, ainsi que la *source jaune*, destinée aux scrofuleux.

On ne fait actuellement usage que de la source *des bains* dont la température est de 27°, et qui alimente un établissement thermal contenant une buvette et des douches.

Thérapeutique. — Quoique bien manifestement ferrugineuses, les eaux de Neyrac semblent agir comme les eaux sulfureuses et avoir une action sur les dermatoses.

NIEDERBRONN [1]

Classement chimique.......	Chlorurées sodiques.
— physique.......	Froides.
— géographique....	Bas-Rhin.

Analyse chimique.

	gr.		
Carbonate de chaux.....	0.1791	Chlorure d'ammonium..	traces.
— de magnésie..	0.0065	Bromure de sodium.....	0.0107
— de protoxyde de fer.....	0.0104	Iodure de sodium......	traces.
Sulfate de chaux.......	0.0742	Acide arsénieux........	traces.
Chlorure de sodium.....	3.0886	Acide silicique.........	0.0010
— de potassium...	0.1320	Silicate de fer.........	traces.
— de lithium.....	0.0043	— de manganèse...	0.0150
— de calcium....	0.7944	Alumine........... ...	traces.
— de magnesium.	0.3117		4.6458
		(KOSMANN.)	

Les eaux de Niederbronn, situées dans une jolie vallée à 3 myriamètres et demi de Strasbourg, sont connues depuis fort longtemps. Deux sources très-abondantes jaillissent au milieu de la promenade et à vingt pas environ l'une de l'autre. Enfermées

[1] Chemin de fer de Strasbourg.

chacune dans un réservoir en pierre de taille, elles se réunissent dans un grand bassin surmonté d'un élégant pavillon que soutiennent huit colonnes.

A sa sortie de terre l'eau est limpide, mais elle devient jaunâtre dans le bassin; sa saveur est saline, suivie d'un arrière-goût un peu fade; son odeur est nulle et sa température de 17°,8.

Facilement supportée par l'estomac, l'eau de Niederbronn, saline et ferrugineuse, exerce d'abord une action légèrement stimulante sur l'économie, mais comme elle est aussi laxative, son action ne tarde pas à devenir résolutive et hyposthénisante; aussi le médecin inspecteur, M. Kuhn, obtient-il trois sortes d'effets, selon la manière dont il administre les eaux de Niederbronn, et qu'il nomme *méthode évacuante*, *méthode résolutive* et *méthode tonique*.

L'eau de Niederbronn se prend surtout en boisson; les bains ne sont guère employés que pour obtenir un effet tonique.

En 1850, alors que l'on creusait les fondations d'un couvent, on découvrit à 150 mètres environ des sources salines, une source froide sulfureuse qui aurait la plus grande analogie avec l'eau d'Enghien, s'il en faut croire l'analyse chimique qui en a été faite par un pharmacien de Strasbourg. La valeur thérapeutique de cette source sulfureuse n'est pas encore établie, nous ne nous y arrêterons donc pas davantage.

Thérapeutique. — Les affections les plus communes à Niederbronn sont : les maladies chroniques du tube digestif, caractérisées surtout par l'inappétence, le ballonnement du ventre, la constipation et certains engorgements hémorroïdaux, quelques dermatoses, le rhumatisme et les engorgements lymphatiques et scrofuleux.

NOIRMOUTIERS (Ile de). — Eaux ferrugineuses froides.

NYER (Pyrénées-Orientales). — Eaux sulfurées sodiques thermales.

OIOUN - SEKHAKHNA (OU FRAIS-VALLON)

—

Classement chimique....... Ferrugineuses.
— physique....... Froides.
— géographique.... Algérie.

—

Analyse chimique.

	gr.		
Chlorure de sodium....	0.314	Bicarbonate de protoxyde de fer..............	0.007
Sulfate de soude........	0.046	Silicate de chaux.......	0.030
Bicarbonate de soude....	0.061		
— de chaux....	0.099		0.632

(MILLON.)

M. Durand-Fardel, qui reproduit cette analyse d'après M. Bertherand, ajoute : Il n'y a, comme on le voit, rien de caractérisé dans ces eaux, auxquelles leur proximité d'Alger donne seule quelque importance. Ce sont surtout des eaux gazeuses qui peuvent être utilisées comme eaux de table; cependant, il est certain que, prises sur place, elles peuvent agir très-efficacement comme eaux digestives et comme eaux ferrugineuses.

OLETTE [1]

—

Classement chimique....... Sulfurées sodiques.
— physique....... Thermales.
— géographique.... Pyrénées-Orientales.

—

1 Chemin de fer du midi, station de Perpignan, de Perpignan à Olette.

Analyse chimique.

SOURCE SAINT-ANDRÉ.

	gr.
Azote et oxygène.....	indét.
Carbonate de soude....	0.04785
Potasse (silicate ou carbonate ?)...........	0.00821
Soude (id.)...........	0.03542
Chaux (id.)...........	0.00813
Magnésie............. Fer.................. Alumine............. Iode	0.03000
Sulfure de sodium.....	0.02829
Sulfate de soude......	0.06500
Chlorure de sodium...	0.03160
Acide silicique........	0.14300
Glairine.............	0.03400
	0.43150

(BOUIS.)

Dans une vallée au delà des Graus-d'Olette, on trouve plusieurs sources sulfureuses très-abondantes et très-chaudes. Elles forment de véritables torrents, et leur température est comprise entre 27 et 78°.

On les a partagées en trois groupes : 1° le groupe *Saint-André;* 2° le groupe de l'*Exalada;* 3° le groupe de la *Cascade.*

Aucun établissement thermal n'existe encore; mais toutes les personnes qui ont visité ces sources émettent le vœu de voir fonder au plus tôt une station auprès de ces eaux dont la réputation est grande dans la contrée, et dont la composition chimique fait espérer les plus heureuses propriétés thérapeutiques.

OREZZA

Classement chimique.......	Ferrugineuses.
— physique.......	Froides.
— géographique....	Corse.

Analyse chimique.

	lit.
Air atmosphérique......	0.011
Acide carbonique libre et provenant des bicarbonates..............	1.248
	gr.
Carbonate de chaux.....	0.602
— de magnésie..	0.074
— de lithine....	traces.
— de fer.......	0.128
— de manganèse.	traces.
— de cobalt....	
Sulfate de chaux......	0.021
Chlorure de potassium..	0.014
— de sodium....	
Alumine..............	0.006
Acide silicique.........	0.004
Acide arsénique........	traces.
Chlorure de calcium...	
Matière organique......	
	0.849

(POGGIALE.)

A 30 kilomètres de Bastia, non loin de la mer, jaillissent deux sources, l'une dite *Source d'En-haut* (*Sorgente Soprana*), l'autre dite *Source d'En-bas* (*Sorgente Sotana*), qui alimentent le petit établissement d'Orezza, assez fréquenté par les habitants des environs.

Ces deux sources, d'une température de 15°, servent à la boisson et sont surtout exportées.

ORIOL (Isère). — Eaux ferrugineuses froides.

PANASSON (Dordogne). — Eaux sulfurées calciques froides.

PASSY

Classement physique.......	Ferrugineuses.
— chimique.......	Froides.
— géographique....	Seine.

19.

Analyse chimique.

	gr.
Azote, acide carbonique..	indét.
Sulfate de chaux........	2.774
— de magnésie....	0.300
— de soude.......	0.340
— d'alumine	0.248
— d'alun et de potasse........	traces.
Sulfate et sous-sulfate de protoxyde et de peroxyde de fer représentant le peroxyde de fer.	0.412
Chlorure de sodium..... }	0.220
— de magnésium. }	
Acide silicique.........	0.060
Matière organique......	indét.
	4.360

(O. HENRY.)

A un demi-kilomètre d'une barrière de Paris, Passy possède quatre sources ferrugineuses connues depuis plus d'un siècle, mais très-peu fréquentées aujourd'hui. Leurs eaux sont difficiles à supporter à cause de la grande quantité de sulfates qui s'y trouvent et du peu d'acide carbonique qu'elles contiennent.

On en expédie une certaine quantité; mais pour les rendre potables on est obligé de les laisser *dépurer*, comme on dit, en les exposant à l'air, opération qui, le plus souvent, leur enlève tout leur principe *ferrugineux*. Il est préférable, au lieu de les faire épurer, de les boire après les avoir coupées avec une eau étrangère ou une boisson appropriée.

PAUTE (La) (Isère). — Eaux sulfurées calciques froides.

PIERREFONDS [1]

Classement chimique.......	Sulfurées calciques.
— physique.......	Froides.
— géographique....	Oise.

[1] Chemin de fer du nord; 118 kilomètres de Paris.

Analyse chimique.

	gr.
Azote	traces.
Acide sulfhydrique libre	0.0022
— carbonique	indét.
Bicarbonate de chaux / — de magnésie	0.2400
Sulfure de calcium	0.0156
Sulfate de chaux / — de soude	0.0200
Chlorure de sodium / — de magnésium	0.0220
Sel de potasse / Acide silicique et alumine / Fer, matière organique	0.0300
	0.3276

(O. HENRY.)

De découverte récente, la source de Pierrefonds est située à 18 kilomètres au-dessus de Compiègne, dans la forêt de ce nom. Son odeur et sa saveur sont manifestement sulfureuses, et le liquide subit, au contact de l'air, les altérations qu'éprouvent toutes les eaux de cette classe. Sa basse température force de la chauffer artificiellement pour l'employer en bains, mais le mode de chauffage mis en pratique lui enlève fort peu de ses principes minéralisateurs.

La particularité la plus essentielle à noter à Pierrefonds est l'introduction dans la thérapeutique hydrologique d'un mode tout particulier d'inhalation. Au lieu de faire respirer les vapeurs sulfureuses, ainsi que cela se pratique à *Luchon*, *Allevard*, etc., on fait, à Pierrefonds, respirer l'eau en nature réduite en poussière impalpable. A cet effet, le liquide s'échappe d'un récipient par des filets filiformes qui, venant se briser contre des écrans, s'étalent en poussière et remplissent en peu d'instants une pièce de leurs particules. Les malades, plongés dans cette atmosphère aqueuse, respirent plus ou moins longtemps cette poussière, dont les principes minéralisateurs sont promptement absorbés par les surfaces bronchique et pulmonaire.

Les résultats obtenus de ce nouveau mode d'inhalation paraissent assez satisfaisants pour que d'autres stations thermales aient désiré avoir l'appareil imaginé par M. le docteur Salès-Girons. Cependant l'invention est trop récente, pour qu'il ne soit pas sage d'attendre encore avant de se prononcer.

Thérapeutique. — Les maladies les plus communes à Pierrefonds, sont : les dermatoses, les rhumatismes et les maladies de l'appareil respiratoire, telles que les laryngites et les catarrhes chroniques des bronches.

PIETRAPOLA

Classement	chimique.......	Sulfurées sodiques.
—	physique.......	Thermales.
—	géographique....	Corse.

Analyse chimique.

	gr.
Bicarbonate de chaux et de magnésie..........	0.200
Carbonate, silicate et sulfate de soude.........	0.080
Sulfure de sodium.....	0.021
Chlorure de sodium.....	0.060
Sel de potasse.....	trac. sensib.
Acide silicique et glairine	0.020.
	0.281

(O. HENRY.)

Situé dans l'arrondissement de Corte, en Corse, le hameau de Pietrapola n'est habité pendant l'hiver que par les gardiens de l'établissement thermal.

Cet établissement se compose de deux piscines, contenant chacune quarante baigneurs, et d'une autre plus petite destinée à douze ou quatorze personnes ; on y trouve aussi des cabinets de bains isolés et une salle de réfrigération.

En 1840, le médecin inspecteur, M. Carlotti, a découvert, non loin de là, une source ferrugineuse, dont la température est de 55°, et dont l'action, dans certains cas, seconde merveilleusement la médication sulfureuse.

PINAC (Hautes-Pyrénées). — Eaux sulfurées sodiques. (Voir *Bagnères de Bigorre.*)

PLAINE (La). (Voir *Pornic.*)

PLAN-DE-PHAZY

Classement	chimique.......	Chlorurées sodiques.
—	physique.......	Thermales.
—	géographique....	Hautes-Alpes.

Analyse chimique.

	lit.		
Azote..................	76	Sulfate de chaux.........	1.83
Acide carbonique..........	18	— de soude.........	1.01
		— de magnésie......	0.12
	gr.	Phosphate de chaux.......	0.05
		Chlorure de magnésium...	0.45
Carbonate de chaux......	0.73	— de sodium......	4.60
— de magnésie....	0.05	Matière organique........	0.85
— de prot. de fer..	0.01		
— de manganèse...	trac.		8.88
— d'ammoniaque..	trac.		

(TRIPIER.)

Une rotonde contenant quatre piscines, dans chacune desquelles quatre ou cinq personnes peuvent se baigner à la fois, a été construite en 1826.

C'est là l'établissement thermal du Plan-de-Phazy, dont les eaux ont joui de quelque célébrité pendant le dix-huitième siècle, mais qui sont aujourd'hui complétement inconnues et visitées seulement par les malades des environs.

PLOMBIÈRES[1]

Classement chimique....... Sulfatées sodiques.
— physique....... Thermales.
— Géographique.... Vosges.

Analyse chimique.

GAZ DU TROU DES CAPUCINS.

	lit.
Acide carbonique.........	0.0
Azote	92.1
Oxygène................	7.9
	100.0

SOURCE DU CRUCIFIX.

	gr.
Acide silicique..	0.0200
Alumine.............	0.0120
Silicate de soude......	0.0518
— de potasse......	0.0080
— de magnésie.... / — de chaux.......	0.0454
Lithine silicatée probabl.	sensib.
Chlorure de sodium.... / — de potassium..	0.0450
Sulfate de soude (supposé anhydre).........	0.0801
Arséniate de soude......	0.0006
Sesquioxyde de fer.....	tr. sens.
Iodure................	indices
Phosphate...........	très-sens.
Fluor ou fluate.... / Acide borique ou borate........	indices dout.
Matière organique azotée.	0.0200
	0.2838

(O. HENRY et LHÉRITIER.)

Comme les sources à faible minéralisation où par conséquent ne prédomine aucun principe, les eaux de Plombières sont difficiles à classer. L'*Annuaire des eaux de France*, s'en rapportant aux analyses de Vauquelin et de M. O. Henry, les place au nombre des acidules alcalines ; mais en présence d'une analyse beaucoup plus récente du même M. O. Henry, faite avec le concours de M. Lhéritier, il est impossible de leur conserver cette place, et il faut, malgré la légère prédominance et la faible quantité de sulfate de soude, les comprendre parmi les sulfatées sodiques.

[1] Chemin de fer de l'est, embranchement de Nancy à Épinal, d'Épinal à Plombières.

Plombières est une petite ville de 1,500 âmes, située dans une vallée étroite et profonde, sur les bords d'un torrent appelé *Eau-Gronne*.

Des sources de Plombières, les unes sont froides et les autres thermales.

Les sources froides sont au nombre de trois : l'une *ferrugineuse*, renfermant du carbonate et du crénate de fer ; les deux autres *savonneuses*, dont le principe, savon minéral, est principalement composé, suivant MM. Henry et Lhéritier, de silicate d'alumine.

Les sources thermales utilisées sont au nombre de quinze, parmi lesquelles on distingue les sources *Simon*, *Müller*, la source *des Dames*, *de Bassompierre*, *du Crucifix*, *du Bain Romain*, *de l'Enfer* et *des Capucins*.

La source du Crucifix et celle du Bain-des-Dames servent de buvette.

Ces dix-huit sources, dont la température varie entre 10°,5 et 70°, alimentent cinq établissements différents, dont voici l'énumération :

1° *Le Bain Romain*, situé au milieu de la rue principale de Plombières, n'a pas l'origine qu'indique son nom, car il a été construit en 1837. Cet établissement renferme vingt-quatre cabinets parallèlement rangés dans une grande salle, dont les dalles sont chauffées par l'eau thermale. Chaque cabinet présente une baignoire et une douche dépendante ; dans l'un d'eux est établie une douche écossaise ; cet établissement chauffé, comme nous l'avons dit, par l'eau thermale, est le rendez-vous des étrangers pendant les journées froides et pluvieuses.

2° *Le Bain des Dames*, dont le rez-de-chaussée, exclusivement destiné aux malades de l'hôpital, présente deux piscines, cinq baignoires et des douches ascendantes et descendantes. Au premier étage, se trouve une salle chauffée comme le Bain-Romain, et autour de laquelle se groupent quatorze cabinets de bains avec dix-huit baignoires et quinze douches.

3° *Le Bain Tempéré*, le plus fréquenté de tous, se compose de quatre piscines, deux pour chaque sexe, dont la température est de 32°,50 à 33°,75 ;

4° *Le Bain des Capucins* présente un bassin carré, divisé en deux compartiments : l'eau du premier a une température de 40° à 41°,25 ; le second est réglé à 37°,50 ;

5° *Le Bain Impérial* le plus considérable des établissements de Plombières, offre une piscine à deux compartiments, dont la température est de 35° à 36°,25. Autour de cette double piscine, sont groupés quatorze baignoires et trois cabinets de douches, plus quarante baignoires, une douche écossaise et des douches vaginales. Dans un pavillon, attenant à cet établissement, se trouve le *Bain des Princes*, qui consiste en deux vastes baignoires.

Par cette énumération rapide de tous les appareils hydrologiques réunis à Plombières, on devine que l'action chimique de ces eaux est primée par l'action physique, la thermalité, et surtout par l'action du *modus administrandi*. Comme à toutes les sources peu minéralisées, l'hydrothérapie joue à Plombières un rôle considérable.

Thérapeutique. — La mode attire à Plombières un grand concours de visiteurs; mais les affections qui réellement retirent quelques bénéfices de l'usage de ces eaux, sont : les gastrites et les entérites chroniques ; les gastralgies et les entéralgies ; la leucorrhée et la métrite chronique ; les rhumatismes, certaines paralysies et quelques dermatoses.

PONT DE BARRET. (Voir *Dieu-le-Fit.*)

PONT-GIBAUD (Puy-de-Dôme). — Eaux bicarbonatées sodiques froides.

PORNIC

—

Classement	chimique.......	Ferrugineuses.
—	physique.......	Froides.
—	géographique....	Loire-Inférieure.

—

Analyse chimique.

Acide carbonique.......	indét.	Chlorure de sodium....	0.189
		— de magnésium.	0.014
	gr.	Acide silicique.........	0.028
Carbonate de chaux.....	0.007	Matière extractive......	0.014
— de magnésie..	0.063		
— de fer.......	0.014		0.336
Sulfate de chaux.......	0.007		(HECTOT.)

A 16 kilomètres de Paimbœuf, sur les côtes de l'Océan, Pornic possède deux sources ferrugineuses qui sont fréquentées par les malades qui vont aux bains de mer.

Ces deux sources font partie de six autres sources ferrugineuses qui existent dans le département de la Loire-Inférieure, et qui ont été récemment étudiées, au point de vue chimique, par MM. Bobierre et Ed. Moride.

PORTA (Corse). — Eaux ferrugineuses froides.

PORT-THAREAU (Nièvre). — Eaux bicarbonatées sodiques froides.

POUGUES [1]

—

Classement	chimique.......	Bicarbonatées calciques.
—	physique.......	Froides.
—	géographique....	Nièvre.

—

[1] Chemin de fer de Paris à Nevers, de Nevers à Pougues.

Analyse chimique.

	lit.
Acide carbonique......	0.33
	gr.
Bicarbonate de chaux...	1.3269
— de magnésie.	0.9762
— de fer......	0.0206
— de soude avec tr. de potasse	0.6362
Sulfate de soude........	0.2700
Sulfate de chaux..	0.1900
Chlorure de magnésium.	0.3500
Matière organique soluble (glairine)...........	0.0300
Phosphates de chaux et d'alumine...	traces.
Acide silicique et alumine.	0.0350
	3.8349

(BOULLAY et HENRY.)

Nous empruntons à l'*Annuaire des Eaux de la France*, publié par le gouvernement, la notice suivante sur les eaux de Pougues.

« Bourg sur la grande route de Paris à Lyon par le Bourbonnais, à 1 myriamètre de Nevers et de la Charité-sur-Loire. Des voitures, régulièrement servies, partent, plusieurs fois par jour, de Nevers pendant la saison des eaux.

» Les eaux de Pougues, connues depuis longtemps, ont acquis de la célébrité par l'usage qu'en ont fait Henri III, Catherine de Médicis, Henri IV, Louis XIV et le prince de Conti, à qui l'on doit plusieurs plantations qui embellissent les environs de la fontaine.

» A Pougues, il y a deux sources : la première, qui est la plus ancienne, est destinée à la boisson; ses eaux, qui sont très-abondantes dans tous les temps de l'année, sont recueillies dans un réservoir en forme de puits; la seconde, découverte en 1833, sert à l'administration des bains et des douches.

» L'eau pour la boisson est froide ; sa température est de 12°, sa pesanteur spécifique de 1003,12; examinée à la source, elle paraît être en ébullition; ce bouillonnement est produit par le dégagement d'acide carbonique qui s'y rencontre en grande quantité. Puisée dans un verre, elle est limpide, inodore; sa saveur est aigrelette, piquante, alcaline. Exposée à l'air, elle se trouble, laisse déposer quelques flocons ocracés, en même temps qu'il s'y forme spontanément des cristaux de carbonate calcaire.

» Les eaux de Pougues ont été examinées pas Duclos, Geoffroy, Costel et Hassenfratz (1789), qui ont obtenu des résultats différents. MM. Boullay et Henry ont entrepris en 1837 une nouvelle analyse des eaux de Pougues ; ils ont établi ainsi sa composition (*voir plus haut*).

» Beaucoup de personnes, sans être malades, font usage de l'eau de Pougues à leurs repas ; les moissonneurs et autres ouvriers qui travaillent à l'ardeur du soleil en boivent à toute heure du jour ; ils ont l'expérience qu'elle ne leur fait aucun mal, même lorqu'ils sont en sueur. Renfermée dans des bouteilles bien bouchées, l'eau de Pougues peut se transporter au loin sans la moindre altération. »

Nous ajouterons à ces renseignements très-exacts que l'administration de l'établissement de Pougues a établi un service hydrothérapique assez complet qui seconde puissamment l'action de l'eau prise en boisson, et des appareils de gymnastique pour les enfants scrofuleux et les jeunes personnes atteintes de chlorose. Les administrations hospitalières de Paris et de Nevers dirigent, chaque année, sur cette station minérale des enfants des deux sexes affectés de scrofules.

A cette occasion, et pour rendre compte de l'action antiscrofuleuse des eaux de Pougues, nous reproduirons la note suivante que M. Mialhe a présentée l'année dernière à l'Académie impériale de médecine. « Je crois devoir porter à la connaissance de l'académie, dit ce chimiste distingué, qu'en faisant quelques recherches sur la composition chimique des eaux de Pougues, je viens de constater parmi les principes minéralisateurs une quantité d'iode suffisante pour expliquer parfaitement les résultats thérapeutiques obtenus à Pougues dans le traitement des affections scrofuleuses et lymphatiques.

» La présence de l'iode dans les eaux de Pougues donne donc le plus grand espoir de succès à l'excellente mesure que vient de prendre l'administration supérieure de la ville de Paris d'envoyer aux eaux de Pougues un certain nombre d'enfants scrofuleux.

» Il avait été observé que, malgré soins et précations, beaucoup de bouteilles semblaient se décomposer et prendre une odeur particulière que plusieurs personnes avaient même comparée à l'eau de javelle.

» J'ai recherché quelle pouvait être la cause d'une semblable altération.

» Ayant évaporé à une douce chaleur 100 grammes d'eau de Pougues, j'ai obtenu un résidu salin qui, traité par l'acide nitrique nitreux et l'amidon, a donné lieu à une coloration bleue très-manifeste, que j'ai cru devoir rapporter à la présence de l'iode et à son action sur l'amidon.

» Pour plus de certitude sur l'existence de l'iode dans l'eau de Pougues, j'ai traité 8 à 900 grammes (la valeur d'une bouteille) par le nitrate acide d'argent; il s'est formé un précipité blanc de chlorure, iodure et peut-être de bromure d'argent qui, mélangé après dessiccation avec du cyanure d'argent et soumis à un courant de chlore sec, suivant le procédé de MM. O. Henry fils et Humbert, a produit des cristaux très-évidents de cyanure d'iode.

» J'ai l'honneur de mettre sous vos yeux les cristaux résultant d'une opération faite en commun avec M. O. Henry fils.

» Dès lors, il m'a été possible de comprendre comment les eaux de Pougues pouvaient se décomposer et prendre une odeur particulière : sous l'influence de l'oxygène de l'air l'iodure alcalin se transforme en oxyde basique et en iode; celui-ci reste en dissolution dans le liquide en lui communiquant son odeur et sa saveur caractéristiques.

» Par cette décomposition, les eaux de Pougues ne perdent probablement rien de leur vertu chimique, mais elles éprouvent dans leur constitution physique une altération qui rend leur usage moins agréable et moins facile.

» Pour éviter ces inconvénients, il suffirait de préserver le liquide autant que possible du contact de l'air au moment de l'embouteillage et de remplir exactement les bouteilles [1].

[1] Les précautions indiquées par M. Mialhe sont aujourd'hui observées à Pougues.

» D'après ce fait, les eaux de Pougues doivent occuper une place spéciale dans la classe des eaux bicarbonatées calcaires, magnésiennes et ferrugineuses. »

L'administration qui préside à l'exploitation des eaux de Pougues fait de louables efforts pour conserver à cette station minérale la réputation que lui ont faite les illustres personnages qui l'ont fréquentée, et offrir aux nombreux étrangers qui la visitent le confortable et le luxe qui se rencontrent dans les thermes les plus renommés.

Thérapeutique. — Les affections contre lesquelles les eaux de Pougues sont le plus utilement employées sont : les dyspepsies, les engorgements du foie, de la rate et du pancréas, la gravelle, le catarrhe de la vessie, les affections chroniques de l'utérus, la chorose, l'anémie et les scrofules.

POUILLON (Landes). — Eaux chlorurées sodiques froides.

PRÉCHAC

Classement chimique.......	Chlorurées sodiques.
— physique........	Froides.
— géographique....	Landes.

Analyse chimique.

	gr.		
Carbonate de chaux....	0.011	Chlorure de magnésium.	0.116
Sulfate de soude........	0.318	Acide silicique.........	0.016
— de chaux.......	0.292		1.087
Chlorure de sodium....	0.334		

(THORE et MAYRAC.)

Ces eaux minérales sont situées sur la rive gauche de l'Adour, à 2 kilomètres de Préchac, qui lui-même est à 12 kilomètres de Dax. L'établissement thermal est en mauvais état et ne possède qu'un bassin où les malades se baignent en commun.

PRÉFAILLES (Loire-Inférieure). — Eaux ferrugineuses froides.

PRESTE (LA) [1]

Classement chimique....... Sulfurées sodiques.
— physique....... Thermales.
— géographique.... Pyrénées-Orientales.

Analyse chimique.

	gr.		
Sulfure de sodium......	0.0127	Sulfate de soude.......	0.0206
Glairine..............	0.0103	— de chaux.......	0.0007
Carbonate de soude.....	0.0397	Silice..........	0.0014
— de potasse...	traces.	Chlorure de sodium....	0.0421
— de chaux....	0.0009	Perte....	0.0051
— de magnésie..	0.0002		0.1337

(ANGLADA.)

Petit village à 56 kilomètres de Perpignan, la Preste possède un établissement assez commode, alimenté par une source très-abondante, dite la *Grande-Source* ou *Source d'Apollon*. Les *Bains des Lépreux* et la *Fontaine de la Fargasse* sont à peu près sans emploi.

Légèrement sulfureuse, l'eau de la Preste est remarquable

[1] De Perpignan à Prats-de-Mollo, et de Prats-de-Mollo à la Preste.

par son onctuosité qui explique peut-être son action dans les maladies des voies urinaires.

Thérapeutique. — En dehors des propriétés qu'elle emprunte à son principe sulfureux, l'eau de la Preste a une action toute spéciale dans certaines affections des reins et de la vessie.

PROPIAC

Classement chimique...... Sulfatées calciques.
— physique....... Froides.
— géographique.... Drôme.

Analyse chimique.

	gr.
Bicarbonate de chaux....	0.172
Sulfate de chaux.......	0.840
— de soude.......	0.385
— de magnésie....	0.130
Chlorure de sodium....	0.185
Chlorure de magnésium.	0.185
Acide silicique, alumine.	0.045
Peroxyde de fer, matière organique..........	0.020
	1.862

(O. HENRY.)

Petit village de 90 habitants, qui n'offre aucune des ressources que l'on recherche dans les stations thermales. Les propriétés thérapeutiques de ses eaux sont douteuses et encore peu connues, car dans les cas d'embarras gastriques, où elles semblent le plus efficaces, le médecin inspecteur, M. Laubier, n'est pas éloigné de croire que le repos, le régime et le changement d'habitudes ont autant contribué à la guérison que l'emploi des eaux minérales.

PROVINS (Seine-et-Marne). — Eaux ferrugineuses froides.

PUZZICHELLO

Classement chimique....... Sulfurées calciques.
— physique....... Froides.
— géographique... Corse.

Analyse chimique.

Azote..................	indét.	Chlorure de sodium...	0.0692
	gr.	— de magnésium.	0.0124
Acide sulfhydrique.....	0.04734	Acide silicique........	0.0099
Bicarbonate de chaux...	0.3110	Matière bitumineuse...	0.0043
— de magnésie.	0.1515	Glairine.............	indét.
Sulfate de chaux......	0.0999		
— de magnésie....	0.0407		0.8273
— de soude.......	0.1314	(LOETSHER.)	

Puzzichello fait partie des communes de Vivario et d'Antisanti, dans l'arrondissement de Corte.

L'établissement thermal, commode et muni de baignoires et de douches, est alimenté par deux sources à peine thermales, mais dégageant une odeur très-marquée d'acide sulfhydrique. L'eau ne peut être employée pour les bains qu'après avoir été chauffée, circonstance toujours défavorable pour la stabilité des principes minéralisateurs.

QUEZ ET LHO (Pyrénées-Orientales). — Eaux sulfurées sodiques thermales.

RANÇON

Classement chimique....... Ferrugineuses.
— physique....... Froides.
— géographique.... Seine-Inférieure.

Analyse chimique.

	gr.		
Carbonate de chaux....	0.202	Acide silicique.........	traces.
— et crénate de fer................	0.024	— crénique et apocrénique..............	traces.
Chlorure de magnésium.	0.006	Matière organique......	traces.
— de calcium....	0 011		
Sulfate de chaux.......	0.015		0.258

(GIRARDIN et PREISSER.)

Au commencement du dix-huitième siècle, on découvrit à 3 kilomètres nord-est de Caudebec, dans la vallée du Brébecq ou de Rançon, trois sources ferrugineuses qui eurent une grande réputation. Il ne reste aujourd'hui qu'une seule de ces sources dont nous donnons l'analyse chimique.

REBENAC (Basses-Pyrénées). — Eaux bicarbonatées calciques thermales.

REMOLLON (Hautes-Alpes). — Eaux sulfurées calciques thermales.

RENAISON

—

Classement chimique.......	Bicarbonatées calciques.
— physique.......	Froides.
— géographique....	Loire.

—

Analyse chimique.

	lit.		
Acide carbonique libre..	0.560	Chlorure de sodium.... / de potassium..	0.103
Azote, oxygène.......	traces.	Azotate...............	traces.
	gr.	Silicate alcalin, alumine.	0.200
Bicarbonate de chaux...	0.663	Fer, manganèse, matière organique...........	0.009
— de magnésie.	0.135		
— de soude....	0.240		
— de potasse..	0.171		1.541
Sulfate de soude........ / — de chaux....... / — de potasse......	0.020		(O. HENRY.)

Le bourg de Renaison, situé dans le bassin houillier de la Loire, à 10 ou 12 kilomètres de Saint-Alban et de Saint-Galmier, possède une eau acidule, gazeuse, froide, très-comparable à celle de ces deux localités, et, comme elles, servant surtout comme boisson de table.

RENNES

Classement chimique....... Ferrugineuses.
— physique...... Thermales.
— géographique.... Aude.

Analyse chimique.

LE BAIN-FORT.

	lit.		
Acide carbonique........	0.162	Sulfate de chaux........	0.162
	gr.	Acide silicique, alumine, phosphate d'alumine et de chaux............	0.049
Carbonate de chaux.....	0.250	Carbon. et crénate de fer.	0.031
— de magnésie...	0.070	Manganèse...........	traces.
Chlorure de sodium.....	0.071	Matière organique.......	0.040
— de magnésium..	0.280		
— de potassium...	traces.		1.043
Sulfate de soude et de mag.	0.090		(O. HENRY.)

Le village de Rennes, distant de 24 kilomètres de Carcassonne, est une de nos stations thermales les plus favorisées sous le rapport des eaux. On y trouve cinq sources ferrugineuses, dont trois sont thermales et deux froides, et une rivière dont les eaux *salines chlorurées* viennent baigner les murs de l'établissement thermal.

Les trois sources chaudes sont : le *Bain-Fort*, 51° ; le *Bain de la reine*, 31° ; le *Bain-Doux* ou *des Ladres*, 40°.

Les deux sources froides sont : les *Eaux du pont* et celles *du Cercle*, dont la température est de 12°.

L'établissement thermal du *Bain-Fort* se compose de douze cabinets avec douches ascendantes, descendantes, en arrosoir, pour injection et douche d'eau salée. La température des bains et des douches peut être variée à l'infini, et cette graduation volontaire est une immense ressource pour la thérapeutique.

Et ce qui augmente encore la valeur médicale de la station de Rennes est la possibilité de l'emploi de l'eau salée, soit pure, soit mêlée à l'eau thermale. On a heureusement tiré parti du voisinage de la rivière de Salz, qui fournit cette eau salée, en adaptant à chaque baignoire du Bain-Fort un robinet d'eau chlorurée de cette rivière.

Thérapeutique. — Les rhumatismes de toutes sortes constituent plus de la moitié des maladies qui vont à Rennes ; viennent ensuite les dispepsies atoniques, l'aménorrhée et la leucorrhée passives, les engorgements glanduleux, les tumeurs blanches et les affections du système lymphatique.

RETHEL (Ardennes).—Eaux chlorurées sodiques froides.

RIEU-MAJOU

Classement chimique....... Ferrugineuses.
— physique..... .. Froides.
— géographique.... Hérault.

Analyse chimique.

	lit.		
Acide carbonique libre...	0.739	Chlorure de sodium.....	0.007
	gr.	Acide silicique..........	0.071
Bicarbonate de chaux....	0.770	Oxyde de fer...........	0.031
— de soude....	0.214	Alumine...............	traces
— de magnésie..	0.060	Matière organique et perte.	0.048
Sulfate de soude.... ...	0.029		1.230

(MIALHE et FIGUIER.)

Les sources de Rieu-Majou sont situées dans une prairie, à 8 myriamètres de Montpellier. Depuis longtemps connues, elles n'ont été captées qu'en 1846 ; nous ne savons si elles sont en exploitation et si elles possèdent un établissement thermal.

RIVIÈRE DE SALZ

Classement chimique.... .. Chlorurées sodiques.
— physique....... Froides.
— géographique.... Aude.

Analyse chimique.

Acide carbonique.......	traces.	Chlorure de potassium..	indét.
	gr.	Acide silicique, alumine, phosphate d'alumine et de chaux...........	0.050
Carbonate de soude..... — de magnésie..	0.750	Oxyde de fer carbonaté et crénaté..........	inapp.
Sulfate de soude et de mag.	1.030	Matière organique.	indét.
— de chaux........	0.010		
Chlorure de sodium..... — de magnésium.	2.020		4.860

(O. HENRY.)

La Salz, d'après l'*Annuaire des eaux de la France*, est une rivière qui passe à peu de distance des eaux minérales de Rennes, et qui baigne même les pieds de l'établissement thermal du *Bain-Fort*.

Nous parlons de cette rivière à l'article que nous avons consacré aux eaux minérales de Rennes. (Voir *Rennes*.)

ROCHE-CARDON (La) (Rhône).—Eaux ferrugineuses froides.

ROCHE-POSAY (La) (Vienne).— Eaux sulfatées calciques-froides.

ROSHEIM [1]

—

Classement chimique.......	Bicarbonatées calciques.
— physique.......	Froides.
— géographique....	Bas-Rhin.

—

[1] Chemin de fer de Strasbourg.

Analyse chimique.

	lit.	Sulfate de magnésie....	0.0177
Acide carbonique libre...	0.015	Azotate de magnésie.....	0.0093
	gr.	— de potasse	0.0085
		Chlorure de sodium	
Carbonate de chaux	0.1594	Acide silicique.........	0.0090
— de magnésie .	0.0736	Matière organique......	0.0012
— de lithine....	0.0114		
— de soude	traces.		0.2929
Sulfate de lithine	0.0028		(COZE, PERSOZ et FARGEAUD.)

Rosheim est une petite ville sur la Nagel, dans un délicieux vallon, à 24 kilomètres de Strasbourg.

L'établissement thermal est construit dans la partie la plus élevée de la ville et est fréquenté par les malades des environs.

La source est renfermée dans une espèce de pavillon couvert; ses eaux, dont la température est de 15°, sont reçues dans un bassin de pierre de taille d'où elles vont alimenter l'établissement des bains.

ROSSEAU (Maine-et-Loire). — Eaux ferrugineuses froides.

ROUCAS-BLANC

Classement chimique.......	Chlorurées sodiques.
— physique.......	Thermales.
— géographique....	Bouches-du-Rhône.

Analyse chimique.

	gr.		
Bicarbonate de chaux...	0.470	Bromure.............	0.025
— de magnésie.		Iodure...............	0.005
Sulfate de soude.......	2.100	Acide silicique.........	0.200
— de magnésie....		Alumine.............	
— de potasse......		Phosphate alumineux...	
— de chaux......		Lithine.............	
Chlorure de sodium....	20.530	Oxyde de fer ou de mang.	
— de potassium..	0.600	Matière organique.... .	
— de magnésium.	2.000		25.930

(O. HENRY.)

Nous ne donnons la composition chimique de cette eau, dont la découverte est toute récente aux environs de Marseille, que pour montrer qu'elle doit être considérée comme une de ces efflorescences salines si communes dans la Camargue.

ROUEN

—

Classement chimique...... Ferrugineuses.
— physique...... Froides.
— géographique.... Seine-Inférieure.

—

Analyse chimique.

SOURCE DE LA MAREQUERIE.

	lit.		
Acide carbonique libre....	0.002	Sulfate de chaux........	0.012
	gr.	— de magnésie.....	0.008
Carbonate de chaux	0.079	— de fer.........	0.001
— de fer avec crénate........	0.094	Acide silicique..........	0.003
Chlorure de calcium....	0.087	Mat. organ. bitumineuse. Acide crénique et apocrénique	0.007
— de magnésium..	0.041		0.343

(GIRARDIN ET GREISSER.)

On connaît à Rouen deux sources ferrugineuses, dit l'*Annuaire;* l'une, la source *Saint-Paul,* sourd dans l'enclos de ce nom, qui est au prieuré des filles de l'ordre de Saint-Benoît, au pied de la montagne Sainte-Catherine. » Des quatre jets qui existaient autrefois, un seul, *la Poule,* existe aujourd'hui. Elle possède, d'après M. Girardin, une température de 13°,5.

La seconde source, celle de *la Marequerie,* sort à l'est du quartier Martainville, dans un jardin arrangé pour son usage.

ROUZAT

Classement	chimique.......	Bicarbonatées sodiques.
—	physique.......	Thermales.
—	géographique....	Puy-de-Dôme.

Analyse chimique.

	gr.		
Bicarbonate de soude.....	0.92	Chlorure de sodium.......	0.33
— de potasse....	0.01		1.87
— de chaux	0.61		
— de magnésie..			(O. HENRY.)

Deux sources jaillissent sur le territoire de Beauregard-Vandon, dans l'arrondissement de Riom. L'une, peu importante, est froide.

L'autre, très-abondante, a une température de 31° et alimente un petit établissement fondé par M. de Lauzane.

ROYAT

Classement chimique....... Bicarbonatées sodiques.
— physique ...... Thermales.
— géographique ... Puy-de-Dôme.

Analyse chimique.

	lit.
Azote..................	5.2
Oxygène...............	1.1
	gr.
Acide carbonique libre...	0.748
Bicarbonate de soude.....	1.349
— de potasse...	0.435
— de chaux....	1.000
— de magnésie..	0.677
— de fer.......	0.040
Bicarbonate de manganèse.	traces.
Sulfate de soude........	0.185
Phosphate de soude.	0.018
Arséniate de soude.... ..	traces.
Chlorure de sodium......	1.728
Iodure, brom. de sodium.	indic.
Silice.....	0.156
Alumine...............	traces.
Matière organique.......	indic.
	5.936

(LEFORT.)

Les deux communes de Royat et de Chamalières se partagent ces sources assez nombreuses et assez abondantes.

Les sources principales de la commune de Royat sont : *la Buvette*, 34°; *la Piscine hexagone*, 34° à 35°; *la grande Source*, 35°,5.

Les sources de la commune de Chamalières sont : la *source de Saint-Marc*, 31°, et la *source des Roches*, 19°,5.

L'établissement thermal, très-élégant, est élevé à Royat ; il se compose de 24 baignoires, dont l'eau se renouvelle continuellement pendant l'immersion ; de deux piscines à eau courante, de douches, de bains et douches de vapeur ; enfin, d'une salle d'aspiration.

Thérapeutique. — Les malades qui viennent en plus grand nombre à Royat sont affectés : de scrofules, de chlorose et de maladies chroniques des voies respiratoires.

RUILLÉ (Sarthe). — Eaux ferrugineuses froides.

SAIL - LEZ - CHATEAUMORAND

Classement chimique....... Bicarbonatées calciques.
— physique....... Thermales.
— géographique... Loire.

Analyse chimique.

SOURCE DUHAMEL.

	gr.		
Bicarbonate de soude... — de potasse..	0.0482	Iodure alcalin.........	0.0030
— de chaux... — de magnésie.	0.1121	Silicate de soude....... — de potasse......	0.1032
Sulfate de soude........	0.0800	— de lithine....... Alumine..............	0.0100
Chlorure de sodium..... — de magnésium..	0.0903	Matière organique azotée.	0.0070
			0.4538

(O. HENRY.)

L'établissement thermal de Sail-lez-Chateaumorand se trouve dans une jolie vallée à 9 kilomètres de la Palisse. D'anciennes constructions et la découverte de médailles à l'effigie de Vespasien et de Caracalla attestent que ces thermes étaient connus des Romains, et qu'ils jouissaient auprès d'eux d'une certaine réputation.

Cependant l'établissement actuel est de construction moderne et renferme 25 cabinets de bains, munis de douches variées et en bon état. Dans un local presque contigu, couvert et fermé, se trouve la vaste piscine qui fait la réputation des eaux de Sail.

Cette station possède cinq sources thermales et une sixième froide, ferrugineuse et parfaitement distincte des autres. Deux des sources thermales sont manifestement sulfureuses et servent à la boisson.

SAIL-SOUS-COUZAN (Loire). — Eaux bicarbonatées sodiques froides.

SAINT - ALBAN [1]

—

Classement chimique.......	Bicarbonatées sodiques.
— physique.......	Froides.
— géographique....	Loire.

—

Analyse chimique.

	gr.		
Bicarbonate de soude...	1.213	Bicarbonate de fer......	0.038
— de chaux...	0.894	Chlorure de sodium......	0.032
— de magnésie.	0.423		2.600

(ORFILA, BARRUEL et SOUBEIRAN.)

Situé à 8 kilomètres de Roanne, le village de Saint-Alban possède trois sources assez peu minéralisées, dont la première, le *Puits-Rond*, n'est plus utilisée ; dont la seconde, le *Puits-des-Galeux*, sert à la boisson, et dont la troisième, le *Grand-Puits*, alimente les bains.

[1] Chemin de fer de Paris à Roanne.

L'eau de ces sources est chargée d'acide carbonique, qui lui constitue presque toutes ses propriétés médicales. La quantité de ce gaz, qui n'a pas été évaluée dans l'analyse que nous donnons plus haut, est estimée par le docteur Goin à 30 mètres cubes par 12 heures.

Quoi qu'il en soit, Saint-Alban est la première station thermale, en France, où l'on ait fait usage des bains d'acide carbonique. L'installation de ces bains remonterait à 1830, car déjà en 1834 le docteur Goin publiait les résultats qu'il en avait obtenus.

Outre cet usage, l'acide carbonique, recueilli aux sources de Saint-Alban, sert aujourd'hui à fabriquer des eaux gazeuses qui, comme celles de Saint-Galmier, sont employées en qualité de boisson de table.

Thérapeutique. — Les malades qui vont à Saint-Alban sont : les rhumatismes pour les bains d'acide carbonique, les affections atoniques des voies digestives, la gastralgie, les dyspepsies et quelques faibles engorgements des viscères du-bas ventre.

SAINT-ALLYRE (Puy-de-Dôme).—(Voyez *Clermont.*)

SAINT - AMAND

—

Classement	chimique.......	Sulfatées calciques.
—	physique.......	Thermales.
—	géographique...	Nord.

—

Analyse chimique.

FONTAINE DE VÉRITÉ.

	lit.
Acide carbonique libre ou combiné	0.32
	gr.
Carbonate de chaux	0.045
— de magnésie	0 101
Sulfate de soude	0.170
— de chaux	0.841
Sulfate de magnésie	0.128
Chlorure de sodium	0.018
— de magnésium	0.077
Acide silicique	0.028
Matière organique et fer. Acide sulfhydrique ou sulfure de sodium	traces.
	1.408

(KUHLMANN.)

Saint-Amand est une petite ville sur la Scarpe, à 12 kilomètres de Valenciennes. Ses sources et surtout ses boues minérales ont une réputation européenne.

Les sources, qui jaillissent à 2 kilomètres de la ville, dans le hameau de la Croizette, sont au nombre de trois : 1° la *Fontaine-Bouillon*; 2° le *Pavillon-Ruiné* ou *Brûlé*; 3° la *Fontaine-de-Vérité*. L'eau de ces sources est limpide et répand une légère odeur d'acide sulfhydrique qu'elle perd bientôt à l'air libre. Sa température est de 19°,5.

Les boues exhalent aussi une odeur sulfureuse prononcée; leur température est de 25°, que l'on élève au moyen de jets d'eau thermale chauffée artificiellement. Elles sont formées de deux à trois couches : l'une, supérieure, est une *tourbe argileuse*, la seconde simplement *argileuse*, et la troisième se compose d'acide silicique uni à du carbonate calcaire, du peroxyde de fer et de l'alumine.

L'établissement thermal est divisé en un grand nombre de chambres pour les malades : il y a 12 salles de bains et 72 cases de boues qui ont 1 à 2 mètres de profondeur. Une arcade permet de communiquer entre le local où se trouvent les bains et celui qui renferme les cases de boues.

Thérapeutique. L'eau thermale de Saint-Amand s'est montrée utile dans les affections chroniques des voies digestives et dans les dermatoses ; l'efficacité des boues a été constatée dans les paralysies, la sciatique, les rhumatismes, les entorses, les tumeurs blanches et les suites de fractures.

SAINT-ANTOINE-DE-GUAGNO (Corse). (Voir *Guagno.*)

SAINT-BONNET (Hautes-Alpes). — Eaux sulfurées calciques thermales.

SAINT-CHRISTEAU-DE-L'URBE (Basses-Pyrénées). — Eaux sulfurées calciques froides.

SAINT-CHRISTOPHE (Saône-et-Loire). — Eaux ferrugineuses froides.

SAINTE-CLAIRE (Puy-de-Dôme). (Voir *Clermont.*)

SAINT - DENIS - LES - BLOIS

Classement chimique.......	Ferrugineuses.
— physique.	Froides.
— géographique ...	Loir-et-Cher.

Analyse chimique.

SOURCE SAINT-DENIS.

Acide carbonique libre, 1/6 du vol.		Azotate...............	indices
	gr.	Sels de potasse et de chaux (crénates).....	0.060
Bicarbonate de chaux....	0.370	Sel ammoniacal (carbonate)...............	indices
— de magnésie.	0.050	Acide silicique et alumine	0.044
Sulfates de soude et de chaux..............	0.035	Principe arsenical dans les dépôts ocracés....	indices
Protoxyde de fer crénaté et carbonaté.........	0.056		
Chlorure de sodium....	0.162		0.777
Iodure alcalin.........	traces.		(O. HENRY.)

A 6 kilomètres de la ville de Blois, dit l'*Annuaire*, dans une vallée qui sépare la Loire du chemin de fer de Paris à Tours, on trouve trois sources presque contiguës, dont les eaux se réunissent dans un bassin circulaire, sorte de piscine qui remonte par sa construction aux dernières années du seizième siècle. Ces eaux, presque abandonnées aujourd'hui, furent mises en renom par la reine Marie de Médicis, qui y trouva la santé et qui les fit emménager convenablement, en les dotant particulièrement du bassin dont il vient d'être question. Depuis la révolution de 1789, elles n'ont plus été réellement connues et fréquentées que par les gens du pays.

Ces sources ont beaucoup d'analogie de composition avec celles de Forges, et il y a lieu d'espérer, si on les rétablit convenablement, qu'elles rendront d'utiles services au pays blaisois, à peu près dépourvu d'eaux minérales.

SAINT-FÉLIX-DES-PAILLÈRES (Gard). — Eaux ferrugineuses froides.

SAINT - GALMIER [1]

—

Classement	chimique.......	Bicarbonatées calciques.
—	physique.......	Froides.
—	géographique....	Loire.

—

1 Chemin de fer de Saint-Etienne.

Analyse chimique.

	lit.
Acide carbonique libre..	1.20
	gr.
Bicarbonate de chaux... / — de magnésie.	1.037
— de soude...	0.238
— de strontiane	0.007
— de fer...... / — de mangan..	0.009
Sulfate de soude.......	0.079
— de chaux.......	0.180
Azotate de magnésie....	0.060
Chlorure de sodium.	0.216
Phosphate soluble....	traces.
Mat. organ. non azotée..	0.024
Acide silicique, alumine.	0.036
	1.886

(O. HENRY.)

Deux sources existent à Saint-Galmier : la source *Fontfort*, la plus ancienne, et la source *Badoit*, découverte dans ces dernières années. La parfaite analogie de composition de ces deux sources porte à croire qu'elles émanent l'une et l'autre de la même nappe souterraine.

Les eaux de Saint-Galmier sont excessivement riches en acide carbonique et presque entièrement dépourvues de matière organique, double circonstance qui contribue puissamment à l'entière conservation de ces eaux. Aussi les exporte-t-on en grande quantité sur tous les points de la France, où elles servent surtout comme boisson de table.

SAINT-HIPPOLYTE-D'ENVAL (Puy-de-Dôme). — Eaux ferrugineuses thermales.

SAINT-HONORÉ[1]

Classement chimique.......	Sulfurées sodiques.
— physique.......	Thermales.
— géographique....	Nièvre.

[1] Chemin de fer de Nevers, à 12 kilomètres de Moulin-Engilbert.

Analyse chimique.

	lit.
Acide sulfhydrique libre.	0.070
— carbonique libre.	1/9 du vol.
Azote.............. / Traces d'oxygène.......	indét.
	gr.
Bicarbonate de chaux... / — de magnésie.	0.098
— de soude et de potasse..........	0.040
Silicate de potasse...... / — de soude.......	0.034
— d'alumine......	0.023
Sulfure alcalin.........	0.003
Sulfate de soude.......	0.132
— de chaux.......	0.032
Chlorure de sodium....	0.300
— de potassium évalué...........	0.005
Iodure alcalin.......... / Lithine...............	traces.
Oxyde de fer et matière organique..........	0.007
Manganèse.......... .	indices
Matière organique...... / Glairine rudimentaire...	indét.
	0.674

(O. HENRY.)

Le centre de la France n'est pas riche en eaux sulfureuses; il ne possède que les sources de Saint-Honoré.

Les Romains, qui les désignaient sous le nom d'*Aquæ nisinei*, y avaient fait construire de vastes piscines en marbre dont on a, dans ces dernières années, découvert les restes, ainsi que des médailles de Néron, des ustensiles, des débris d'armes, etc.

Jusqu'en 1851 ces sources restèrent ignorées; les travaux que l'on entreprit alors pour leur aménagement demandent à être complétés, car il est probable que, débarrassée de plusieurs infiltrations étrangères auxquelles elle est mêlée, l'eau de Saint-Honoré acquerra un degré de température et de sulfuration supérieur à celui qu'elle présente aujourd'hui.

Situées dans une pittoresque vallée, sur la limite du Morvan, les sources sortent du fond de bassins circulaires, sortes de puits d'une profondeur de 2 mètres environ. Les eaux coulent en abondance, remplissent continuellement les baignoires naturelles et s'écoulent par un trop plein au dehors. Il y a un écoulement continuel qui renouvelle sans cesse l'eau du bain. C'est dans ces puits qu'on place les malades à l'aide d'un appareil en bois approprié à cet usage.

L'établissement de Saint-Honoré n'est remarquable ni par le luxe, ni même par le bien-être qu'on serait désireux d'y rencontrer : quelques baignoires, avec douches, et deux petites piscines, d'origine romaine, destinées aux bains des pauvres, constituent momentanément tout l'appareil balnéaire de ces thermes. On espère qu'un bel établissement y sera construit et nous ne doutons pas qu'alors Saint-Honoré ne devienne une station très-fréquentée.

Thérapeutique. — Ces sources sont de trop récente exploitation pour que la thérapeutique en soit nettement dessinée; cependant, comme toutes les eaux sulfurées sodiques, elles sont prescrites contre les maladies de la peau et plus particulièrement contre l'eczema et l'impetigo.

Leur peu de sulfuration leur assigne quelque efficacité dans les maladies des voies respiratoires, surtout dans le catarrhe bronchique et la laryngite chronique.

SAINT-JULIEN (Hérault). — Eaux ferrugineuses froides.

SAINT-LAURENT [1]

Classement	chimique..	Bicarbonatées sodiques.
—	physique	Thermales.
—	géographique....	Ardèche.

Analyse chimique.

	gr.
Carbonate de soude......	0.505
Sulfate de soude........	0.040
Chlorure de sodium.....	0.085
Acide silicique et alumine.	0.052
	0.682

(BÉRARD.)

1 Route de Clermont à Montpellier.

Petit village de l'arrondissement de Largentière, Saint-Laurent est situé dans une gorge étroite ouverte seulement au midi.

La source jaillit au centre du village, et les eaux, conduites par des canaux souterrains, vont alimenter trois petits établissements qui appartiennent à trois propriétaires différents.

SAINTE-MADELEINE DE FLOURENS

Classement chimique ...... Ferrugineuses.
— physique....... Froides.
— géographique... Haute-Garonne.

Analyse chimique.

	lit.		
Acide carbonique........	0.060	Sulfate de chaux........	0.020
	gr.	Chlorure de sodium.....	0.193
Carbonate de chaux.....	0.312	— de magnésium..	0.020
— de magnésie...	0.015	Acide silicique	0.011
— de fer........	0.081	Matière bitumineuse.....	0.007
Sulfate de soude........	0.077	— végétale.........	0.010
			0.751

(PAILHÈS, LAMOTTE et TARBES.)

Village à 4 kilomètres de Toulouse, dit l'*Annuaire*. La source minérale est entourée de quelques maisons destinées à loger les malades. Il y a un médecin inspecteur.

SAINTE-MARIE (Cantal). — Eaux bicarbonatées calciques froides.

SAINTE-MARIE ET SIRADAN

Classement chimique....... Sulfatées calciques.
— physique....... Thermales.
— géographique.... Hautes-Pyrénées.

Analyse chimique.

SOURCE SAINTE-MARIE.

	lit.
Acide carbonique........	0.160
	gr.
Carbonate de chaux......	0.37
Carbonate de magnésie...	0.02
Sulfate de chaux..	1.43
— de magnésie....	0.58
	2.40

(SAVE.)

SOURCE DE SIRADAN.

	lit.
Acide carbonique libre...	0.014
	gr.
Bicarbonate de chaux...	0.390
— de magnésie.	0.110
Sulfate de chaux.......	1.400
— de magnésie.....	0.300
— de soude.......	0.120
— de strontiane...	indices
Chlorure de sodium..... / — de calcium.... / — de magnésium.	0.030
Sel de potasse.........	sensib.
Acide silicique......... / Alumine.............. / Oxyde de fer...... ... / Phosphate............ / Matière organique de l'humus............ / Principe ammoniacal....	0.100
	2.450

(FILHOL.)

Dans une même vallée, comprise entre les villages de Bagiry et d'Estenos, sur les bords de la route de Toulouse à Bagnères-de-Luchon, on voit deux établissements thermaux d'une certaine élégance, alimentés par deux sources minérales qui offrent entre elles beaucoup d'analogie.

L'une est la source *Sainte-Marie* et l'autre la source de *Siradan.*

SAINT-MARTIN DE FENOUILLA

Classement chimique..	Bicarbonatées calciques.
— physique.......	Froides.
— géographique....	Pyrénées-Orientales.

Analyse chimique.

	lit.	Sulfate de soude........	0.019
Acide carbonique libre...	0.750	— de potasse.......	traces
		Chlorure de sodium.....	0.324
	gr.	Acide silicique..........	0.106
Carbonate de soude......	2.787	Matière organique.......	0.022
— de chaux......	0.448	Perte..................	0.104
— de magnésie...	0.159		
— de fer.......	0,050		4.019

(ANGLADA.)

Dans son travail sur les eaux minérales des Pyrénées-Orientales, Anglada fait mention de quatre sources très-rapprochées les unes des autres, et qu'il classe parmi les eaux ferrugineuses. Ces quatre sources sont : le *Boulou, Saint-Martin de Fenouilla, Sorède* et *Laroque.*

Quoique toutes les quatre soient ferrugineuses, les deux premières doivent être classées parmi les eaux alcalines ; les deux dernières seules peuvent prendre place parmi les sources dont le fer est la caractéristique.

SAINT-MARTIN-VALMEROUX (Cantal).—Eaux bicarbonatées calciques froides.

SAINT-MYON

Classement chimique.......	Bicarbonatées sodiques.
— physique.......	Froides.
— géographique.. .	Puy-de-Dôme.

Analyse chimique.

	gr.		
Bicarbonate de soude....	2.115	Chlorure de sodium.....	0.409
— de chaux....	0.841	Acide silicique..........	0.050
— de magnésie.	0.273	Matière organique.......	traces
— de fer	0.076	Perte....	0.091
Sulfate de soude	0.185		4.040

(NIVET.)

Ces eaux, qui très-anciennement ont joui d'une certaine réputation, sont aujourd'hui tombées dans l'oubli. Elles ne sont guère fréquentées que par les habitants des environs.

SAINT-NECTAIRE [1]

Classement chimique.......	Chlorurées sodiques.
— physique.......	Thermales.
— géographique....	Puy-de-Dôme.

[1] Chemin de fer de Paris à Clermont.

Analyse chimique.

PETITE SOURCE BOËTTE.

	gr.		
Bicarbonate de soude......	2.96	Sulfate de chaux.........	trac.
— de magnésie...	0.33	Alumine.................	trac.
— de chaux.....	0.71	Silice...................	0.11
— de fer........	0.04	Matière organique........	trac.
Chlorure de sodium......	2.51	Perte....................	0.15
Sulfate de soude.........	0.18		7.01

(NIVET.)

Le petit village de Saint-Nectaire, distant de 24 kilomètres du Mont-Dore, est beaucoup plus connu par son industrie des incrustations que par ses succès thérapeutiques.

Cependant il possède trois établissements : 1° celui du Mont-Cornador; 2° celui de Boëtte; 3° celui de Mandon jeune; tous pourvus de cabinets de bains et de douches.

Les sources de Saint-Nectaire, très-nombreuses et très-abondantes, sourdent sur le penchant des deux rives d'une petite rivière, et quelquefois même dans son lit. Chaque filet d'eau minérale forme une traînée blanche qui se distingue de loin et, sans la rivière qui les emporte au fur et à mesure qu'elles se déposent, les incrustations auraient bientôt envahi tout le pays.

L'eau de Saint-Nectaire est employée, à l'intérieur, dans les affections atoniques de l'estomac et dans les engorgements de la rate, suite de fièvres intermittentes.

Mais c'est surtout à l'extérieur, sous formes de bains et de douches, que l'eau de Saint-Nectaire trouve une heureuse application.

Malheureusement le côté médical de cette station thermale est un peu négligé et cède le pas au commerce des incrustations qui a pris un grand développement. Aussi peu de malades étrangers sont envoyés à Saint-Nectaire, et ces thermes ne sont guère visités que par les habitants des départements voisins.

Thérapeutique. — On voit à Saint-Nectaire des affections atoniques du tube digestif, le rhumatisme, les névralgies, la scrofule et la leucorrhée.

SAINT-PARDOUX

Classement	chimique.......	Ferrugineuses.
—	physique.......	Froides.
—	géographique....	Allier.

Analyse chimique.

Acide carbonique....	1/6 du vol.	
	gr.	
Bicarbonate de chaux...		
— de magnésie.	0 0287	
— de soude ...		
Sulfate de soude.......	0.0100	
— de chaux.......		
Chlorure de sodium	0.0300	
— de magnésium.		
Silicate de chaux et d'alumine	0.0700	
Oxyde de fer associé à une matière organique (crénate)...............	0.0200	
	1.1841	

(O. HENRY.)

Saint-Pardoux, qui n'est qu'à 12 kilomètres de Bourbon-l'Archambault, possède une source gazeuse, froide et légèrement ferrugineuse, qui est surtout employée à l'exportation. On en expédie de grandes quantités en France, en Allemagne et en Italie, comme boisson de table. Les baigneurs de Bourbon-l'Archambault en font un grand usage à leurs repas.

SAINT-PARIZE (Nièvre). — Eaux bicarbonatées calciques froides.

SAINT-PIERRE-D'ARGENSON (Hautes-Alpes). — Eaux bicarbonatées calciques froides.

SAINT-QUITERIE-DE-TARASCON (Ariége). — Eaux ferrugineuses froides.

SAINT-REMY-LA-VARENNE (Maine-et-Loire). — Eaux ferrugineuses froides.

SAINT-SAUVEUR[1]

Classement chimique....... Sulfurées sodiques.
— physique....... Thermales.
— géographique.... Hautes-Pyrénées.

Analyse chimique.

	lit.	Silicate de magnésie....	0.0031
Azote................	0.004	— d'alumine......	0.0070
		— de potasse......	traces.
	gr.	Matière organique......	0 0320
Sulfure de sodium.....	0.0218	Iode..................	traces.
Chlorure de sodium....	0.0695	Acide borique.........	traces.
Sulfate de soude........	0.0400		
Silicate de soude.......	0.0704		0.2500

(FILHOL.)

A 4 kilomètres de Baréges et à peu de distance de Cauterets, le village de Saint-Sauveur est dans une position pittoresque et ravissante au milieu de la vallée de Luz. Son établissement thermal, un des plus élégants de toute la chaine des Pyrénées, possède une buvette, des douches descendantes et ascendantes et seize baignoires.

Deux sources seulement sont en usage à Saint-Sauveur : celle de l'établissement, dont la température est de 32° et celle de *Hontalade* qui ne compte que 22°. La première est presque uniquement employée en bains, tandis que la seconde est uti-

[1] Chemin de fer de Paris à Bordeaux, Pau, Luz et Saint-Sauveur.

lisée avec avantage en boisson, dans le traitement de la dyspepsie, et en bains dans celui des affections nerveuses anciennes.

Beaucoup moins excitantes que les eaux de Luchon, de Baréges et de Cauterets, les eaux de Saint-Sauveur devraient offrir une minéralisation beaucoup moins riche que celle des sources que nous venons de nommer. Il n'en est rien cependant, et cette différence dans les propriétés médicales avec une composition chimique à peu près identique, est un de ces mystères de la thérapeutique thermale dont la science n'a point encore saisi le secret, à moins cependant que l'on ne veuille trouver le mot de l'énigme dans un dégagement assez considérable de gaz azote qui se produit aux eaux de Saint-Sauveur.

M. le docteur Hédouin a publié récemment une monographie sur cette station thermale qu'il fréquente depuis plusieurs années. Ce travail, où se rencontrent des observations intéressantes, met en relief un point particulier et qui semble lui appartenir en propre. « En général, dit-il dans une note qu'il nous a fait parvenir, on rattache exclusivement l'emploi des eaux sulfureuses aux affections des voies respiratoires, tandis que plusieurs d'entre elles modifient très-avantageusement certains états morbides du tube digestif. A Saint-Sauveur, j'ai eu fréquemment à traiter des dyspeptiques qui, comme symptôme principal de leur maladie, présentaient une toux sèche qui fait trop facilement croire à une affection tuberculeuse commençante. La plupart de ces malades qui présentaient l'une des formes de la dyspepsie, ont généralement guéri par l'usage de la source de Hontalade. »

Ce n'est point ici le lieu de discuter cette opinion et de savoir si certaines formes des affections des voies respiratoires ne peuvent pas amener la dyspepsie, auquel cas la modification de la cause amènerait fatalement une modification des effets, ou bien encore, si l'état morbide de l'estomac ne serait pas tout simplement une affection concomittante de celle des voies aériennes, les unes et les autres heureusement combattues par les eaux de Saint-Sauveur.

Thérapeutique. — Les maladies les plus fréquentes observées à Saint-Sauveur, sont la leucorrhée, l'aménorrhée, la gravelle, les dartres, les bronchites chroniques, et surtout les affections nerveuses, générales et locales. Quelques-unes de ces affections, telles que l'aménorrhée, la leucorrhée et les affections nerveuses sont souvent sous la dépendance d'un état anémique et chlorotique contre lequel les eaux de Saint-Sauveur sont puissamment secondées par l'eau ferrugineuse de Viscos, prise en boisson. Contrairement aux habitudes des stations thermales, le médecin inspecteur de Saint-Sauveur, M. Fabas, combine les préparations pharmaceutiques avec l'emploi des eaux minérales. Ainsi, dans la syphilis, il administre les iodures ; dans les dartres, il donne le sirop dépuratif, l'infusion de houblon et le suc de plantes amères.

SAINT-THOMAS (Pyrénées-Orientales). — Eaux sulfurées sodiques thermales.

SAINT-YORRE (Allier). (Voir *Vichy*.)

SALA (Isère). — Eaux sulfurées sodiques froides.

SALCES (Pyrénées-Orientales). — Eaux chlorurées sodiques thermales.

SALEICH (Haute-Garonne). — Eaux ferrugineuses froides.

SALIES (Haute-Garonne). — Eaux sulfurées calciques froides.

SALINS [1]

Classement chimique.......	Chlorurées sodiques.
— physique.......	Froides.
— géographique....	Jura.

[1] Chemin de fer de Lyon, embranchement de Dijon à Dole et à Salins.

Analyse chimique.

	gr.
Carbonate de chaux....	0.093
— de magnésie..	0.004
Chlorure de magnésium.	0.222
— de potassium..	0 390
— de sodium....	27.416
Sulfate de chaux......	0.573
Sulfate de magnésie....	0.873
— de potasse.....	0.035
— de soude......	0.307
Bromure de potassium..	0.067
	29.990

(DESFOSSES.)

« L'établissement thermal de Salins n'est pas mentionné dans l'*Annuaire* ; quoique imparfaitement organisé encore, il mérite un grand intérêt, pour l'usage que l'on fait à *Salins* des eaux mères des salines...

» Les eaux mères de *Salins* ne peuvent guère être employées qu'à l'extérieur. Nous avons donné l'analyse de la source la moins minéralisée. Les autres ont 40, 50, 80 et plus de 100 grammes de chlorure de sodium. On pourrait peut-être utiliser dans ce sens les sources les moins fortes, en les chargeant d'acide carbonique.

» Les eaux minérales de Salins proviennent de puits qui mettent en communication l'eau d'un ruisseau avec de vastes bancs de sel gemme, et la ramènent au moyen de pompes.

» On voit que ces eaux sont, jusqu'à un certain point, artificielles.

» Leur étude intéresse spécialement la thérapeutique des scrofules. »[1]

Nous ajouterons que l'emmenagement de l'établissement de Salins est aujourd'hui à peu près complet, et qu'on se propose d'y faire, sur une grande échelle, de l'hydrothérapie avec l'eau saline.

SALION (Hautes-Alpes). — Eaux chlorurées sodiques froides.

SALZ (Aude). (Voir *Rivière de Salz* et *Rennes*.)

[1] Tout cet article est extrait de l'excellent ouvrage de M. Durand-Fardel, *Traité thérapeutique des eaux minérales.*

SALZBRONN (*Salines de*) (Moselle). — Eaux chlorurées.

SANTENAY (Côte-d'Or). — Eaux chlorurées sodiques froides.

SARRE. (*Salines de*) (Moselle). — Eaux chlorurées.

SAUBUSE

Classement chimique.......	Chlorurées sodiques.
— physique.......	Froides.
— géographique....	Landes.

Analyse chimique.

	gr.		
Sulfate de chaux.........	0.048	Chlorure de magnésium..	0.047
Chlorure de sodium.....	0.080	Matière gélatineuse......	0.010
— de calcium.....	0.095		0.280

(THORE et MAYRAC.)

Il n'existe pas à Saubuse d'établissement thermal ; cependant la source est fréquentée par les habitants des pays voisins ; elle forme un bourbier où les malades se baignent. Les *Boues* de Saubuse jouissent, dans la contrée, d'une grande réputation.

SAUCATS (Gironde). — Eaux ferrugineuses froides.

SAULCE (La) (Hautes-Alpes). — Eaux bicarbonatées sodiques thermales.

SAULX (Nièvre). — Eaux bicarbonatées sodiques froides.

SAUXILLANGES (Puy-de-Dôme.)— Eaux bicarbonatées sodiques froides.

SEGRAY

Classement chimique.......	Ferrugineuses.
— physique.......	Froides.
— géographique....	Loiret.

Analyse chimique.

	gr.		
Acide carbonique libre....	0.161	Sulfate de magnésie......	0.016
Bicarbonate de chaux....	0.214	— de chaux........	0.012
— de magnésie..	0.065	Acide silicique et alumine.	0.027
— de fer.......	0.008	Matière organique non az.	0.016
Chlorure de magnésium.. } — de sodium...... } — de calcium..... }	0.025		0.544

(O. HENRY.)

Segray est un village près de Pithiviers, dans un vallon délicieux chanté par les poëtes. La Source qu'on y trouve est assez fréquentée par les habitants des départements voisins.

SEINE (Maine-et-Loire). — Eaux ferrugineuses froides.

SEMUR (Côte-d'Or). — Eaux chlorurées sodiques froides.

SERIDAN. (Voyez *Sainte-Marie* et *Siradan.*)

SERMAIZE [1]

Classement chimique.......	Sulfatées magnésiques.
— physique.......	Froides.
— géographique....	Marne.

[1] Chemin de fer de Paris à Strasbourg.

Analyse chimique.

Azote et oxygène........	indét.	Iodure alcalin	traces
Acide carbonique libre...	inapp.	Sulfate de magnésie.....	0.700
	gr.	— de soude........	0.045
		— de chaux........	0.085
Bicarbonate de chaux....	0.480	Silice..................	0.010
— de strontiane.	0.027	Phosphate d'alumine.....	traces
— de magnésie..	0.007	Matière organique environ.	0.190
— de fer.......	0.010		
Chlorure de magnésium..	0.010		1.557

(CALLOUD.)

Situé sur la Saulx et la Laume, à 24 kilomètres de Vitry-le-Français, le petit bourg de Sermaize possède une source minérale que l'on appelle, on ne sait trop pourquoi, la *Fontaine des Sarrazins.*

La réputation de cette fontaine est fort ancienne, car, en 1696, Baugier en conseillait les eaux qu'il avait reconnues purgatives, contre la gravelle et les coliques néphrétiques.

Le propriétaire actuel y a fait construire un petit pavillon qui recouvre la source et la protége contre les eaux de pluie.

SORÈDE (Pyrénées-Orientales). — Eaux ferrugineuses froides.

SORINIÈRE (La) (Maine-et-Loire). — Eaux ferrugineuses froides.

SOTTEVILLE-LEZ-ROUEN (Seine-Inférieure.)—Eaux chlorurées sodiques froides.

SOUCELLE (Maine-et-Loire). — Eaux ferrugineuses froides.

SOUDON (Maine-et-Loire). — Eaux ferrugineuses froides.

SOUGROGNE (Aude). — Eaux chlorurées sodiques froides.

SOULIEUX (Isère). — Eaux sulfatées magnésiques froides.

SOULTZ-LES-BAINS[1]

Classement chimique.......	Chlorurées sodiques.
— physique.......	Froides.
— géographique....	Bas-Rhin.

Analyse chimique.

	gr.		
Acide carbonique libre....	0.036	Chlorure de sodium......	3.189
Bicarbonate de chaux....	0.431	Bromure de potassium....	0.009
Sulfate de chaux........	0.278	Iodure de potassium.....	0.003
— de soude........	0.267	Acide silicique.........	0.004
— de magnésie......	0.200		4.417

(PERSOZ et KOPP.)

Les eaux de Soultz-les-Bains jouissaient autrefois d'une grande réputation ; elles sont aujourd'hui abandonnées, et quoique cette station possède un établissement capable de recevoir des malades, ceux-ci se rendent à Niederbronn, situé dans le même département et dont l'action thérapeutique est la même. (Voir *Niederbronn.*)

SULTZBACH

Classement chimique.......	Ferrugineuses.
— physique.......	Froides.
— géographique....	Haut-Rhin.

[1] Chemin de fer de Strasbourg.

Analyse chimique.

	lit.		
Acide carbonique libre....	1.789	Sulfate de potasse......	0.1147
		— de soude.......	0.0093
	gr.	Chlorure de sodium.....	0.1343
		Acide silicique.........	0.0567
Carbonate de soude.....	0.6505	Alumine...............	0.0062
— de lithine....	0.0049	Acides phosphorique et	
— de chaux.....	0.4848	borique.........	traces.
— de magnésie..	0.1767		
— de fer.......	0.0232		1.6613

(OPPERMANN.)

Petit village à 12 kilomètres de Colmar, Sultzbach était une station thermale autrefois très-renommée ; elle a aujourd'hui beaucoup perdu de sa réputation, et son établissement, assez mal tenu, n'est plus fréquenté que par de rares étrangers.

Cependant il est alimenté par six sources, dont la quatrième, nommée *la meilleure*, sert à l'usage interne.

MM. Chevalier et Schaucfèle ont constaté, sans le doser, la présence de l'arsenic dans les dépôts ocracés de l'eau de Sultzbach, comme ils l'avaient fait pour ceux de Bussang.

L'eau de Sultzbach sert surtout, comme celle de Bussang, à l'exportation.

SYLVANÈS

—

Classement chimique.......	Ferrugineuses.
— physique.......	Thermales.
— géographique....	Aveyron.

—

Analyse chimique.

	lit.	Carbonate de magnésie..	0.0300
Acide carbonique.......	0.200	— de soude.....	0.0054
— sulfhydrique......	0.050	Sulfate de soude	0.0370
		Chlorure de sodium	0.2530
	gr.		
Carbonate de fer.......	0.0405		0.6909
— de chaux... .	0.1250	(BÉRARD.)	

Sylvanès est un joli village à 16 kilomètres de Saint-Afrique. Il possède trois sources qui jaillissent au pied d'une colline, dont l'une sert à l'usage des bains, l'autre à la boisson, et la troisième au service des piscines. La première, dite source du *Grand-Réservoir*, a une température de 38° et se rend à l'établissement thermal qu'elle alimente ; la seconde, nommée *Petite-Fontaine*, coule à l'air libre sur le bord de la petite rivière de Sylvanès et a une température de 34° ; la dernière enfin, appelée *Petites-Baignoires*, marque 33°.

L'établissement thermal, construit au milieu d'une vaste prairie, contient 18 baignoires, deux petites piscines à 2 personnes, nommées *Baignoires de pierre* ; deux grandes piscines pouvant recevoir de 18 à 20 malades, et quatre autres bassins dans chacun desquels huit ou dix baigneurs peuvent trouver place.

A 2 kilomètres de Sylvanès sont les sources alcalines de Camarès et les sources ferrugineuses froides du Cayla, dont nous avons parlé à l'article Camarès et dont l'emploi thérapeutique est presque toujours combiné avec celui des bains de Sylvanès. (Voir *Camarès*.)

Thérapeutique. L'usage combiné des bains de Sylvanès, des sources de Camarès et des eaux du Cayla, est préconisé contre le rhumatisme, les engorgements abdominaux, la gravelle, la gastralgie, la diarrhée chronique et la leucorrhée.

TERCIS

Classement chimique....... Chlorurées sodiques.
— physique....... Chaudes.
— géographique.... Landes.

Analyse chimique.

	gr.		
Carbonate de magnésie...	0.085	Chlorure de sodium.....	2.124
— de chaux......	0.042	— de magnésium..	0.223
Sulfate de chaux........	0.021	Matière grasse insoluble..	0.032
Soufre.	0.011		2.538

(THORE et MAYRAC.)

Village situé à 4 kilomètres à l'ouest de Dax, Tercis possède un édifice qui sert tout à la fois à l'établissement thermal et au logement des malades.

L'eau est limpide, douce, onctueuse au toucher ; elle offre à sa surface une substance blanche, floconneuse, qui, séchée, répand, en brûlant, une odeur de soufre.

TERNANT (Puy-de-Dôme). — Eaux bicarbonatées sodiques froides.

TERRASSE (La) (Isère). — Eaux sulfurées calciques thermales.

TESSIÈRES-LES-BOULIES (Cantal). — Eaux bicarbonatées calciques froides.

THUEZ (Pyrénées-Orientales). — Eaux sulfurées sodiques thermales.

TRAMEZAIGUES (Hautes-Pyrénées). — Eaux sulfurées sodiques thermales.

TRÉBAS (Tarn). — Eaux sulfurées calciques thermales.

TREMINIS (Isère). — Eaux sulfurées calciques froides.

TRESCLÉOUX (Hautes-Alpes). — Eaux sulfurées calciques froides.

TROLLIÈRE (La) (Allier). — Eaux ferrugineuses froides.

URIAGE[1]

Classement chimique.......	Chlorurées sodiques.
— physique.......	Thermales.
— géographique....	Isère.

Analyse chimique.

	gr.		
Azote et acide carbonique.	indét.	Sulfate de soude.......	1.011
Acide sulfhydrique libre.	0.1099	Chlorure de sodium....	7.236
Carbonate de chaux.....	0.205	Iodure de calcium......	0.001
Sulfate de chaux.......	1.425	Acide silicique.........	indét.
— de magnésie....	1.245		11.129

(V. GERDY.)

Les eaux d'Uriage sont très-intéressantes à étudier : malgré l'énorme proportion de chlorure de sodium qu'elles contiennent, elles ont été mises au nombre des eaux sulfurées par les auteurs de l'*Annuaire*, moins sans doute en raison des princi-

[1] Chemin de fer de Grenoble, de Grenoble à Uriage.

pes sulfureux qu'elles renferment que des propriétés thérapeutiques qu'elles présentent. Pour nous, le point de vue chimique a prévalu, d'autant mieux qu'à tout prendre, comme nous le dirons plus bas, les eaux d'Uriage jouissent des propriétés des eaux sulfureuses et des eaux salines.

De plus, outre la source dont nous avons plus haut donné l'analyse, Uriage possède plusieurs sources ferrugineuses qui au besoin sont utilisées.

Tant de ressources thérapeutiques, réunies sur le même point, font d'Uriage une station thermale tout à fait intéressante et importante.

Aussi n'a-t-on rien négligé pour répondre à cet intérêt et soutenir cette importance. L'établissement, dont les proportions sont grandes et belles, renferme 50 baignoires et 4 cabinets de vapeur et de douches de toute espèce ; de plus, 4 cabinets de bains, 1 de douches et 1 de vapeur, sont affectés au service des indigents. Le massage et les frictions sont combinés avec les douches, et on y fait également usage du dépôt ou boue minérale qui se compose, en grande partie, de soufre hydraté.

Comme la température de la source n'est que de 22° à 26°, et qu'elle est insuffisante pour les bains et surtout pour les douches, on chauffe l'eau minérale, à l'abri du contact de l'air, en vase clos et au moyen de la vapeur renfermée dans un grand récipient en fonte. Par ce procédé l'eau minérale ne subit aucune altération dans ses principes constituants.

Thérapeutique. Les affections qui se rencontrent le plus communément à Uriage sont : les dermatoses et particulièrement l'eczéma sous toutes ses formes, l'acné, l'impétigo, etc. ; les rhumatismes chroniques, les névralgies, la sciatique, certaines manifestations scrofuleuses et les catarrhes sans réaction fébrile.

USSAT

Classement chimique.......	Sulfatées calcaires.
— physique.......	Thermales.
— géographique....	Ariége.

Analyse chimique.

	gr.
Carbonate de chaux......	0.274
— de magnésie ..	0.010
Sulfate de magnésie.....	0.282
— de chaux........	0.313
Chlorure de magnésium..	0.035
Perte..................	0.005
	0.919

(FIGUIER.)

Village à 2 kilomètres de Tarascon et à 12 d'Aix, Ussat est situé au fond d'une vallée étroite, sur la rive gauche de l'Ariége. Les allées d'un jardin anglais conduisent à l'établissement thermal, qui a été complétement reconstruit après une submersion des sources chaudes, et se compose de 40 baignoires.

La température des eaux varie de 27°,50 à 37°,50 ; les eaux les plus chaudes sont vers le haut de l'établissement, et les plus froides vers le bas. Comme les eaux surgissent dans la partie la plus déclive de la vallée, les baignoires sont placées dans la terre de sorte que leurs bords sont presque au niveau du sol ; mais, par un mécanisme fort simple, on les vide et on les lave avec facilité.

Thérapeutique. Les eaux d'Ussat se recommandent par leur efficacité dans les maladies de l'utérus, les affections nerveuses, les irritations de l'estomac, des intestins et des autres viscères de l'abdomen.

VAISSE (Allier). (Voir *Vichy.*)

VALENCE (Drôme). — Eaux bicarbonatées calciques froides.

VALS [1]

Classement chimique........ Bicarbonatées sodiques.
— physique....... Froides.
— géographique.... Ardèche.

Analyse chimique.

SOURCE DE LA CHLOÉ.

	lit.	Bicarbonate de manganèse	0.001
Acide carbonique libre...	1.070	— de strontiane.	traces
Air atmosphérique.......	0.020	Sulfate de soude........	0.173
		Chlorure de sodium....	0.189
	1.090	— de potassium...	0.045
	gr.	Silice...................	0.099
Bicarbonate de soude....	5.289	Alumine...............	0 004
— de chaux....	0.169		
— de magnésie.	0.166		6.156
— de fer.......	0.021		(DUPASQUIER.)

Vals, que les habitants du pays nomment le Vichy du Midi, est un petit village du canton d'Aubenas, sur les bords de la Volanne, au milieu des volcans éteints du Vivarais. Ses sources sont excessivement minéralisées et contiennent plus de bicarbonate de soude que l'eau de Vichy. Cet excès de minéralisation n'est pas toujours un avantage, et il est bon nombre de malades qui ne peuvent supporter tant de richesses minérales;

[1] Chemin de fer de la Méditerranée jusqu'à Valence, de Valence à Aubenas et à Vals.

aussi les eaux de Vals doivent-elles être prescrites avec précaution, et leur usage scrupuleusement surveillé par le médecin.

Comme pour compléter sa ressemblance avec Vichy, Vals paraît très-fertile en sources, car des fouilles, pratiquées en 1848, en ont fait découvrir trois nouvelles en dehors des cinq qui existaient déjà, et de deux plus anciennes qui, depuis quarante ans, ont cessé de couler.

Les cinq sources en exploitation, dont la température est de 14° sont : la *Camuse*, la *Marie*, la *Marquise*, la *Dominique* et la *Chloé*.

La Marie, située sur la rive droite de la Volanne, est la moins minéralisée de toutes, et convient par conséquent aux malades très-irritables. Les quatre autres sont sur la rive gauche de la rivière, très-chargées de principes minéralisateurs et d'acide carbonique dont la Chloé surtout est saturée.

Jusqu'en ces derniers temps, chacune de ces sources appartenait à un propriétaire séparé qui l'exploitait en concurrence avec les autres propriétaires, ses voisins. Cette lutte ne pouvait tourner au profit ni des intérêts des propriétaires, ni de la réputation des eaux de Vals. S'il faut en croire le bruit public, ce fâcheux état de choses aurait cessé, et une compagnie aurait acheté les cinq sources, déjà en exploitation, et les trois nouvelles, découvertes en 1848. De grands projets seraient à l'étude, qui ne tendraient à rien moins qu'à réaliser le dicton local : *Vals est le Vichy du Midi.*

Sachons attendre la confirmation de ces promesses.

Thérapeutique. — L'eau de Vals est utile dans les maladies chroniques de l'abdomen, dans la dyspepsie, la gastralgie, les engorgements du foie, de la rate, des reins, du mésantère, les diarrhées atoniques et la gravelle.

VALMONT (Seine-Inférieure). — Eaux ferrugineuses froides.

VARENNES (Maine-et-Loire). — Eaux ferrugineuses froides.

VENDOME (Rue de) (Paris). — Eaux sulfurées calciques froides.

En indiquant cette source, nous devons rappeler que l'Académie de médecine a refusé d'en autoriser l'exploitation, parce que cette source prétendue ne serait qu'une infiltration de fosses d'aisance.

VERNET (LE)[1]

Classement	chimique.......	Sulfurées sodiques.
—	physique.......	Thermales.
—	géographique....	Pyrénés-Orientales

Analyse chimique.

	gr.		
Carbonate de soude.....	0.0571	Chlorure de sodium....	0.0121
— de chaux.....	0.0008	Acide silicique.........	0.0496
— de magnésie..	traces.	Glairine..........	0.0090
Sulfure de sodium......	0.0593	Perte.................	0.0051
Sulfate de soude.......	0.0291		0.2258
— de chaux.......	0.0037		(ANGLADA.)

Situé dans la vallée du Tet, au pied du Canigou, le village du Vernet possédait, dit-on, une piscine dès le onzième siècle, laquelle fut comblée dans le dix-huitième siècle, et remplacée par des cabinets de bains. Aujourd'hui, le Vernet compte trois établissements : celui des *Commandants* ou *Anciens Thermes*, celui du *Petit-Saint-Sauveur* et les *Bains Mercader*.

L'établissement des Commandants renferme huit cabinets de bains, des douches et un *vaporarium*, où la chaleur de l'eau

[1] De Paris à Perpignan, à Prades et au Vernet.

24

peut-être graduée de 41 à 53°. On y trouve, en outre, une douche spéciale pour le larynx.

L'établissement du Petit-Saint-Sauveur comprend deux buvettes et douze cabinets de bains ou de douches.

Enfin, les Bains Mercader ont dix baignoires et deux petites douches.

Le Vernet est alimenté par six sources, dont voici les noms et la température : source des *Douches*, 52° ; source du *Vaporarium*, 56°,2 ; source du *Petit-Saint-Sauveur*, 45°,5 ; source *Saint-Sauveur-Tempérée*, 34°,8 ; source *Élisa*, 34° ; source de la *Comtesse*, 18°.

Un *vaporarium*, qui reçoit une vapeur abondante, à 55°, a été construit sous l'immense voûte des Anciens Thermes, et au-dessus de ce *vaporarium*, où dans quelques minutes s'obtient une copieuse sudation, on a établi une *salle d'aspiration* pour les personnes atteintes d'affections chroniques des poumons et du larynx, et dans laquelle elles séjournent quatre ou cinq heures par jour.

Cet emménagement eût peut-être suffi à faire la prospérité du Vernet ; mais, dérogeant heureusement aux règles ordinaires de l'hydrologie minérale, cette station thermale a disposé un service balnéaire pour l'hiver. On y a utilisé le calorique des eaux avec tant d'avantage que, pendant la saison rigoureuse, il règne dans toutes les parties de l'établissement une température de 15 à 18°, que l'on peut modifier dans chaque appartement selon les besoins du malade.

Cependant ces conditions ne produiraient pas tous les avantages désirables, si le climat du Vernet ne permettait aux malades de respirer l'air du dehors ; car, sous peine de s'étioler et de perdre ses forces, on ne peut rester indéfiniment confiné dans la même température.

Thérapeutique. — La température et la composition chimique des eaux du Vernet amènent à cette station thermale les rhumatismes aigus et chroniques, les névralgies, les névroses, les affections de la peau et des membranes muqueuses pulmonaire et gastro-intestinale.

VERSAILLES

Classement chimique....... Ferrugineuses.
— physique....... Froides.
— géographique.... Seine-et-Oise.

Analyse chimique.

SOURCE DE TRIANON.

Azote, acide carbon. libre.	ind.	Acide silicique et alumine..	0.01
		Iode, au moins 1/100 de milligr.	
	gr.	Cuivre..................	trac.
Bicarbonate de chaux.....	0.21	Arsenic..................	trac.
— de fer.......	0.02	Matière organ. carbo-azotée.	0.03
Sulfate de magnésie.......	0.05		
Chlorure de sodium......	0.02		0.34
Azotates................	trac.		

(CHATIN.)

On trouve près de Versailles, dit l'*Annuaire*, deux sources ferrugineuses connues depuis longtemps, mais peu employées. La première et la plus avantageusement située sourd à travers le mur d'enceinte de *Trianon*, entre la porte Saint-Antoine et la Grille-Neuve. Les eaux sont reçues dans un petit bassin. L'eau est limpide, froide, quelquefois très-abondante, surtout au printemps, plus rare et intermittente en automne. La seconde source est celle de *Porchéfontaine*, située près de la barrière de Versailles, du côté sud de l'avenue de Paris. Cette source a la plus grande analogie avec celle de Trianon; elle a joui d'une certaine célébrité dans le dernier siècle, de 1740 à 1786.

La municipalité de Versailles a fait exécuter, dans ces derniers temps, quelques travaux d'appropriation à la source de Trianon.

VEYRASSE (Hérault). — Eaux bicarbonatées calciques froides.

VIC-LE-COMTE

—

Classement chimique.......	Bicarbonatées sodiques.
— physique.......	Thermales.
— géographique....	Puy-de-Dôme.

—

Analyse chimique.

	gr.		
Bicarbonate de soude.....	2.970	Sels de potasse..........	traces
— de magnésie..	0.334	Alumine...............	traces
— de fer.......	0.050	Apocrénate de fer.......	0.160
— de chaux....	0.920	Matière organique.......	traces
Sulfate de soude........	1.201	Perte.................	0.123
Chlorure de sodium......	2.030		6.788

(NIVET.)

A proximité de Vic-le-Comte, petit village situé à 24 kilomètres de Clermont, on trouve plusieurs sources, dont les plus importantes sont celles de *Sainte-Marguerite*, du *Cornet* et du *Tambour*.

A côté de l'analyse de la source Sainte-Marguerite, que nous avons donnée d'après M. Nivet, on pourrait placer celle qu'a fait connaître M. le docteur Mombur. Il existe entre ces deux analyses de telles dissemblances qu'on aurait peine à croire qu'elles se rapportent à la même source. Il est donc utile qu'une nouvelle étude vienne nous éclairer sur la composition chimique de ces eaux, dont on connaît peu d'ailleurs les propriétés médicales.

VIC-SUR-CÈRE

Classement	chimique.......	Bicarbonatées sodiques.
—	physique.......	Froides.
—	géographique....	Cantal.

Analyse chimique.

	lit.	Chlorure de potassium...	0.002
Acide carbonique libre...	0.474	Bromure alcalin.........	0.003
		Sulfate de soude........	0.720
	gr.	— de chaux.	0.028
Bicarbonate de soude.....	2.135	Phosphate de soude......	0.020
— de chaux	0.723	Acide silicique et alumine.	0.036
— de magnésie..	0.375	Crénate de fer..........	0.030
— de strontiane.	traces	Crénate de chaux et de soude	traces
— de prot. de fer.	0.001		
Chlorure de sodium	1.550		5.623

(O. HENRY.)

L'auteur de cette analyse fait remarquer l'analogie qui existe entre l'eau de Vic et l'eau de Seltz, et il pense qu'il y aurait quelque avantage à remplacer l'une par l'autre, grâce surtout à la richesse plus grande de sulfate de soude et de bicarbonate alcalin que renferme l'eau de Vic.

Cette station thermale, à 16 kilomètres d'Aurillac, est peu importante. Elle possède quatre sources très-rapprochées les unes des autres, et l'eau est reçue dans des bassins en pierre, placés sous une voûte élégante qui sert de promenade aux buveurs.

Thérapeutique. — Les maladies que le médecin inspecteur signale, comme ayant été soignées à Vic, sont : l'ictère, la gastralgie, l'entérite chronique, la blennorrhée et les scrofules.

V I

Classement chimique............
— physique............
— géographique.... . .

—

Analys

	VICHY					
	Grande grille	Puits Chomel	Puits Carré	Lucas	Hôpital	Célestins
Acide Carbonique libre..........	0.908	0.768	0.876	1.751	1.067	1.04
Bicarbonate de soude............	4.883	5.091	4.893	5.004	5.029	5.10
— de potasse..........	0.352	0.371	0.378	0.282	0.440	0.31
— de magnésie........	0.303	0.338	0.335	0.275	0.200	0.32
— de strontiane........	0.003	0.003	0.003	0.005	0.005	0.00
— de chaux...........	0.434	0.427	0.421	0.545	0.570	0.46
— de protoxyde de fer...	0.004	0.004	0.004	0.004	0.004	0.00
— de manganèse.......	traces	traces	traces	traces	traces	trace
Sulfate de soude...............	0.291	0.291	0.291	0.291	0.291	0.29
Phosphate de soude............	0.130	0.070	0.028	0.070	0.046	0.09
Arseniate de soude............	0.002	0.002	0.002	0.002	0.002	0.00
Borate de soude................	traces	traces	traces	traces	traces	trace
Chlorure de sodium............	0.534	0.534	0.534	0.518	0.518	0.53
Acide silicique	0.070	0.070	0.068	0.050	0.050	0.06
Matière organique bitumineuse..	traces	traces	traces	traces	traces	trace
	7.914	7.959	7.833	8.797	8.222	8.24

[1] Chemin de fer de Paris à Vichy.

[2] Nous réunissons dans un même chapitre les sources de Vichy, d'Hauterive

Y [1]

Bicarbonatées sodiques.
Thermales et froides.
Allier.

himique [2].

… source des Célestins	Puits Brosson	Puits de l'enclos des Célestins	Puits DE VAISSE	Puits D'HAUTERIVE	Source de SAINT-YORE	CUSSET Puits de Mesdames	Puits de l'Abattoir	Puits de Sainte-Marie	Puits Élisabeth
.299	1.555	1.750	1.968	2.183	1.333	1.908	1.405	1.642	1.770
.101	4.857	4.910	3.537	4.687	4.881	4.016	5.150	4.733	4.837
).251	0.292	0.527	0.222	0.189	0.233	0.189	0.274	0.202	0.253
).554	0.215	0.238	0·382	0.501	0.479	0.425	0.532	0.463	0.460
).005	0.005	0.005	0.005	0.005	0.005	0.003	0.005	00.03	0.003
).699	0.614	0.710	0.681	0.432	0.514	0.604	0.725	0.692	0.707
).044	0.004	0.028	0.004	0.017	0.010	0.026	0.040	0.053	0.022
races	traces	traces	traces	traces	traces	traces	traces	traces	traces
).314	0.314	0.314	0.243	0.291	0.271	0.250	0.291	0.340	0.340
races	0.140	0.081	0.162	0.046	traces	traces	traces	traces	traces
).003	0.002	0.003	0.002	0.002	0.002	0.003	0.003	0.003	0.003
races	traces	traces	traces	traces	traces	traces	traces	traces	traces
).550	0.550	0.534	0.508	0.534	0.518	0.355	0.534	0.453	0.468
).065	0.055	0.065	0.041	0.071	0.002	0.032	0.032	0.025	0.034
races	traces	traces	traces	traces	traces	traces	traces	traces	traces
7.865	8.601	9.165	7.775	8.956	8.298	7.811	8.971	8 669	8.897

(Bouquet

e Cusset, parce qu'elles appartiennent toutes au même groupe.

Au point de vue de leur origine, les sources de Vichy sont naturelles ou artificielles ; au point de vue de leur température, les unes sont froides, d'autres tièdes, celles-ci médiocrement chaudes, et celles-là chaudes ; enfin, sous le rapport de leur composition chimique, les unes sont alcalines et les autres ferrugineuses.

Toutes ces circonstances, sans parler de l'abondante minéralisation des sources, expliquent la popularité des thermes de Vichy, qui sont, sans contredit, les plus fréquentés de la France.

Et pourtant l'emménagement balnéaire est loin d'être à la hauteur de la grande réputation dont jouit cette station thermale, et il est probable que Vichy compterait bien peu de succès si sa médication reposait exclusivement sur l'usage externe de ses eaux. Le nombre des baignoires est insuffisant à ce point que, pour faire face aux exigences d'une nombreuse clientèle, on est obligé de commencer le service des bains à trois heures du matin ; les douches, au nombre de quatre, attestent l'enfance de l'hydraulique ; et enfin les bains et les douches de vapeur manquent complétement.

Heureusement, comme nous le disions plus haut, Vichy n'emprunte rien à ces pratiques extérieures, et ne doit tous ses succès qu'à ses eaux prises en boisson. Ces succès eux-mêmes ne se peuvent expliquer que par la multiplicité des ressources thérapeutiques que crée la variété soit dans les proportions des sels et du gaz carbonique que les eaux contiennent, soit dans leur température.

Aussi croyons-nous utile, pour répondre à l'importance de cette station thermale, de nous arrêter un instant sur chacune de ces sources, en suivant pour leur classement le degré de leur température.

Source des Célestins. — Cette source est la seule de Vichy qui soit complétement froide, elle ne marque que 19°,75. Elle est située à l'extrémité de la ville, sur les bords de l'Allier, et est la plus riche de toutes en bicarbonate de soude. Aussi est-elle la source préférée des goutteux, des graveleux et de tous ceux dont l'économie est surchargée d'acide urique. L'eau des Célestins est limpide, et d'une fraîcheur et d'une saveur agréables.

Puits Lardy. — Artificiellement obtenue par un forage de 152 mètres de profondeur dans l'enclos des Célestins, cette source, très chargée d'acide carbonique, a une température de 25° et décèle, d'une manière évidente, la présence du fer par un abondant dépôt ocracé. Cette composition, tout à la fois alcaline et ferrugineuse, fait rechercher l'eau du puits Lardy dans les gastralgies, dans les irritations chroniques des voies digestives avec atonie, enfin dans la chlorose et l'anémie.

Source de l'Hôpital. — Cette source, dont la température est de 33°, jouit, comme celle du puits Lardy, d'une grande réputation dans les maladies des voies digestives. Mais moins énergique que la source artificielle, elle convient de préférence chez les sujets très-irritables et dans les cas où subsiste un reste d'inflammation.

Source de la Grande-Grille. — C'est aux succès obtenus à cette source que Vichy doit sa grande réputation. D'une température de 39°,18, elle se rapproche beaucoup de la source de l'Hôpital, mais avec des propriétés médicales plus énergiques. Comme l'eau de cette source provoque assez fréquemment de légères coliques et quelquefois même des indigestions, il est nécessaire de commencer par de petites quantités, dont on augmente progressivement la dose jusqu'à 10 ou 12 verres par jour, quand elle est facilement digérée. C'est à cette source que se rendent principalement les obstructions du foie, de la rate, du pancréas et du mésentère.

Sources Lucas et des Acacias. — Ces deux sources, dont la température est de 29°, sont réunies et sont peu utilisées.

Source du puits Chomel. — D'une température de 41°, cette source a une vertu remarquable dans les maladies des voies respiratoires et les névralgies de poitrine, les asthmes, etc.

Source du puits Carré. — Cette source est la plus chaude de toutes; elle a une température de 45°. Elle est le rendez-vous des maladies dont le traitement exige une haute thermalité, telles que le rhumatisme, par exemple.

Puits Brosson. — Source artificielle d'une température de 21° et qui n'est point utilisée.

Nouvelle source des Célestins. — Découverte en 1853 et d'une température de 12°, cette source n'est pas encore utilisée.

Puits de Vaïsse. — Source artificielle très-remarquable par la régularité de ses intermittences : ses jaillissements ont une durée de six minutes, séparés par des intervalles de cinquante minutes. Son eau, dont la température est de 17°,8, n'est pas utilisée.

Puits d'Hauterive. — Source artificielle à 6 kilomètres de Vichy ; température, 15°.

Sources de Saint-Yorre. — Au nombre de deux, non captées et par conséquent sans emploi. Température, 12°,3.

Puits de Mesdames. — Artificielle et aussi ferrugineuse que celle du puits Lardy, cette source est située sur les bords du Sichon, à 3 kilomètres de Vichy ; sa température est de 16°,8.

Puits de l'Abattoir, à Cusset. — Sans usage.

Puits Sainte-Marie, à Cusset. — Cette source artificielle alimente l'établissement de bains de M. Bertrand ; d'une température de 16°,8, elle est la plus ferrugineuse de tout le bassin de Vichy.

Puits Élisabeth, à Cusset. — Source artificielle dont le produit est également affecté au service de l'établissement de M. Bertrand. Température, 16°,8.

Thérapeutique. — Il n'est pas de maladies qui n'ait la prétention d'être guérie ou tout au moins soulagée par les eaux de Vichy. Mais les affections qui retirent réellement quelque avantage de ces thermes célèbres, sont : les dyspepsies, les affections atoniques des voies digestives, la gravelle, le rhumatisme, la goutte, et les engorgements des viscères du bas-ventre, le foie, la rate, le pancréas et le mésantère. D'autres affections, telles que la chlorose, l'anémie, les maladies des voies respiratoires, etc., doivent leur amélioration à la présence des principes minéralisateurs non caractéristiques des eaux de Vichy, tels que le fer et l'acide sulfhydrique.

VICOIGNE (Nord). — Eaux sulfatées sodiques froides.

VINÇA (Pyrénées-Orientales). — Eaux sulfurées sodiques thermales.

VISCOS (Hautes-Pyrénées). — Eaux sulfurées calciques froides.

VISOS (Hautes-Pyrénées). — Eaux sulfurées calciques froides.

VITTEL

Classement chimique.......	Sulfatées calciques.
— physique.......	Froides.
— géographique....	Vosges.

Analyse chimique.

	gr.		
Acide carbonique libre 1/10 du vol.		Sulfate de strontiane....	traces.
Bicarbonate de chaux...	0.185	Chlorure de sodium	0.220
— de magnésie.	0.079	— de magnésium.	
— de soude...		Silice, alumine.........	0.047
— de protoxyde de fer.............	0.010	Phosphate calcaire......	
Bicarbonate avec mangan.	indices	Sel de potasse ammoniac.	
Sulfate anhydre de chaux.	0.440	Iodure................	
— de magnésie.....	0.432	Principe arsenical.......	
— de soude........	0.326	Mat. organ. de l'humus.	
			1.739

(O. HENRY.)

Les eaux de Vittel ont une sensible analogie avec celles de Contrexeville, dont elles sont, d'ailleurs, à peu de distance.

Cette station, dont l'établissement est confortable, possède trois sources dont la composition n'est pas identique : 1° la *Grande-Source*, dont nous avons donné l'analyse ; 2° la *source Marie*, dont les eaux sont laxatives et même purgatives ; 3° enfin, la *source des Demoiselles*, qui est ferrugineuse bicarbonatée.

Une suffisante expérience n'a point encore déterminé d'une manière précise l'action thérapeutique des eaux de Vittel.

WATWEILLER (Haut-Rhin). — Eaux ferrugineuses froides.

QUATRIÈME PARTIE

MALADIES QUE L'ON TRAITE AUX EAUX MINÉRALES

ABCÈS FROIDS. (Voir *Scrofule*.)

ACNÉ.

Maladie cutanée caractérisée par des pustules qui se développent sur la peau du visage, des épaules et de la poitrine.

Quand elle existe au visage, elle prend le nom de *couperose* ; comme l'acné est beaucoup plus connue sous cette dénomination, et plus commune sous cette forme, nous renvoyons au mot *Couperose* les détails que nous pouvons donner sur cette affection.

ALBUMINURIE.

Le mot albuminurie ne peut exprimer qu'un fait : la présence de l'albumine dans les urines ; mais il ne saurait désigner une entité morbide, c'est-à-dire une maladie bien définie, car les urines ont été trouvées chargées d'albumine dans des affections très-différentes.

Dans ces derniers temps, on a distingué l'albuminurie : 1° en albuminurie par desquammation, qui s'observe dans la scarlatine, le choléra, l'érysipèle; 2° en albuminurie inflammatoire, qui marche avec les hydropisies; 3° en albuminurie critique qui s'observe dans la pneumonie et le typhus.

Comme on le voit, ce phénomène morbide rentre très-peu dans la médication thermale; aussi n'est-il l'objet d'aucune indication, si ce n'est pourtant de la part du docteur Helfft, qui pense que les eaux *ferrugineuses* pourraient être employées avec quelque avantage, si l'albuminurie était liée à un état de cachexie anémique.

AMÉNORRHÉE.

Le rôle que la menstruation joue dans la vie de la femme doit faire accorder la plus grande importance au phénomène qui en est la manifestation, nous pourrions même dire la justification.

Nous voulons parler de l'écoulement du sang qui se produit périodiquement tous les mois par les organes génitaux.

Quand cet écoulement ne s'établit pas à l'âge de la puberté ou quand il se supprime, on dit qu'il y a *aménorrhée.*

Les causes qui peuvent mettre obstacle à l'hémorrhagie menstruelle sont nombreuses et variées: elles se rencontrent tantôt dans un état morbide général, tel que chlorose, anémie, scrofule, dont l'aménorrhée est alors un symptôme; tantôt dans un désordre purement local qui trouve son explication dans la prédominance soit de l'élément nerveux, soit de l'élément sanguin, soit de l'élément lymphatique.

Vouloir appliquer la même médication à des états si divers serait s'exposer à des mécomptes sans nombre, et l'on ne saurait trop s'attacher à bien établir la nature de l'aménorrhée qu'il s'agit de combattre.

L'état pléthorique soit général, soit local, est, communément, une contre-indication à la médication thermale. La thérapeutique ordinaire possède, dans les moyens antiphlogistiques, les émissions sanguines surtout, des ressources plus précieuses que celles dont disposent les stations minérales.

L'état nerveux, que nous considérons ici dégagé de tout élément chlorotique, est plus qu'on ne pense une cause d'aménorrhée. Il trouve dans la médication thermale des modificateurs puissants que fournissent tout à la fois de bonnes conditions hygiéniques et les principes minéralisateurs. Cette névrose, qu'elle soit générale ou localisée à la matrice sous le nom d'*hystéralgie,* réclame le secours des sources que nous dirons plus loin convenir aux névroses. Citons, en passant, comme les mieux autorisées dans ce genre d'affection, *Néris, Plombières, Bains, Saint-Sauveur, Eaux-Chaudes, Luxeuil* et *Ussat;* les bains de mer ne doivent point être oubliés dans cette liste, et méritent d'y occuper une place importante ainsi que l'hydrothérapie.

L'état lymphatique est de beaucoup la cause la plus fréquente de l'aménorrhée. Que cet état soit une simple manifestation du tempérament, qu'il soit le résultat de la violation des lois de l'hygiène, ou qu'il soit un phénomène de la diathèse scrofuleuse, il appartient de droit à la médication thermale, qui lui fournit, outre d'excellentes conditions hygiéniques, des modificateurs énergiques dans les eaux sulfurées, chlorurées sodiques et ferrugineuses.

L'article que nous consacrons plus loin à la scrofule, que nous considérons comme l'exagération du tempérament lymphatique, répond aux indications diverses qui doivent guider dans le choix de la source à employer. Nous ne pouvons qu'y renvoyer le lecteur.

ANÉMIE.

Maladie générale, constituée par une diminution dans la quantité des globules sanguins et par l'accroissement de la partie aqueuse du sang. Suivant MM. Andral et Gavarret, la moyenne normale des globules est de 127 sur 1,000. L'abaissement de ce nombre à 113, et même au-dessous, n'est pas incompatible avec l'état de santé ; le chiffre 80 doit être regardé comme la limite où commence l'état morbide. L'eau augmente proportionnellement avec l'abaissement des globules, tandis que les autres parties constituantes du sang ne subissent aucune variation.

L'anémie est rarement une maladie essentielle; elle succède presque toujours à quelque circonstance débilitante: les hémorrhagies abondantes, les maladies graves et longues, le défaut de nutrition, l'absence d'insolation et d'aération, les chagrins, les affections morales, etc.

Cependant l'anémie se montre quelquefois d'une manière primitive chez les ouvriers qui travaillent dans les mines, et principalement dans les mines de houille.

Mais qu'elle soit essentielle ou consécutive, l'anémie revêt les mêmes caractères et réclame le même traitement.

Sous le rapport des caractères morbides, et surtout au point de vue de la thérapeutique thermale, l'anémie se confond avec une affection excessivement commune chez les jeunes filles à l'âge de la puberté, et que tout le monde connaît sous le nom de *chlorose* ou de *pâles couleurs*.

La médication minérale de ces deux affections étant la même, nous réunirons au chapitre de la chlorose tout ce que nous pourrions dire ici sur le traitement de l'anémie. (Voir *Chlorose*.)

ANGINE.

L'angine est l'inflammation de la membrane muqueuse qui revêt les voies aériennes, depuis la trachée artère jusqu'à l'arrière-gorge.

Selon le siége qu'elle occupe, elle est dite pharyngée, laryngée ou trachéale.

Comme on le doit penser, il ne peut s'agir ici que de l'angine chronique, quelle que soit d'ailleurs la partie des voies aériennes qui est atteinte.

L'angine chronique peut revêtir trois formes: 1° elle peut n'être qu'un simple catarrhe dont la thérapeutique se confond avec celle des catarrhes bronchiques (voir ce mot); 2° elle peut être sous la dépendance de la diathèse tuberculeuse, et son traitement alors est celui de la phthisie laryngée, dont nous parlerons plus loin ; 3° enfin elle se présente sous la forme que les auteurs ont appelée *angine glanduleuse*.

Nous ne nous occuperons ici que de cette dernière.

Caractérisée par une toux gutturale, par un chatouillement du larynx, par des crachats globuleux, *colloïdes* et perlés, et par des modifications particulières dans le timbre, la tonation et la puissance de la voix, l'angine glanduleuse peut, selon l'observation de M. Chomel, se rapporter, dans beaucoup de cas, à la diathèse herpétique.

Ainsi s'explique l'action bienfaisante que les eaux sulfurées exercent sur cette forme d'angine.

M. Noel Gueneau de Mussy, qui a fait de l'angine glanduleuse une étude particulière, reconnaît les avantages que procure la médication sulfureuse, et il les explique par une double action exercée par ces eaux : action stimulante, locale et générale, et action spéciale se faisant sentir sur la diathèse herpétique.

L'emploi topique des eaux sulfureuses doit donc jouir d'une certaine importance, et la réputation faite aux eaux de *Cauterets* (source de la *Raillère*), tient peut-être à l'usage que l'on fait du demi-bain.

Quoi qu'il en soit, l'eau sulfurée, dans les cas d'angine, doit être employée sous forme de gargarisme, ou même, comme le conseille M. Fontan, en injections dans les narines, quand l'angine paraît s'étendre dans la partie postérieure des fosses nasales, et également en douches sur le pharynx et le larynx.

Dans le cas qui nous occupe, on donnera la préférence aux eaux sulfurées suivantes : *Saint-Honoré*, *Cauterets*, *Eaux-Bonnes*, *Ax*, *Vernet*, *Amélie-les-Bains*, *Luchon*, *Molitg*, *Enghien*, *Pierrefonds*, *Mont-Dore* et *Royat*.

La pulvérisation de l'eau sulfureuse, telle que M. Sales-Girons l'a établie à Pierrefonds, est ici d'un grand secours, et seconde merveilleusement l'action topique du médicament.

ANKYLOSE. (Voir *Maladies chirurgicales.*)

ARTRITE RHUMATISMALE. (Voir *Rhumatisme.*)

ASTHME.

Il ne s'agit ici que de la névrose des voies respiratoires, que les auteurs appellent *asthme sec*, *asthme nerveux*. Les médecins qui écrivent sur la thérapeutique des eaux minérales, rapprochent de cette affection purement spasmodique, un autre état morbide de la même région caratérisé, comme l'asthme, par la dyspnée et une toux convulsive, et de plus, s'accompagnant d'une expectoration plus ou moins abondante ; ils donnent à cet état le nom d'*asthme humide*.

Cette confusion est regrettable, car l'asthme humide est un simple catarrhe bronchique ou pulmonaire, qui, selon le tempérament plus ou moins nerveux du malade, peut déterminer des quintes de toux rappelant assez bien les paroxysmes de l'asthme; ou bien il est constitué tout à la fois par la névrose et par le catarrhe des bronches, auquel cas on a deux maladies à combattre au lieu d'une.

Un chapitre étant consacré au catarrhe des voies respiratoires, nous ne nous occuperons, comme nous le disions au début de celui-ci, que de l'asthme sec, de l'asthme nerveux.

Ainsi que nous l'avons déjà dit, l'asthme est une névrose de l'appareil respiratoire, le plus ordinairement périodique et venant par accès que séparent des intervalles plus ou moins éloignés. Ces accès, qui de préférence éclatent le soir ou pendant la nuit, sont quelquefois subits et quelquefois s'annoncent par des flatuosités, des bâillements, une gêne dans la poitrine, une toux sèche et une urine abondante, aqueuse et limpide. Dès leur invasion, le malade ne peut garder la position horizontale : il est tourmenté par un sentiment d'oppression qui le fait se cramponner aux meubles pour rendre la respiration moins difficile ; celle-ci est précipitée, haletante, entrecoupée, bruyante ; la toux est pénible et suffocante ; sous les efforts douloureux que fait le malade la figure s'altère; elle est ou pâle et fatiguée, ou gonflée et livide. Enfin, au bout d'un temps plus ou moins long, les accidents se calment, la toux devient humide, et souvent une urine colorée et sédimenteuse annonce la fin du paroxysme.

Pour profiter des ressources, assez restreintes d'ailleurs, que la thérapeutique thermale met ici à notre disposition, il faut remonter avec soin à l'origine de l'asthme et s'assurer s'il n'est point sous la dépendance du vice dartreux ; goutteux ou rhumatismal, ou s'il n'est pas produit par la brusque suppression d'un exutoire ou d'un flux hémorroïdal.

Dans ces cas divers, l'asthme, n'étant que la manifestation d'une autre maladie, subira nécessairement la thérapeutique de celle-ci ; mais dans l'asthme essentiel, la médication devra s'adresser à l'asthme lui-même, et, pour remplir cette indication, la thérapeutique thermale ne nous offre guère que les eaux sulfureuses.

Cette médication ne jouit même pas d'une efficacité incontestée, car M. Bertrad assure que les eaux du *Mont-Dore*, dont il est le médecin-inspecteur, *n'améliorent pas l'état des personnes atteintes de dyspnée nerveuse ou asthme convulsif.*

M. Niepce, au contraire, médecin à Allevard, se loue beaucoup de la médication sulfureuse dans le traitement de l'asthme sec ; mais il est vrai de dire qu'il parle de l'inhalation des vapeurs sulfureuses.

Comme on le voit, la thérapeutique de l'asthme est assez mal fixée, et nous aurons tout dit si nous ajoutons que, dans ces derniers temps, on a proposé les inhalations du gaz acide carbonique, et que le médecin de Saint-Alban, où le développement de ce gaz se fait sur une vaste échelle, assure en obtenir les plus heureux résultats.

ATONIE.

État de faiblesse et de relâchement des organes contractiles, l'atonie, en tant qu'état général, ne constitue pas par elle-même une maladie, mais elle est un symptôme du dépérissement de l'organisme. Cortége obligé du tempérament lymphatique, elle se montre aussi à la suite des dérangements qu'éprouve la fonction d'assimilation, quelle que soit la cause de ces dérangements.

La thérapeutique thermale ne doit donc pas s'adresser directement à l'atonie, mais bien soit au tempérament lymphatique, dont la scrofule (voyez ce mot) est le dernier terme, soit aux fonctions nutritives dont les désordres ont amené l'atonie.

Cependant on pourra aider au retour de la contractilité des organes en recourant aux manœuvres de l'hydrothérapie, telles que douches, massage, frictions, ou aux exercices de la gymnastique.

Cependant certains organes sont frappés d'atonie au milieu des meilleures conditions générales de l'organisme, et peuvent alors réclamer l'emploi des moyens thermaux. L'utérus, la vessie, l'estomac, le tube intestinal, en un mot tous les viscères contractiles sont dans ce cas.

Nous allons nous arrêter un instant sur chacun d'eux.

ATONIE DE LA VESSIE.

Deux phénomènes opposés peuvent être le résultat de l'atonie de la vessie : ce sera tantôt une incontinence d'urine et tantôt la rétention de ce liquide.

L'incontinence d'urine, si commune chez les enfants, est due au relâchement paralytique du sphincter et se montre souvent la nuit, ce qui lui a valu l'épithète de *nocturne*.

La rétention d'urine par atonie s'explique au contraire par le défaut de contractilité des fibres de la vessie, qui empêche le liquide d'être expulsé au dehors.

Dans l'un et l'autre cas, une médication localement excitante est réclamée. Mais, tandis que dans l'incontinence nocturne, surtout chez les enfants, les bains de mer et l'hydrothérapie doivent avoir la préférence, il faudra recourir, pour la rétention atonique, aux eaux minérales puissamment stimulantes, telles que *Aix*, *Bourbonne*, *Baréges* et *Luchon*.

Le mode d'emploi des eaux a, dans le traitement de l'atonie de la vessie, une grande importance, et l'on peut en attendre les plus heureux résultats, en dehors de l'action médicamenteuse du liquide. Les bains de siége, les douches lombaires et périnéales, et les irrigations dans la vessie elle-même constituent des ressources que les principes minéralisateurs des eaux peuvent seconder, mais qu'ils ne sauraient remplacer dans aucun cas.

ATONIE DE L'ESTOMAC.

Cet état est constaté par des pesanteurs après les repas, et par la difficulté et la longueur de la digestion. Presque toujours liée à une névrose de l'estomac ou à un état général de l'économie, l'atonie stomacale, par le fait des désordres qu'elle amène dans la nutrition, est souvent le point de départ de maladies, soit locales, soit générales.

Heureusement l'atonie de l'estomac ne revêt pas toujours ce caractère de gravité, et elle n'est alors qu'une indisposition légère dont il faut cependant prévenir l'aggravation.

Les eaux alcalines et gazeuse réussissent admirablement bien dans ces cas, et nous citerons entre autres : *Saint-Nectaire*, *Luxeuil*, *Niederbronn*, *Pougues*, *Vichy*, *Vals*, *Saint-Alban*, *Plombières* et *Capvern*.

ATONIE DE L'INTESTIN.

Ce que nous venons de dire de l'atonie de l'estomac par rapport à la nutrition s'applique entièrement à l'atonie de l'intestin. De plus, dans le cas de cette dernière, un phénomène fâcheux s'ajoute au défaut d'assimilation et contribue, pour une bonne part, à jeter l'organisme dans le marasme ; nous voulons parler de la diarrhée dont la fréquence et l'abondance épuisent bientôt l'économie.

En thèse générale, cet état atonique des intestins est heureusement combattu par les eaux alcalines dont nous avons cité les principales en parlant de l'atonie de l'estomac ; mais cette médication n'est pas absolue et devra être modifiée selon les conditions que présenteront le foie, l'estomac et l'état général de l'organisme.

ATONIE DE L'UTÉRUS.

Cet état de la matrice, qu'accompagnent d'abondantes pertes blanches, est, comme la leucorrhée, très-fréquemment la conséquence d'un tempérament lymphatique ou d'une mauvaise hygiène. La fatigue et surtout les abus vénériens peuvent également la produire.

Le rôle que cette affection joue dans la vie de la femme présente quelque importance, car, sans parler des flueurs blanches dont elle est généralement le signal, elle amène fréquemment une sorte de stérilité par la chute de l'ovule fécondé que la matrice est impuissante à retenir; il se produit alors, si l'on peut ainsi dire, une espèce d'incontinence de germe.

Le traitement thermal de cette atonie est le même que celui de la leucorrhée, au chapitre de laquelle nous renvoyons le lecteur.

ATROPHIE MUSCULAIRE PROGRESSIVE.

Voici une étrange maladie dont la connaissance date à peine de quelques années. Sans lésions préalables des centres nerveux et sous l'empire de causes dont l'explication nous échappe encore, les forces du malade diminuent progressivement et finissent par arriver jusqu'à la paralysie complète; en même temps les muscles perdent leur volume, se transforment en tissus graisseux et s'atrophient plus ou moins entièrement.

Quand elle n'est pas enrayée dans sa marche, l'affection est ordinairement mortelle, et les malades succombent à l'asphyxie qui résulte de la paralysie des muscles respiratoires.

La thérapeutique ordinaire est jusqu'à présent impuissante contre cette affection, et la thérapeutique thermale n'est guère mieux armée pour la combattre.

Cependant, d'après les observations publiées par M. Wetzlar, médecin aux eaux d'Aix-la-Chapelle, et les faits rapportés par M. Boissard, médecin aux eaux de Lamotte, il paraîtrait que la médication saline, avec des bains prolongés de préférence aux douches, aurait amené des résultats assez favorables pour engager à poursuivre des essais dans cette voie.

En conséquence, les eaux chlorurées sodiques devront être essayées, et parmi elles nous donnons la préférence à *Lamotte*, à *Uriage* et à *Balaruc*, et dans le cas où la médication devrait être plus énergique, on pourrait recourir aux eaux mères des Salines, dont les bains jouissent, en Allemagne, d'une grande notoriété.

ATROPHIE MUSCULAIRE RHUMATISMALE.

Les muscles qui ont été longtemps atteints de rhumatismes sont quelquefois frappés de faiblesse et d'amaigrissement, pouvant aller jusqu'à la paralysie et à l'atrophie.

Ces phénomènes sont-ils le résultat des longues et douloureuses fatigues éprouvées par le malade, ou bien la conséquence du vice rhumatismal lui-même ? Nous ne savons; mais il est probable qu'ils sont liés à la diathèse rhumatismale, et qu'ils en constituent, pour ainsi dire, un épiphénomène.

La médication qu'ils réclament est donc celle de la cause qui leur a donné naissance, et nous devons renvoyer nos lecteurs à l'article que nous consacrons plus loin au rhumatisme.

BILIAIRE. (Voir *Calcul.*)

BRONCHITE CHRONIQUE.

L'inflammation des bronches prend les caractères de la chronicité : 1° lorsque l'état aigu n'a pas rencontré une médication convenable ; 2° lorsque la maladie s'est trouvée greffée sur une constitution atteinte de la diathèse scrofuleuse, rhumatismale ou dartreuse.

Il est important de distinguer ces deux formes de bronchites, d'autant mieux que la première, purement locale, cède habituellement aux ressources de la thérapeutique ordinaire, et que la seconde réclame le bénéfice de la médication thermale.

Il est une troisième forme de bronchite, propre aux vieillards, qu'il serait peut-être dangereux de faire disparaître entièrement, et dans laquelle il faut savoir se contenter de modérer les phénomènes les plus pénibles.

Nous ne parlons pas ici, bien entendu, de ces bronchites qu'entretiennent soit une affection du cœur, soit la diathèse tuberculeuse, car dans l'un et l'autre cas la médication thermale est formellement contre-indiquée.

De cette médication ne ressort donc réellement qu'une seule forme de bronchite chronique, celle qu'entretient une des trois diathèses énoncées plus haut, et qui, à vrai dire, comprend toutes ces bronchites tenaces qui reviennent périodiquement chaque hiver et qui font le désespoir des malades.

Mais, quoique la forme de la bronchite dont nous nous occupons soit liée à une cause générale, elle n'en constitue pas moins une altération de l'organe qui en est le siége, et doit par conséquent exiger de la médication thermale une action modificatrice non-seulement générale, mais encore locale.

Les eaux sulfureuses remplissent ce double but.

Suivant tous les auteurs qui ont écrit sur les eaux sulfureuses, dit M. Durand-Fardel, celles-ci agissent de deux manières sur le catarrhe bronchique :

1° Elles excitent les fonctions de la peau et remontent le ton général de l'économie ;

2° Elles déterminent une irritation passagère de la muqueuse bronchique, laquelle irritation amène elle-même la résolution de l'état catarrhal.

Ce dernier effet mérite d'être surveillé, car l'excitation locale doit rester dans des limites au delà desquelles les phénomènes peuvent ne pas être sans danger.

Les sources sulfureuses auxquelles les bronchites vont d'habitude réclamer leur guérison, sont : *Cauterets*, les *Eaux-Bonnes*, *Saint-Honoré*, *Saint-Sauveur*, *Ax*, *Vernet*, *Amélie*, *Molitg*, *Castera*, *Cambo*, *Pierrefonds*, *Allevard* et *Gréoulx*.

A côté de la médication sulfureuse, médication en quelque sorte spéciale, vient se placer la médication par les eaux alcalines, dont l'action est en quelque sorte révulsive. Le *Mont-Dore*, en France, est l'établissement modèle de cette médication. Aussi le mode d'emploi des eaux occupe-t-il dans le traitement de la bronchite, comme d'ailleurs dans toutes les affections qui y recourent, une place bien plus importante que les principes minéralisateurs. Le docteur Bertrand, qui durant de longues années a été médecin inspecteur du Mont-Dore, attribue aux dérangements des fonctions de la peau la plus grande partie des bronchites, et c'est en rétablissant l'intégrité de ces fonctions qu'il explique l'action des eaux alcalines.

Cette action, en admettant l'explication du médecin du Mont-Dore, nous paraît d'autant plus certaine que la bronchite n'est pas liée à un état diathésique qui réclame spécialement la médication sulfurée ; ainsi le catarrhe pulmonaire, que les diathèses rhumatismale ou goutteuse tiennent sous leur dépendance, nous semblent ressortir davantage de la médication thermale alcaline que les bronchites liées à la diathèse herpétique.

Quoi qu'il en soit, les sources alcalines dont la réputation est le mieux établie dans le traitement de l'affection qui nous occupe sont : le *Mont-Dore*, *Saint-Alban*, *Royat* et *Vichy* (source du puits Chomel).

CACHEXIE PALUDÉENNE.

Les eaux minérales ne sauraient pas plus remplacer le sulfate de quinine dans les fièvres intermittentes qu'elles ne peuvent suppléer le mercure dans la syphilis ; seulement elles mettent l'organisme dans des conditions meilleures, soit pour mieux éprouver l'action du médicament, soit pour effacer les désordres que l'affection a laissés après elle.

C'est dans ce dernier but que la médication thermale est toute-puissante contre la cachexie paludéenne.

Aussi il ne faut point demander aux eaux minérales une spécialité qu'elles n'ont pas, car ici leur action première et la plus puissante réside dans les conditions hygiéniques qui se rencontrent dans toutes les stations thermales.

Puis viennent les indications particulières, que l'on remplira soit avec les eaux alcalines s'il y a engorgement de la rate ou du foie, soit avec les eaux salines s'il n'existe que des engorgements abdominaux, soit avec les eaux ferrugineuses si l'anémie a profondément altéré la constitution du malade.

CALCUL BILIAIRE.

D'après les observations cadavériques, la présence de calculs dans la vésicule biliaire est chose très-commune, et cependant elle ne se décèle, pendant la vie, d'une *manière certaine*, que par deux signes qui manquent fréquemment : 1° la crépitation du calcul dans la vésicule du foie est une circonstance tellement rare, que d'aucuns doutent même de la possibilité de cette sensation ; 2° l'apparition de concrétions dans les matières fécales, qui serait à coup sûr le témoignage le moins irrécusable de ces productions, exige, pour être constatée, des recherches qu'il n'est pas toujours facile de faire, sans parler des obstacles qui bien souvent retiennent ces calculs dans les intestins.

Mais, en dehors de ces signes pathognomoniques qui la plupart du temps nous font défaut, les calculs biliaires déterminent dans le côté droit de l'épigastre des douleurs intenses, connues sous le nom de *coliques hépatiques*. Malheureusement si des coliques hépatiques se lient presque toujours à l'existence de calculs biliaires, elles n'en sont pas fatalement l'expression irréfragable, car elles peuvent n'avoir qu'un caractère purement névropathique.

Malgré des travaux nombreux et importants sur cette matière, il est fort difficile, pour ne pas dire impossible, en dehors des deux signes pathognomoniques dont nous avons parlé plus haut, d'établir un diagnostic différentiel certain entre la colique hépatique nerveuse et la colique hépathique due à la présence de calculs dans la vésicule du foie.

Mais, au point de vue qui nous occupe, le dommage est moins grand qu'on ne pense, car la médication thermale est contre-indiquée par l'existence actuelle des coliques hépatiques, et ne peut être utilement appliquée qu'à une époque éloignée de toute crise.

D'autre part, comme les calculs biliaires déterminent, dans la très-grande majorité des cas, des coliques hépathiques, il est raisonnable de supposer l'existence de ces calculs et de recourir à la médication thermale, la seule qui compte des succès dans la thérapeutique de ces concrétions, d'autant mieux qu'elle ne pourrait jamais aggraver les coliques hépathiques purement nerveuses, puisque leur existence actuelle est une formelle contre-indication.

Sans prétendre, ce qui serait une ineptie, que les eaux minérales ont la propriété de dissoudre les calculs déjà formés, le traitement thermal ne peut se proposer que les deux indications suivantes :

1° Excitation fonctionnelle du foie ;

2° Formation d'une bile chimiquement normale.

Les eaux alcalines répondent merveilleusement à ce double but. *Vichy*, en France, semble avoir le monopole de cette spécialité, que nous accorderons également bien à *Vals*.

Cependant si, dans la majorité des cas, il est nécessaire de recourir d'emblée à des sources aussi fortement minéralisées que le sont *Vals* et *Vichy*, il est des circonstances où trop d'énergie s'oppose au traitement, soit à cause de la constitution du malade, soit à cause des coliques hépatiques qu'une semblable secousse réveille plus incessantes et plus douloureuses. Dans ces cas, des eaux plus douces conviennent mieux, et parmi elles nous citerons *Pougues*, *Contrexeville*, *Saint-Alban*, etc.

CARDIALGIE. (Voir *Gastralgie*.)

CATARRHE BRONCHIQUE. (Voir *Bronchite chronique*.)

CATARRHE PULMONAIRE. (Voir *Bronchite chronique*.)

CATARRHE UTÉRIN.

L'inflammation chronique de la muqueuse utérine ou catarrhe utérin, se traduit toujours par un écoulement vaginal de mucosités purulentes qui, dans les cas de pléthore, d'acuité ou d'engorgement de la matrice, deviennent sanguinolentes.

Quand ce dernier caractère existe et s'accompagne de douleurs dans la région hypogastrique, il faut recourir aux sources calmantes de *Néris*, *Plombières*, *Ussat* et *Saint-Sauveur*. Dans le cas, au contraire, où les flueurs blanches sont abondantes, plus muqueuses que purulentes, les bains de mer doivent avoir la préférence ainsi que les eaux alcalines qui contiennent du fer comme les eaux de Pougues.

Dans l'un et l'autre cas il est d'une absolue nécessité d'agir localement au moyen des injections et des douches, soit avec l'eau simple, soit avec l'eau minérale.

Ainsi que nous le disons à l'article *Leucorrhée*, il est essentiel de bien distinguer les pertes blanches qui tiennent au catarrhe utérin, de celles qui sont sous la dépendance du tempérament lymphatique, de la scrofule, ou d'une mauvaise hygiène. Les indications à remplir sont complétement différentes dans l'un et l'autre cas, ce qui nous a engagé à séparer le catarrhe utérin de la leucorrhée proprement dite (voir ce mot).

CATARRHE VÉSICAL.

Le catarrhe vésical, que nous confondons ici avec la cystite chronique, bien qu'une similitude complète n'existe pas entre ces deux affections, ne succède pas toujours à l'état aigu; au contraire, c'est le plus souvent d'une manière lente et plus ou moins obscure que cette maladie, quelquefois opiniâtre, se prépare et s'établit. Alors le besoin d'uriner se fait sentir plus fréquemment ; l'urine, moins abondante chaque fois, est souvent épaisse, trouble, filante, visqueuse; elle dégage promptement une odeur ammoniacale, pénétrante, fétide, et laisse un dépôt jaunâtre, grisâtre, ou blanchâtre, assez semblable à des mucosités ou du pus. La douleur, plus vive dans la cystite chronique, est obtuse et même nulle dans le simple catarrhe vésical ; quelquefois seulement il s'élève du fond du bassin la sensation incommode ou pénible d'un poids ou d'une gêne ; le seul tourment des catarrheux est la fréquence du besoin d'uriner, et la difficulté ou la douleur de l'émission des urines.

Assez fréquemment, le catarrhe vésical se complique de la gravelle ; mais la matière rendue n'est, comme dans la gravelle ordinaire, ni de l'acide urique, ni de l'oxalate de chaux ; elle est constituée par un phosphate calcaire dont la formation cesse avec l'affection catarrhale.

Il n'y a donc point lieu de s'arrêter *thérapeutiquement* à cette gravelle, qui n'a quelque importance que pour le diagnostic, car la connaissance de la composition chimique des graviers indique immédiatement si l'on a affaire à une maladie des reins (gravelle ordinaire, *gravelle urique ou oxalique*), ou au catarrhe de la vessie (*gravelle phosphatique*).

Mais là ne se bornent pas toutes les précautions à prendre pour établir un bon diagnostic du catarrhe vésical, et l'on voit fréquemment arriver aux stations thermales des malades qui, éprouvant de la douleur ou de la difficulté dans l'émission des urines, se croient catarrheux quand, en définitive, ils sont atteints d'une affection soit de la prostate, soit du canal de l'urètre. On comprend combien dans ces cas plus nombreux qu'on ne le pense, la médication thermale est inutile, et peut même, quelquefois, devenir dangereuse.

Il est donc bien important de s'assurer, avec exactitude, de l'existence du catarrhe vésical avant de soumettre les malades à la thérapeutique des eaux minérales.

Deux stations, surtout, *Pougues* et *Contrexeville*, se disputent, en France, les honneurs de cette thérapeutique ; il est assez difficile de fixer, d'une manière précise, les indications particulières que chacune d'elles comporte : *Contrexeville* est peut-être un peu plus diurétique que *Pougues*, mais *Pougues* présente des qualités digestives qui manquent à *Contrexeville* et qui semblent plus particulièrement indiquer ses eaux aux constitutions débilitées et aux dyspepsiques. *La Preste* réclame aussi une place honorable à côté de *Pougues* et *Contrexeville*, quand l'état général du malade n'a encore subi aucune fâcheuse atteinte.

Si, au contraire, ce qui arrive fréquemment, la constitution était profondément altérée, si des symptômes d'anémie compliquaient le catarrhe vésical, il conviendrait de commencer par les eaux ferrugineuses, *Bussang*, par exmple, et de terminer par une saison à *Pougues* où à *Contrexeville*. M. Durand-Fardel se trouve bien de cette méthode à *Vichy* où, dans les cas qui nous occupent, il emploie la source ferrugineuse qui se rencontre à cette station célèbre, et envoie ensuite ses malades à Pougues où à Contrexeville, comme nous l'avons dit.

Enfin si la gravelle s'accompagne de symptômes de dysurie et si la vessie est très-irritable, il convient de s'en tenir aux eaux faiblement minéralisées, telles qu'*Eveau*, *Bagnères-de-Bigorre*, ou aux eaux sulfurées dégénérées et riches en matière organique, telles que *la Preste*, *Molity*, etc., et peut-être *Olette*, *Saint-Sauveur*, etc.

CHLOROSE.

Nous avons dit à l'article *Anémie*, que cette dernière affection avait les plus grandes analogies avec la chlorose. Toutes deux, en effet, sont constituées par une diminution dans la quantité des globules sanguins, et caractérisées par la pâleur excessive, la teinte jaunâtre ou verdâtre de la peau, la flaccidité des chairs, la blancheur de la conjonctive, l'anorexie, la dyspepsie, des nausées, la petitesse et la fréquence du pouls, des palpitations, la gêne de la respiration, des lassitudes spontanées, la tristesse, etc., etc.

Quand la pauvreté du sang succède à quelque maladie grave, ou est amenée par la violation des lois de l'hygiène, elle prend le nom d'anémie; quand elle atteint les jeunes filles mal réglées à l'époque de la puberté, elle est appelée *chlorose* ou *pâles couleurs;* enfin, quand aux causes débilitantes de l'anémie s'ajoutent les phénomènes morbides du côté de l'utérus qui caractérisent la chlorose, la maladie est dite *chloro-anémie*.

Mais quelle que soit l'origine de la diminution des globules sanguins, la thérapeutique est la même, et l'indication commune est la reconstitution du sang, c'est-à-dire l'augmentation du principe ferreux qui constitue les globules.

La médication ferrugineuse serait donc conseillée par la théorie si elle n'était depuis longtemps proclamée par l'expérience ; par conséquent les eaux dont la caractéristique est le fer semblent devoir être recommandées à l'exclusion de toute autre.

Il n'en est rien cependant, car la thérapeutique de l'anémie et de la chlorose est plus complexe qu'on ne pourrait croire. Si cette thérapeutique, en effet, se réduisait en une médication dont le fer serait la base, on ne verrait pas d'un côté échouer dans les villes nos meilleures préparations martiales ainsi que les eaux ferrugineuses les plus vantées ; et d'autre part on ne signalerait pas des guérisons dans des stations thermales où le fer manque complétement, ou ne remplit qu'un rôle très-secondaire.

Évidemment, tout en faisant une large part à l'élément ferrugineux, il faut reconnaître que toutes les conditions de succès ne se trouvent pas dans cet élément, et qu'il en faut chercher une partie dans les circonstances hygiéniques qui se rencontrent aux stations thermales.

Il en doit être nécessairement ainsi, car sous l'empire d'une hygiène meilleure, d'un exercice salutaire et d'un air pur, la nutrition est activée et l'assimilation plus facile.

Cet état des fonctions digestives suffit bien souvent à reconstituer la crase du sang, et explique ces rapides guérisons que l'on obtient, dans bien des cas, en envoyant simplement les malades à la campagne.

Cependant ce résultat sera plus promptement et plus sûrement obtenu si, à l'influence exercée par les circonstances de de l'hygiène, on ajoute une médication tonique et surtout ferrugineuse.

Sous le premier point de vue, les eaux sulfurées et les eaux bicarbonatées ou alcalines, qui presque toutes contiennent des traces de fer, rendront d'incontestables services. Parmi les eaux sulfurées on donnera la préférence aux sources douces et ferro-magnésiennes, telles que celles *d'Ax*, du *Luchon*, de *Vernet*, des *Eaux-Chaudes*, de *Cauterets*, de *Molitg*, de *la*

Preste, de *Vença* et de *Saint-Sauveur*, pour les Pyrénées; de *Gréoulx*, et de *Digne*, pour les Alpes. Des eaux bicarbonatées, les sodiques conviennent mieux à l'anémie; telles sont: celles de *Vichy*; les bicarbonatées calciques, comme celles de *Pougues*, conviennent mieux à la chlorose.

Pour répondre aux indications de la médication exclusivement ferrugineuse, nous éprouvons un certain embarras, car les sources dont le fer est la caractéristique sont très-nombreuses et n'emportent pas avec elles des distinctions bien tranchées dans leurs applications thérapeutiques; nous ne pouvons donc que rappeler les noms des sources suivantes: *Neyrac* (Ardèche), *Sylvanès* (Aveyron), *Saint-Pardoux* (Allier), *la Malou* (Hérault), *Charbonnières* (Rhône), *Andabre* (Aveyron), *Rennes* (Aude), *Campagne* (Aude), *Barbotan* (Gers), *Bussang* (Vosges), *Sulzbach* (Haut Rhin), *Forges* (Seine-Inférieure), *Orezza* (Corse), *Frais-Vallon* (Algérie), et les sources ferro-manganésiennes de *Luxeuil* et de *Cransac*.

CHORÉE. (Voir *Névroses*.)

COLIQUE HÉPATIQUE. (Voir *Calcul biliaire*.)

COLIQUE NÉPHRÉTIQUE. (Voir *Gravelle*.)

COUPEROSE.

La couperose est une variété de l'acné, connue sous le nom d'*acne rosacea*; elle semble particulière à l'âge adulte et ne se développe que sur la face; elle commence d'ordinaire par quelques points sur le nez et les joues, qui s'exaspèrent après les repas, et surtout après les écarts de régime. Ces points s'étendent, se réunissent et se convertissent en pustules qui, se multipliant et se succédant sans cesse, déterminent une irritation à la peau et y fixent une rougeur qui impose son nom à la maladie

L'acné en général et en particulier la couperose, résistent fréquemment à toute thérapeutique et ne subissent pas l'influence de la médication sulfureuse. Cependant M. de Puisaye rapporte quelques observations de couperose heureusement traitées à Enghien au moyen des bains et des douches sur le visage

Quelquefois l'acné est lié à la dyspepsie ou à la ménopause; dans ces cas, les eaux alcalines et ferrugineuses sont indiquées et produisent d'heureux résultats.

CYSTITE CHRONIQUE. (Voir *Catarrhe vésical.*)

DARTRE.

La dartre est un terme générique par lequel on a désigné beaucoup de maladies de la peau, très-différentes les unes des autres.

Consacrant un article spécial à chacune de ces maladies, il est inutile de nous arrêter davantage aux dartres, dont nous n'avons inscrit ici le nom que parce qu'il est généralement employé dans le langage ordinaire.

DERMATOSES. (Voir *Herpétisme.*)

DÉVIATIONS DE L'UTÉRUS. (Voir *Engorgement utérin.*)

DIABÈTE.

Ce serait étrangement sortir des limites de ce livre que d'exposer seulement les théories diverses qui ont été émises sur la nature du diabète. Sans entrer dans l'examen comparatif des opinions soutenues soit par M. Bouchardat, soit par M. Mialhe, et plus récemment par M. Cl. Bernard, nous dirons avec M. Durand-Fardel, que les *eaux minérales ne nous offrent point de médication curative, ni chimiquement spécifique du diabète.*

Cependant la médication thermale, appropriée aux conditions individuelles du malade, peut, en relevant les forces, seconder l'action de la nature et lui donner ainsi le temps de réagir heureusement contre cette cause de destruction.

C'est ainsi que les bains de mer et les eaux ferrugineuses

ont tour à tour été vantées et que *Vichy* voit toutes les années un certain nombre de diabétiques visiter ses thermes.

DIARRHÉE CHRONIQUE. (Voir *Atonie de l'intestin* et *Dyssenterie*.)

DYSMÉNORRHÉE.

Sans qu'elles manquent complétement, les règles ont parfois de la peine à s'établir d'une manière régulière et ne se montrent tantôt qu'à des époques indéterminées, et tantôt qu'à la suite de douleurs plus ou moins vives.

Cet ensemble de phénomènes est désigné par le mot de *Dysménorrhée*.

La dysménorrhée n'est en réalité qu'une nuance de l'aménorrhée ; ces deux états, qui se traduisent par des désordres à peu près analogues de la même fonction, se rattachent aux mêmes causes et réclament le même traitement. L'histoire de l'une se confond donc avec l'histoire de l'autre, et nous devons, pour éviter un double emploi, renvoyer à l'article *Aménorrhée*.

DYSPEPSIE

Dans son acception la plus générale, le mot dyspepsie représente l'affaiblissement et la perversion des facultés digestives.

Ces troubles, purement fonctionnels, sont ou *essentiels*, c'est-à-dire indépendants de toute lésion organique, ou symptomatiques d'une affection locale, soit du tube digestif, soit de tout autre organe, ou d'une maladie générale, telles que la chlorose ou l'anémie.

Nous ne nous occuperons point ici de la dyspepsie symptomatique, parce que son étude rentre dans le cadre des maladies qui lui donnent naissance, et il ne sera ici question que de ces troubles fonctionnels de la digestion, dont la persistance est un caractère distinctif de la simple indigestion.

Les phénomènes de la dyspepsie se montrent après les repas et se traduisent d'une manière générale par une sensation de pesanteur, plus ou moins douloureuse à l'épigastre, par des bâillements, des éructations, des aigreurs quelquefois, par la céphalalgie, une faiblesse générale et l'accablement.

Presque toujours les malades n'ont aucun appétit, et dans quelques cas cette anorexie est le symptôme le plus saillant de la dyspepsie.

D'autres fois tout se borne à des aigreurs, c'est-à-dire à une sensation d'acidité qui remonte le long de l'œsophage.

Dans d'autres circonstances il se fait un développement plus ou moins considérable de gaz, sans goût et sans odeur, qui ballonnent l'épigastre et s'échappent par la bouche ou par l'anus, selon que la dyspepsie est stomacale ou intestinale.

D'autres fois la langue devient saburrale, il y a dégoût, digestions lentes et rejet de mucosités plus ou moins sapides.

Quelquefois il se produit une véritable *rumination*, c'est-à-dire le retour des aliments dans la bouche, à une distance plus ou moins éloignée des repas, à ce point que les aliments doivent être ingérés de nouveau ou rejetés au dehors.

Les vomissements ne se montrent guère qu'accidentellement ; mais dans quelques circonstances ils constituent le caractère de la maladie.

La douleur proprement dite est un phénomène assez rare dans la dyspepsie simple ; quand elle existe, elle est due à la gastralgie, qui complique quelquefois la maladie qui nous occupe, à ce point que M. Chomel en a fait une variété sous le nom de *dyspepsie gastralgique*.

Par le tableau rapide et nécessairement incomplet que nous venons de faire des principaux phénomènes qui accompagnent la dyspepsie, on voit combien est changeante et variable la physionomie de cette affection. Aussi les auteurs qui se sont occupés de ce sujet ont-ils multiplié les divisions et les subdivisions et établi presque autant de formes de dyspepsie qu'il y avait de symptômes prédominants.

La nature et les limites de cet ouvrage nous interdisent, quand des nécessités impérieuses ne l'exigent pas, des excursions dans le domaine purement spéculatif, et en cette place, l'étiologie de la dyspepsie nous est plus importante que la connaissance de la prédominance de tel ou tel symptôme.

Quelles sont donc les causes de la dyspepsie ?

Les unes se rattachent à la violation des lois de l'hygiène; les autres se rapportent à la faiblesse primitive ou acquise des organes digestifs.

Cette distinction fondamentale dans l'étude de la dyspepsie va nous rendre compte des effets thérapeutiques obtenus aux stations thermales les plus opposées par leur composition chimique.

Les dyspepsies nées sous l'empire d'une hygiène détestable, telle que nourriture insuffisante ou mauvaise, vicieuse distribution des repas, absence d'exercice, préoccupations morales, travaux intellectuels prolongés, etc., peuvent très-bien céder par le retour à une hygiène meilleure, et, dans ce cas, la médication thermale agit presque exclusivement par les conditions hygiéniques qu'elles présentent. Sans doute le séjour à la campagne et un voyage d'agrément eussent produit les mêmes effets, et ces circonstances expliquent les résultats obtenus dans toutes les stations thermales, alors que, par leur composition chimique, les eaux n'étaient ni nuisibles ni dangereuses.

Mais lorsque la dyspepsie est sous la dépendance d'une faiblesse primitive ou acquise des organes digestifs, la bonne hygiène des stations thermales ne suffit plus, et il faut alors que les eaux exercent une action spéciale sur l'organe malade.

L'acide carbonique joue ici un rôle capital par l'excitation qu'il imprime à l'estomac et par suite aux fonctions digestives.

Il faut donc, comme première règle générale, que les eaux employées contiennent de l'acide carbonique.

Après cette première condition, qui nous paraît indispensable, on fixera son choix, selon certaines conditions que nous allons déterminer, soit sur les eaux alcalines, soit sur les eaux ferrugineuses, soit sur quelques sources sulfatées faiblement minéralisées.

Les eaux bicarbonatées, qu'elles soient à base de soude ou de chaux, sont comme les spécifiques de la dyspepsie. Au nombre des stations les plus recommandables sous ce rapport, nous placerons *Vichy*, *Vals*, *Pougues*, *Saint-Alban*, *Chaudes-Aigues*, *Aix*, *Vic-le-Comte* et *Vic-sur-Cère*. *Vichy* et *Vals* sont des eaux quelquefois trop fortes pour pouvoir être supportées par des estomacs souffrants ; cette vérité est tellement incontestable que M. Durand-Fardel, dont l'opinion est d'un si grand poids en semblable matière et par le talent qui le distingue et par la position honorable qu'il s'est faite à Vichy depuis un grand nombre d'années, la constate lui-même à l'article *dyspepsie* de son dernier ouvrage : « Il ne manque qu'une chose à Vichy sous ce rapport, dit-il, ce sont des sources faiblement minéralisées. Aussi, lorsqu'à propos de toutes les sources minérales qui viennent à se découvrir ou à s'obtenir artificiellement *à Vichy* ou dans les environs, on s'efforce de prouver qu'elles sont plus minéralisées ou plus fortes que leurs aînées, on a bien tort : ce ne sont pas les sources fortes qui manquent à Vichy, ce sont les sources faibles [1]. »

D'autres sources, au contraire, *Saint-Alban*, les deux *Vic*, *Chaudes-Aigues*, ont un degré de minéralisation trop faible et n'agissent guère que par leur température élevée ou par l'acide carbonique qu'elles contiennent.

Pougues tient le milieu entre ces deux extrêmes, et cette juste modération dans la quantité des principes minéralisateurs explique les succès que les malades y obtiennent après avoir vainement essayé de *Vichy* ou de *Saint-Alban*.

Quand la dyspepsie est liée à un état anémique, les eaux ferrugineuses sont indiquées de préférence aux eaux alcalines, et l'on doit, avant de recourir aux sources de *Vichy*, de *Pougues* ou de *Saint-Alban*, visiter les sources ferrugineuses gazeuses, au nombre desquelles nous citerons *Andabre*, *Lamalou*, *Sylvanès*, *Orezza*, *Château-Gonthier*, *Forges*, etc.

Si la dyspepsie s'accompagne d'une grande surexcitation ner-

[1] Traité thérapeutique des eaux minérales, page 540.

veuse ; si des douleurs gastralgiques compliquent les troubles fonctionnels du tube digestif ; en un mot, si l'on a affaire à ce que nous avons appelé la dyspepsie gastralgique, il faudra s'adresser aux sources faiblement minéralisées, telles que *Plombières*, *Bagnols*, *Sermaize*, au secours desquelles viennent puissamment les procédés hydrothérapiques.

DYSSENTERIE.

Dans un travail inséré dans les *Mémoires de médecine, chirurgie et pharmacie militaires*, année 1850, M. le docteur Finot précise de la manière suivante les indications de la thérapeutique thermale dans la dyssenterie : « Il y a indication positive, dit-il, dans les dyssenteries chroniques avec constitution moyenne, tempérament mixte, bilieux, mais peu irritable, et surtout avec les tempéraments lymphatiques et scrofuleux ; dans les diarrhées anciennes à forme bilieuse ou séreuse ; dans les entéralgies, soit primitives, soit consécutives aux maladies endémiques ; dans les entéro-colites chroniques, lorsque les selles sanguines et le ténesme ayant disparu, il ne reste ni chaleur abdominale, ni point fixe douloureux, ni autre signe de phlegmasie aiguë ; dans la cachexie paludéenne de nos plaines d'Afrique, compliquée de tous ces états organo-pathologiques, avec ou sans marasme, pourvu qu'il n'y ait pas coexistence d'altérations anatomiques profondes. »

Et le docteur Finot indique *Vichy* comme la station la mieux appropriée à cet état.

M. Durand-Fardel n'a pu nous édifier sur ce point, et il ajoute qu'il a rencontré quelques observations isolées de dysenteries traitées avec succès à *Foncaude*, à *Olette*, à *Bagnoles* (Orne) ; mais que ces observations sont tout à fait insuffisantes pour que l'on puisse en déduire quelque chose d'un peu concluant.

ECZÉMA.

Cette affection cutanée est caractérisée par de petites vésicules très-rapprochées les unes des autres, dont l'éruption est annoncée par un sentiment de fourmillement et de cuisson à la peau, dont la base est à peine enflammée, et qui se terminent par la résorption du fluide qu'elles contiennent ou par des excoriations très-superficielles, accompagnées d'une exhalaison séreuse à laquelle succède la desquammation de l'épiderme.

De toutes les dermatoses, l'eczéma est la forme que l'on rencontre le plus fréquemment aux eaux minérales, et c'est celle aussi qui cède le plus facilement au traitement thermal.

Cependant les sources auxquelles il convient de donner la préférence sont : *Cauterets*, *Luchon*, *Saint-Honoré*, *Enghien*, *Pierrefonds* et *Foncaude*.

ENGORGEMENT ARTICULAIRE. — (Voir *Maladies chirurgicales* et *Rhumatisme*.)

ENGORGEMENT DE LA RATE. — (Voir *Cachexie paludéenne*.)

ENGORGEMENT DU FOIE.

Nous entendons ici par engorgement du foie toute augmentation de volume de l'organe hépatique, que cet engorgement succède à une hépatite aiguë, qu'il se montre primitivement d'une manière passive, ou qu'il soit lié à la cachexie paludéenne.

Dans tous les cas et à moins de contre-indications que nous ferons connaître tout à l'heure, la médication thermale trouve à s'exercer, et quelquefois d'une manière miraculeuse.

Cependant les résultats que l'on doit attendre des eaux minérales ne peuvent être obtenus à toutes les époques de la maladie, et M. Durand-Fardel estime que c'est, entre dix-huit mois et quatre ans de durée, que le traitement thermal paraît agir le plus efficacement.

L'engorgement du foie est quelquefois lié, soit à une maladie organique du cœur, soit à une hydropisie, soit à un anasarque ; souvent même il n'existe entre ces divers états morbides qu'une simple concomitance ; mais la présence seule de ces affections marque, sinon toujours, une contre-indication formelle à la médication thermale, du moins indique que cette médication ne doit être employée qu'avec certaines précautions.

C'est que, hors les cas où les sujets sont névropathiques et auxquels il convient mieux alors d'administrer des eaux faiblement minéralisées, telles que *Saint-Alban* et *Plombières*, la médication thermale des engorgements du foie réclame des eaux énergiques, telles que *Vichy*, *Vals*, pour les bicarbonatées sodiques, et *Bourbonne*, *Balarue*, *Niederbronn*, pour les chlorurées sodiques.

Cependant tous les engorgements n'exigent pas une thérapeutique aussi forte et se trouvent mieux de l'usage d'eaux moins puissamment minéralisées; dans ces cas plus nombreux qu'on ne pense, on se trouvera bien de *Pougues*, de *Luxeuil*, de *Cransac*, de *Chaudes-Aigues*, de *Sylvanès*, etc., etc.

ENGORGEMENT UTÉRIN.

Parmi les états morbides dont la matrice peut être le siége et qui réclament la médication thermale, il en est un qui nous doit arrêter un instant, parce qu'il apporte les désordres les plus variés dans les fonctions, dans la stucture, et, si l'on peut ainsi dire, dans les habitudes de l'utérus.

Nous voulons parler de l'engorgement de cet organe qu'il ne faut pas confondre avec le catarrhe utérin.

L'engorgement peut atteindre tour à tour le corps ou le col de la matrice, ou simultanément ces deux parties de l'organe utérin.

Quand l'engorgement occupe le corps et qu'il est assez prononcé, il entraîne fatalement l'utérus hors de sa position normale, et l'on observe alors ces déviations qui, dans quelques cas, sont pour la femme une cause incessante de souffrances.

Quand l'engorgement siége sur le col, il donne naissance à ces rougeurs, à ces érosions et à ces ulcérations qui résistent si opiniâtrément aux caustiques, par cela seul que les caustiques, intempestivement employés, aggravent au lieu d'amender l'engorgement.

Enfin, quand l'engorgement occupe tout à la fois le corps et le col de l'utérus, il se produit la double série d'accidents que nous venons d'énumérer.

De plus, dans beaucoup de cas, la fonction cataméniale peut être troublée, soit mécaniquement, soit d'une manière pathologique, et la muqueuse utérine peut de son côté participer à ces désordres et y mêler une leucorrhée plus ou moins abondante.

Comme on le voit, l'engorgement utérin est, selon son siége, le générateur des accidents les plus nombreux et les plus variés, et mérite par conséquent à tous égards de fixer notre attention.

L'engorgement utérin ne se présente pas toujours avec un cortége aussi effrayant de symptômes douloureux. Il y a dans la maladie des degrés qui sont des guides sûrs pour le succès de la médication thermale.

Quand la région hypogastrique est le siége de pesanteurs ou de douleurs, quand les règles coulent avec plus d'abondance qu'à l'ordinaire et que des hémorragies plus ou moins fortes se produisent en dehors de l'époque menstruelle, quand enfin des pertes blanches, quelquefois sanguinolentes, existent, la maladie revêt un caractère pléthorique, et réclame le secours des sources calmantes, telles que *Néris, Plombières, Ussat* et *Saint-Sauveur*.

Quand l'engorgement est indolent et s'accompagne de fleurs blanches abondantes, il faut recourir à des eaux plus énergiques, dont la caractéristique sera tantôt le soufre, tantôt le fer et tantôt le chlorure de sodium. Si une constitution chloro-anémique formait, pour ainsi dire, le fond du tableau, il faudrait donner la préférence aux bains de mer et quelquefois même recourir à la médication par les eaux-mères des salines.

Dans tous les cas, les pratiques hydrothérapiques devront occuper une certaine place dans le traitement de l'engorgement utérin : les injections et les douches vaginales, soit avec l'eau simple, soit avec l'eau minérale, et appropriées à l'intensité de la maladie, seconderont puissamment le traitement thermal, tant interne qu'externe.

ENTÉRALGIE. (Voir *Dyspepsie* et *Gastralgie*.)

ENTÉRITE.

Il ne peut être ici question que de l'entérite chronique dont les caractères principaux sont des douleurs fixes ou des coliques répondant ordinairement au trajet du gros intestin, des diarrhées glaireuses ou pseudo-membraneuses, soit continues, soit alternant avec la constipation, enfin des digestions difficiles ou douloureuses.

Les eaux faiblement minéralisées et thermales, *Plombières*, *Cambo*, *Vic-le-Comte*, *Bagnères-de-Bigorre*, etc., paraissent indiquées, et encore faut-il les employer en bains, et surtout en piscines, de préférence à l'intérieur.

Vichy est également recommandé par M. Durand-Fardel, qui insiste, comme nous, sur le traitement externe.

ENTORSE. (Voir *Maladies chirurgicales.*)

ÉROSIONS DE L'UTÉRUS. (Voir *Engorgement utérin.*)

FIÈVRE INTERMITTENTE. (Voir *Cachexie paludéenne.*)

FRACTURE. (Voir *Maladies chirurgicales.*)

GASTRALGIE.

La gastralgie est la névrose de l'estomac dont le caractère principal est la douleur. C'est par là qu'elle se distingue de la dyspepsie, qui habituellement est peu douloureuse et qui emprunte toute sa physionomie aux troubles fonctionnels du tube digestif (voir *Dyspepsie*).

La gastralgie, dans les circonstances les plus habituelles, se montre par accès dont la violence et la fréquence sont excessivement variables; parfois, sans être continues, les douleurs cardialgiques n'affectent pas le caractère d'accès; d'autres fois enfin la souffrance de l'estomac est continue, avec ou sans exaspération. De ces trois formes, une seule relève de la médication thermale : c'est la gastralgie par accès.

Cependant, il est une variété de gastralgie continue qui retire de grands avantages de la thérapeutique thermale : nous voulons parler de cette gastralgie que la chlorose tient sous sa dépendance, et qui, grâce à la médication ferrugineuse et à de bonnes conditions hygiéniques, cède avec les phénomènes chlorotiques.

Mais, en dehors de cette variété, la gastralgie continue retirera peu de bénéfice de la médication thermale, si même elle n'est pas aggravée par elle.

On restreindra donc les ressources hydrologiques à la gastralgie par accès, et dans quelques cas on pourra l'étendre à la gastralgie qui présentera des rémissions assez marquées.

Les eaux alcalines, *Vichy*, *Pougues*, *Saint-Alban*, remplissent ici les mêmes indications que dans les dyspepsies ; à l'égard de ces diverses stations thermales, nous renouvelons les observations que nous avons faites à l'article Dyspepsie (voir ce mot).

GASTRITE.

Il est bien entendu qu'il ne peut s'agir ici que de la gastrite chronique, et encore de cette forme en quelque sorte atonique qui ne présente le soir aucune exacerbation. Une douleur épigastrique développée par la pression, la langue rouge, surtout à son extrémité, des renvois acides et la digestion pénible sont les caractères locaux de la gastrite chronique, qui peut espérer quelque bénéfice de la médication thermale.

Même dans cette forme affaiblie, il ne faut recourir qu'aux sources faiblement minéralisées, telles que le *Mont-Dore*, *Bagnères-de-Bigorre*, *Plombières*, *Ussat*, etc., qui réussissent moins par l'emploi interne de leurs eaux que par les procédés hydrothérapiques qu'ils mettent en usage.

GOUTTE

On a tellement écrit sur la nature de la goutte sans arriver à rien de précis, que nous craignons, en exposant nos idées propres, d'ajouter une nouvelle dissertation à tant d'autres, au grand détriment du côté pratique, et, comme on dit, de laisser la proie pour l'ombre.

A l'exemple de toutes les maladies dont l'essence nous est

inconnue, la goutte ne peut être définie que par une courte description des symptômes qui la constituent. Elle est caractérisée par des douleurs *spontanées*, *périodiques*, survenant principalement dans les petites articulations, avec formation à la longue de concrétions dures dites *tophacées*, et avec déplacement du principe qui amène ces douleurs, qui peut se fixer sur quelques-uns des principaux viscères.

La goutte n'est pas constamment identique avec elle-même ; elle revêt des formes différentes dont les auteurs se sont plu à grossir le nombre, mais qui peuvent se réduire aux trois variétés suivantes : *goutte aiguë, goutte chronique fixe, goutte chronique mobile.*

Nous allons étudier, au point de vue de la thérapeutique thermale, chacune de ces trois variétés.

Goutte aiguë. — Nous pourrions ne pas insister sur cette forme de la goutte, parce que, ainsi que nous le dirons tout à l'heure, la médication thermale est formellement contre-indiquée pendant la période de l'état aigu. Mais, pour bien faire comprendre les phénomènes de chronicité dont nous parlerons tout à l'heure et qui, dans beaucoup de cas, succèdent à l'état aigu, nous devons nous arrêter un instant à ce début de la maladie.

La goutte aiguë commence presque toujours par une douleur vive aux gros orteils, particulièrement la nuit. De là elle se porte vers les petites articulations, après avoir donné lieu à divers accidents sympathiques qui ont surtout rapport aux organes digestifs; ce n'est que par la suite qu'elle se fixe sur les grandes articulations. Pendant les accès, une douleur brûlante et lancinante, avec gonflement, tension et rougeur, s'empare de l'articulation affectée ; une ou plusieurs articulations peuvent en être frappées, soit en même temps, soit successivement, et dans l'un ou l'autre cas l'accès se termine par résolution au bout de sept à trente jours et plus.

Les phénomènes franchement inflammatoires qui accompagnent toujours cet état contre-indiquent formellement la médication thermale. Cependant, comme un intervalle plus ou moins long peut séparer les accès, et qu'une première attaque de goutte doit toujours en faire craindre de nouvelles, on pourra, même alors que la malàdie n'a pas encore revêtu la forme chronique, recourir aux eaux minérales; mais alors il faudra avoir soin de ne faire intervenir cette thérapeutique qu'à une époque aussi éloignée que possible des accès passés et futurs, et jamais pendant les accès.

Les stations thermales qui, en France, peuvent avoir quelque prétention sérieuse à être utilement employées dans cette première forme de goutte sont assez peu nombreuses ; mais le rôle de chacune d'elles est assez bien défini, et l'on peut dire qu'ici la qualité remplace la quantité.

Ces stations thermales, au nombre de trois,sont *Vichy, Bourbon-l'Archambault et Néris.*

Quand la goutte est franche et régulière, quand elle s'accompagne de dyspepsie ou de gravelle urique, *Vichy* doit avoir la préférence.

Si le malade a un tempérament lymphatique prononcé, il ira à *Bourbon-l'Archambault ;* s'il y a, au contraire, tendance à la pléthore, Vichy devra encore être choisi.

Quand le système nerveux sera très-irritable, quand le tempérament sera nevropathique, Néris, et Néris seul, sera réellement profitable.

Sous le rapport qui nous occupe, l'Allemagne se place avantageusement à côté de la France, et *Carlsbad, Aix-la-Chapelle* et *Wiesbaden*, ont au delà du Rhin, une réputation égale à nos trois stations thermales. Les limites de ce volume, exclusivement consacré aux eaux minérales de notre pays, ne nous permettent aucune excursion à l'étranger ; mais nous reviendrons sur ce point dans le volume où nous étudions toutes les eaux minérales de l'ancien et du nouveau continent.

Goutte chronique fixe. — Appelée par les auteurs *goutte atonique ou asthénique, goutte froide et goutte blanche*, elle succède fréquemment à la goutte aiguë au bout d'un temps plus ou moins long qui rarement est inférieur à deux ans. A cette période de la maladie, les accès n'offrent plus le caractère inflammatoire et fébrile ; des spasmes et des crampes se ont sentir dans les muscles, et les accès, s'ils sont moins douloureux, deviennent beaucoup plus fréquents. Les fonctions digestives s'altèrent presque toujours, soit avec des alternatives d'appétit vorace et de nausées, soit avec des aigreurs, des rapports acides, la constipation, la diarrhée, etc. Les articulations affectées, libres jusqu'alors, éprouvent une rigidité inaccoutumée et deviennent bientôt le siége de concrétions d'une matière dure, particulière, dite *tophacée.* Ces concrétions, dont le volume varie depuis celui d'un grain de millet jusqu'à celui d'une grosse noix, occupent, en nombre indéterminé, des positions diverses. On a vu quelquefois ces concrétions déterminer des ulcérations à la peau et être ainsi éliminées par la suppuration.

Goutte chronique mobile dite également *goutte vague, irrégulière, nerveuse.* — Cette variété succède fréquemment aux deux précédentes, surtout quand la goutte aiguë n'a pas présenté des caractères franchement inflammatoires; elle peut aussi se développer d'emblée chez les vieillards ou les individus affaiblis par un mauvais régime ou des maladies antérieures.

Ainsi que l'indique son nom, cette variété a pour caractère saillant la mobilité ; elle passe rapidement, et souvent même pendant le même accès, d'une articulation à une autre, et peut ainsi en envahir cinq et six. D'autres fois elle se porte sur des organes essentiels et peut alors mettre en danger la vie du malade.

Au point de vue de la thérapeutique thermale, ces deux variétés de la goutte chronique ne présentent que des nuances que nous allons nous attacher à faire ressortir.

Si la goutte chronique est franche, avec ou sans manifestations douloureuses, si surtout l'état dyspeptique se montre ainsi que la gravelle, *Vichy* sera d'autant mieux conseillé que ses sources ferrugineuses pourront être concurremment employées contre l'affaiblissement dont l'organisme est alors assez souvent frappé.

Cependant si cette langueur était très-prononcée et l'état asthénique développé, il faudrait donner la préférence aux eaux chlorurées sodiques, telles que *Bourbonne, Bourbon-l'Archambault,* etc., et dans les cas où l'anémie prédominerait, s'adresser aux eaux ferrugineuses ; si les fonctions de la peau et du système nerveux étaient languissantes, on recourrait aux eaux sulfureuses les plus actives, telles que *Cauterets, Luchon, Bagnols,* etc. ; si au contraire le système nerveux était dans un état névropathique, il faudrait s'adresser aux eaux faiblement minéralisées, telles que *Néris, Bains, Luxeuil,* etc.

Enfin contre les engorgements goutteux, les concrétions articulaires, les ankyloses, etc., on donne la préférence aux eaux chlorurées sodiques les plus fortes.

En Allemagne, à Tœplitz, qui semble avoir la spécialité du traitement de la goutte, on préconise les bains dont la température varie selon l'effet à obtenir : il y a les bains *tièdes,* les bains *chauds* et les bains *brûlants* ; ces derniers employés surtout contre les lésions les plus graves des articulations.

La durée de ces bains est de une heure pour les tièdes, de 30 à 40 minutes pour les chauds, et de 15 à 20 minutes pour les bains brûlants.

GRAVELLE.

La gravelle est une affection des reins dont la nature nous estinconnue et qui se traduit surtout par le dépôt, dans l'urine, d'une matière de couleur, de volume et de composition chimimique variables.

Sous ce dernier rapport, le seul qui nous intéresse ici, les petit cristaux dont la réunion constitue le dépôt graveleux, peuvent être formés soit par l'acide urique, soit par l'oxalate de chaux, soit par le phosphate de la même base.

La gravelle d'acide urique ou plus simplement la gravelle urique est de beaucoup la plus commune.

La gravelle oxalique ou gravelle blanche est assez rare.

Enfin la gravelle phosphatique est toujours liée au catarrhe vésical dont elle semble n'être qu'un épiphénomène, et trouve naturellement sa place dans l'article consacré à cette affection. (Voir *Catarrhe vésical.*)

Nous n'avons donc à nous occuper ici que de la gravelle urique et de la gravelle oxalique, et cette dernière encore y tiendra peu de place, autant à cause de sa rareté que parce qu'elle comporte exactement les considérations que nous présenterons sur la gravelle urique.

La formation dans les reins de la matière graveleuse, son passage à travers les uretères, son séjour dans la vessie et son expulsion par le canal de l'urètre ne s'accompagnent ordinairement d'aucune douleur, d'aucun mouvement fébrile.

Dans d'autres circonstances, au contraire, les pérégrinations des petits graviers sont l'occasion de douleurs atroces dont le siége est dans l'appareil rénal et qui tiennent à un état soit phlegmasique, soit névralgique de ces parties.

Ces douleurs sont connues sous le nom de *coliques néphrétiques.*

Qu'elles reconnaissent pour cause une phlegmasie ou une névralgie, les coliques néphrétiques, en tant que phénomène existant, contre-indiquent la médication thermale, mais la réclament impérieusement au contraire si ces accidents douloureux sont éloignés.

Cette médication doit évidemment se proposer deux résultats : 1° dissoudre la matière graveleuse au fur et à mesure qu'elle se forme ; 2° agir assez puissamment sur l'organisme en général et sur les reins en particulier, pour arrêter cette sécrétion anormale des principes constitutifs de la gravelle.

Les eaux alcalines remplissent admirablement cette double indication ; par l'action des sels alcalins, en effet, l'acide urique se change en urate qui, plus soluble que l'acide, se dissout dans les urines qui l'entrainent facilement avec elles. Puis l'excitation que les eaux alcalines impriment aux reins, finissent à la longue par modifier leur mode de sécrétion.

Cette excitation ne saurait être mise en doute quand on a observé des graveleux aux stations minérales alcalines. Elle se produit tantôt dès le début du traitement et tantôt quelques jours après la saison, et toujours elle est dénoncée par une augmentation notable du dépôt qui se forme au fond du vase.

Toutes les eaux alcalines conviennent à peu près indistinctement dans le traitement de la gravelle; cependant si dans quelques circonstances des sources comme celles de *Vichy* et de *Vals* sont trop fortement minéralisées, d'autres, telles que *Saint-Alban*, par exemple, ne le sont pas d'une manière suffisante; et les unes et les autres, rapprochées de *Pougues*, de *Vic*, etc., rendent des services, quand elles sont appropriées aux conditions individuelles de chaque malade.

A côté de ces sources exclusivement alcalines, viennent se placer les eaux sulfureuses dégénérées: *la Preste*, *Molitg*, *Olette*, etc., qui, par suite des altérations subies, prennent rang parmi les eaux bicarbonatées. Pourtant leur emploi semble de préférence indiquer les cas où la gravelle se complique, soit de coliques néphrétiques, soit de symptômes de dysurie.

Enfin *Contrexeville*, dont la minéralisation n'est pas assez énergique pour agir puissamment sur l'économie et qui jouit pourtant d'une certaine réputation pour le traitement de la maladie qui nous occupe, nous semble mieux convenir dans la gravelle liée à un état catarrhal de la vessie et, sous ce rapport, disputer à Pougues l'honneur du premier rang.

HÉMIPLÉGIE. (Voir *Paralysie hémiplégique.*)

HÉMOPHTHISIE. (Voir *Phthisie.*)

HERPÉTISME.

Nous insérons ici ce mot pour proclamer que nous admettons pour les maladies de la peau une diathèse dont l'école anatomique moderne a fait trop bon marché depuis Lorry.

Sans cette diathèse il serait presque impossible de comprendre l'action spéciale, nous allions presque dire spécifique de certaines eaux minérales sur les manifestations dermatologiques les plus diverses et souvent même les plus opposées.

Sans doute des circonstances accidentelles déterminent une forme plutôt qu'une autre, et des éléments morbides, étrangers à la diathèse herpétique, impriment à la dermatose une physionomie particulière; mais ce ne sont là, pour ainsi dire, que des circonstances de détail qui confirment, au lieu de la détruire, la diathèse dont nous prenons ici la défense.

La médication thermale des maladies de la peau est incontestablement la plus riche, en France du moins, en ressources de tout genre. Pour en donner une idée, nous citerons ici les sources seulement dont la réputation sous ce rapport est la mieux établie; ce sont : *Saint-Honoré*, *Luchon*, *Saint-Sauveur*, *Vernet*, *Foncaude*, *Baréges*, *Amélie*, *la Preste*, *Molitg*, *Castera-Verduzan*, *Allevard*, *Gréoulx*, *Digne*, *Bagnols*, *Guillon*, *Enghien*, *Pierrefonds*, *Montmirail*, *Avène*, *Evaux*, *Néris*, *Niederbronn*, *Châteauneuf*, *Chaudesaigues*, *Aix*, *Plombières*, *Bagnères-de-Bigorre*, *Encausse*, *Saint-Amand*, *Charbonnière*, et *Hamman-Meskhoutin*, en Afrique.

Cependant la forme anatomique n'est pas indifférente pour le choix à faire au milieu de toute cette richesse, et, comme nous consacrons un chapitre à chacune de ces formes, nous indiquerons, au fur et à mesure que nous examinerons chaque dermatose, les sources le plus heureusement appropriées à son traitement.

HYPOCONDRIE. (Voir *Névroses*.)

HYSTÉRALGIE. (Voir *Aménorrhée* et *Névroses*.)

HYSTÉRIE. (Voir *Névroses*.)

IMPETIGO.

Maladie de la peau caractérisée par de petites pustules agglomérées ou discrètes, dont l'humeur ne tarde pas à se dessécher en croutes épaisses, rugueuses et jaunâtres.

C'est, avec l'eczema, la forme que l'on rencontre le plus fréquemment aux eaux minérales et celle aussi qui en retire le plus heureux bénéfice.

Cependant on trouve des impetigo qui semblent réfractaires à la médication sulfureuse, ou qui, blanchis, comme on dit, ne tardent pas à reparaître. Dans ces cas assez communs, la maladie cutanée est sous la dépendance du tempérament lymphatique ou mieux encore d'une constitution scrofuleuse, et alors les eaux sulfurées doivent céder la place aux bains de mer ou aux eaux chlorurées sodiques.

Cette remarque, due au professeur Shœnlein, de Berlin, nous paraît de la plus haute importance.

Quand la médication sulfureuse devra être employée, on donnera la préférence aux sources les plus fortes, telles que *Ax*, *Luchon*, *Olette* et *Baréges*; et quand il faudra débuter par les eaux salines on choisira *Uriage, Salins*, *Bourbonne*, et mieux les bains de mer, auxquels il sera bon de faire succéder la médication sulfureuse.

IMPUISSANCE.

Nous qui avons consacré un grand nombre d'années à étudier l'impuissance, et qui avons fait un traité sur la matière, nous éprouvons un grand embarras pour la manière dont nous devons aborder ce sujet au point de vue hydrologique. Cet état morbide, en effet, tient à des causes si variables, se traduit par des manifestations si diverses, dans la large acception du moins que nous nous sommes efforcé d'attacher à ce mot, qu'il y aurait folie à instituer un traitement unique, et à enfermer sa thérapeutique dans le cercle étroit d'une seule médication.

L'impuissance, en effet, est l'impossibilité d'accomplir cette partie de la fonction de la reproduction qui consiste dans le rapprochement des sexes.

Cette impossibilité n'est pas toujours l'apanage de l'homme, et, la femme, dans plus de cas qu'on ne pense, peut partager ce triste privilége.

Nous ne pouvons entrer ici dans tous les détails que ce sujet comporte, car l'impuissance, en dehors des vices de conformation, est rarement une maladie essentielle, c'est-à-dire indépendante de tout autre état morbide ; dans l'immense majorité des cas, elle est liée à des désordres plus ou moins éloignés de l'appareil qui en est le siége, et cette liaison s'explique par les relations intimes que la fonction génitale entretient avec toutes les fonctions importantes de l'économie ; ainsi, les troubles de l'âme, les altérations des fonctions digestives, les désordres de l'innervation, sans parler de maladies plus spéciales, telles que le diabète, par exemple, entraînent une impuissance dont le traitement varie avec les circonstances qui lui donnent naissance ; et encore, sans sortir de l'étude de l'homme, nous ne parlons pas de l'impuissance qui succède aux excès vénériens, à la continence trop prolongée, aux études abstraites longtemps soutenues, etc. Comme on le voit, il est assez difficile, dans les limites restreintes de cet ouvrage, de remplir le tableau que ce cadre exige ; nous ne ferions pas même une ébauche, et nous croyons plus sage de renvoyer ceux que ce sujet intéressent aux ouvrages, assez peu nombreux d'ailleurs, qui traitent de cette matière.

INCONTINENCE NOCTURNE D'URINES. (Voir *Atonie de la vessie.*)

LARYNGITE. (Voir *Angine.*)

LEUCORRHÉE.

Le leucorrhée désigne un écoulement muqueux qui se fait par les parties génitales de la femme. Cet écoulement, que l'on connaît aussi sous les noms de *pertes blanches*, de *flueurs blanches*, est souvent un symptôme de l'inflammation chronique de la muqueuse utérine ; mais il est non moins souvent le résultat d'un tempérament lymphatique, d'une constitution délabrée. Dans nos grandes villes, au milieu de la violation des lois les plus élémentaires de l'hygiène, les pertes blanches sont excessivement communes, non-seulement chez les femmes, mais encore chez les jeunes filles, et il serait déraisonnable de voir partout des catarrhes utérins.

Il faut donc admettre deux formes bien distinctes de leucorrhée : la leucorrhée idiopathique, liée au tempérament lymphatique et à l'inobservation des règles de l'hygiène ; et la leucorrhée symptomatique, manifestation du catarrhe utérin.

Ayant déjà consacré un chapitre à l'inflammation chronique de la muqueuse utérine, nous ne nous arrêterons pas ici à un des phénomènes qui la caractérisent, et nous renverrons le lecteur à l'article relatif au catarrhe utérin.

La filiation que nous avons reconnue aux pertes blanches qui seules nous doivent occuper ici, indique l'absolue nécessité de la médication thermale, non-seulement au point de vue des principes minéralisateurs capables de relever médicalement une constitution affaiblie ou un tempérament lymphatique, mais encore sous le rapport des conditions hygiéniques dont l'influence doit être ici considérable.

Ces conditions hygiéniques qui se résument surtout dans le changement de l'air, du régime et des habitudes, seront heureusement complétées par un climat chaud, dans des contrées exemptes d'humidité.

Quant à leurs propriétés médicales, les sources qui devront être opposées aux leucorrhées idiopathiques, devront être toniques et fortifiantes. Les eaux sulfureuses, chlorurées sodiques et ferrugineuses remplissent ce double but, employées soit d'une manière générale, en boisson et en bains, soit d'une manière locale, injections et douches.

La présence de l'iode est une condition essentiellement favorable à la médication dont il s'agit, car on sait sa puissance dans la scrofule, qui peut être considérée comme le terme extrême du tempérament lymphatique.

Nous rangeons donc parmi les sources nombreuses auxquelles peuvent s'adresser les leucorrhées idiopatiques, les stations de *Bagnoles*, *Saint-Sauveur*, *Eaux-Chaudes*, *Saint-Nectaire*, *Avène*, *Pougues*, *Plombières*, *Capvern*, *Sylvanès* et *Rennes*.

LICHEN.

Cette inflammation cutanée est caractérisée par l'éruption simultanée ou successive de papules rougeâtres ou de la couleur de la peau, prurigineuses, le plus souvent disposées en groupes, mais quelquefois éparses sur une région ou sur toute la surface du corps. Cette inflammation se termine naturellement par une desquammation furfuracée, ou plus simplement par des excoriations superficielles très-rebelles.

Le lichen est tantôt à l'état aigu et tantôt à l'état chronique. C'est de cette dernière forme seulement qu'il peut s'agir ici.

Comme à toutes les médications, d'ailleurs, le lichen est essentiellement rebelle à la thérapeutique thermale. Le traitement sulfureux n'a aucune action sur lui, quelquefois même il l'exaspère.

Cependant le docteur Alibert paraît avoir été plus heureux avec les eaux d'*Ax* qu'avec toutes les autres sources des Pyrénées.

Par contre, les eaux alcalines, les bicarbonatées sodiques, entre autres, paraissent mieux convenir dans le lichen que les eaux sulfurées, de même que dans la pratique ordinaire, les bains alcalins réussissent mieux dans cette affection que les bains sulfureux artificiels. Mais dans le choix des sources alcalines, il convient de choisir les plus douces, car, de l'aveu même de M. Durand-Fardel, *Vichy ne saurait y être approprié que dans des cas très-particuliers.*

LUMBAGO. (Voir *Névralgies.*)

LUXATION. (Voir *Maladies chirurgicales.*)

MALADIES CHIRURGICALES.

Les affections que nous réunissons ici sous le titre commun de maladies chirurgicales, échappent, en thérapeutique ordinaire, à l'action des médicaments internes, et relèvent de la main du chirurgien qui leur oppose soit un bandage, soit le bistouri, soit un caustique.

A leur début, ces désordres s'accompagnent de caractères inflammatoires qui contre-indiquent formellement la médication thermale ; mais, peu à peu, de ces diverses affections incomplétement guéries, les uns, à l'exemple des maladies internes, passent de l'état aigu à l'état chronique, et tombent dans une langueur et une atonie contre lesquelles les eaux minérales luttent avec succès, par leur action éminemment excitante ; ainsi les fistules traumatiques, les plaies, les blessures par armes à feu, etc. ; les autres, comme les fractures, les luxations, les entorses, disparues au point de vue anatomique, laissent dans les nerfs, dans les tendons ou dans les muscles de la partie lézée, soit une sensibilité exagérée, soit une faiblesse extrême, qui réclament non moins impérieusement que les ulcères l'action bienfaisante de l'excitation minérale ; d'autres enfin, altérant les formes anatomiquees ou les fonctions des organes, telles que les engorgements articulaires et les ankyloses, ne peuvent espérer reprendre leur régularité que sous l'empire de cette secousse locale et générale que, par leur composition chimique, leur mode d'administration et leur température, les eaux minérales procurent.

Comme on le voit, les indications à remplir sont partout les mêmes, et l'on prévoit déjà que toutes les armes de cette médication seront fournies soit par les sources sulfureuses, soit par les sources salines, dont les eaux sont le plus franchement excitantes.

C'est donc à juste titre que nous avons réuni dans le même cadre une série de désordres, fort dissemblables il est vrai, mais tous soumis aux mêmes indications curatives. Par ainsi, tout en ayant le bénéfice d'un tableau d'ensemble, nous nous évitons des répétitions inutiles et contraires aux limites de cet ouvrage.

Il ne nous reste donc plus, après les explications précédentes, qu'à mettre en regard de chaque groupe d'accidents le nom des stations thermales consacrées par la notoriété et l'expérience.

Ulcères atoniques, plaies et blessures par armes à feu. — Les sources auxquelles on recourra sont : *Bagnoles*, *Bourbonne*, *Baréges*, *Amélie*, dont l'action sera secondée par les moyens balnéaires que chacune de ces stations possède.

Suites de fractures, de luxations et d'entorses. — Une longue expérience a depuis longtemps constaté les bienfaits de *Bagnoles*, *Néris*, *Bourbonne*, *Hamman-Meskhoutin*, *Chaudes-Aigues* et *Saint-Amand*.

Ankyloses. — Les ressources hydrologiques sont assez bornées contre l'ankylose, et l'on ne peut guère avoir qu'une espérance d'amélioration, en allant à *Baréges* ou à *Evaux*, surtout si l'ankylose est ancienne.

Engorgements articulaires. — Plus curables que l'ankylose, les engorgements articulaires, suites de blessures ou de contusions, cèdent facilement aux eaux de *Baréges, Lamotte, Bourbonne* et *Bourbon-l'Archambault.*

MENTAGRE.

Comme son nom l'indique, la mentagre affecte particulièrement le menton; c'est une éruption pustuleuse causée par un champignon parasite des poils, et qui ne tarde pas à arriver en suppuration ; parfois l'inflammation ne va pas jusque-là, et alors la mentagre est caractérisée par de petites saillies indurées, rougeâtres ou brunâtres, à la base des poils, et recouvertes de légères squammes épidermiques.

A l'état chronique, il se joint à ces symptômes un état fongueux des follicules qui saignent à la moindre pression, une suppuration sanieuse, une altération profonde des poils, qui deviennent jaunes, cendrés, blanchâtres, atrophiés, et tombent d'eux-mêmes. Les parties malades exhalent une odeur fétide.

La Mentagre, comme la couperose, résiste fréquemment à toute thérapeutique et paraît ne pas subir l'influence de la médication sulfureuse.

Cependant des douches légères, pratiquées sur les parties malades avec l'eau sulfurée de *Luchon*, de *Saint-Sauveur* ou d'*Enghien*, doivent être essayées, à moins que des circonstances tirées de la constitution n'imposent l'usage des eaux ferrugineuses ou salines.

MÉTRITE. (Voir *Engorgement utérin.*)

MIGRAINE. (Voir *Névralgies.*)

NÉVRALGIES.

Les névralgies ont deux caractères essentiels qui les feront toujours reconnaître : la douleur et la rémittence. Les accès, dont la durée et l'intensité sont extrêmement variables, sont une contre-indication à la médication thermale.

C'est donc dans l'intervalle des attaques qu'il conviendra de recourir aux eaux minérales.

Mais qu'on ne s'y trompe pas, cette exaltation de la sensibilité qui constitue la névralgie, réclame une médication calmante beaucoup plus que perturbatrice, et ce serait s'exposer à de graves mécomptes que de s'adresser à des sources fortement minéralisées.

Il faudra donc choisir des eaux thermales et faibles, telles que *Néris*, *Plombières*, *Eaux-Chaudes*, *Luxeuil*, *Bains*, *Saint-Sauveur*, etc., et n'employer les douches qu'avec les plus grandes précautions.

La névralgie peut se fixer partout, et elle prend des noms différents selon le siége qu'elle occupe : on connaît la migraine, le tic douloureux de la face, la névralgie intercostale, le lumbago, la sciatique, etc.

Nous ne nous étendrons pas sur toutes ces variétés de la névralgie, parce que le même traitement thermal est applicable à chacune d'elles.

NÉVROSES.

Les névroses appartiennent à cette classe d'affections qui réclament impérieusement la médication thermale. L'économie, profondément troublée tantôt dans sa sensibilité (hystérie), tantôt dans sa motilité (chorée) et tantôt dans son élément moral (hypocondrie), a besoin tout à la fois des propriétés physiques et chimiques des eaux, et de la bienfaisante influence des heureuses conditions qui se rencontrent aux stations thermales.

Le système nerveux demande à être distrait, qu'on nous passe l'expression, des souffrances morales et physiques qui l'assiégent, et pendant que de douces jouissances ramènent l'esprit du malade vers des idées d'espérance et de bonheur, il faut appeler à la surface cutanée la surabondance d'influx nerveux qui entretient la névrose.

Pour arriver à ce but, les routes sont différentes : tantôt on s'adressera aux sources faibles et peu minéralisées, telles que *Saint-Sauveur*, *le Vernet*, *Bourbon-Lancy*, *Bagnères-de-Bigorre*, etc.; tantôt, au contraire, il sera utile de produire une forte dérivation, et alors on recourra à *Ax*, *Allevard*, *Foncaude*, *Ussat*, *Lamalou*, etc.

Le traitement externe, on le comprend, aura ici le pas sur la médication interne. Les bains, les douches y joueront un grand rôle, soit par leur température, soit par leur durée, soit par leur force ; souvent même, pour que la secousse soit plus énergique, on appellera à son aide la douche écossaise, dont l'action dérivatrice est si puissante, grâce aux alternatives rapides du chaud et du froid.

PARALYSIE.

On donne le nom de paralysie à l'abolition ou diminution de la contractilité musculaire d'une ou de plusieurs parties du corps, avec ou sans lésion de la sensibilité.

On a distingué les paralysies d'après le siége qu'elles occupaient : ainsi, on a nommé *hémiplégie* la paralysie de tout un côté du corps; *paraplégie* la paralysie de la moitié inférieure du corps; la paralysie des organes des sens a reçu des noms particuliers, tels que amaurose, cophose, surdité, etc., que tout le monde connaît.

Mais si ces distinctions servent utilement le langage scientifique, elles ne sauraient être d'une grande utilité dans le sujet qui nous occupe.

La circonstance la plus intéressante pour nous est la connaissance des causes diverses de toutes ces paralysies, car, hâtons-nous de le dire, l'abolition ou la diminution de la contractilité musculaire sont sous la dépendance de lésions nombreuses et d'affections variées.

Les centres nerveux, cerveau et moelle épinière, sont le siége de lésions, apoplexie, inflammation, ramollissement, etc., qui presque fatalement entraînent la paralysie de plusieurs parties du corps.

Les nerfs, dans leur trajet, éprouvent aussi des altérations qui peuvent abolir le mouvement dans les muscles qu'ils sont chargés d'animer; les paralysies qui en résultent sont alors dites paralysies *locales*.

Certaines affections, telles que le rhumatisme, l'hystérie, la syphilis, etc., jettent la perturbation dans l'innervation musculaire au point d'en éteindre la contractilité.

Les excès, en épuisant la vitalité, tarissent la force musculaire.

L'âge exerce lui-même, dans certaines conditions morbides, un empire funeste sur la contractilité des muscles; tout le monde connaît la paralysie des vieillards, dite paralysie *sénile*, et la paralysie essentielle des enfants.

Enfin, certains agents, le plomb, le mercure, l'arsenic, portent sur les muscles une action débilitante et amènent des paralysies connues sous le nom de paralysies *métalliques*.

Nous réunissons dans un même cadre, en les distinguant toutefois soigneusement, toutes ces altérations de la contractilité musculaire, et nous croyons faire une chose utile en les comprenant dans un seul catalogue, malgré la diversité de leur origine, plutôt que de les disséminer sous des noms différents et leur enlever ainsi leur expression caractéristique.

Nous aurons donc à examiner, d'après ce que nous venons de dire, une série d'états paralytiques que nous classerons de la manière suivante, en nous conformant à l'ordre alphabétique adopté dans tout cet ouvrage.

Paralysie consécutive { aux épuisements, aux excès vénériens, aux fièvres graves, à l'accouchement.

Paralysie hémiplégique,
— hystérique,
— infantile ou essentielle des enfants,
— localisée,

Paralysie métallique,
— paraplégique,
— rhumatismale,
— sénile,
— syphilitique.

C'est dans cet ordre que nous allons étudier les paralysies au point de vue de la médication thermale.

PARALYSIE CONSÉCUTIVE.

Les états morbides qui, sans lésion anatomique du système nerveux, peuvent entraîner l'abolition du mouvement sont : 1° l'épuisement du système nerveux; 2° les excès vénériens avec ou sans pertes séminales; 3° les fièvres graves; 4° enfin l'accouchement.

Disons un mot sur chacune de ces variétés de la paralysie consécutive.

1° *Paralysie suite d'épuisement.* — Cette paralysie, fort anciennement connue, succède aux fatigues, aux veilles et aux travaux de tout genre; elle est souvent liée à certaines cachexies, comme le scorbut, dont les victimes remplissaient les hôpitaux de la Crimée et de Constantinople. Strabon donnait à cette forme de paralysie le nom de *scélotyrbe*, que Pline et Galien décrivent : « une espèce de paralysie dans laquelle le malade, ne pouvant marcher droit, est obligé, en marchant, de tourner le corps ou de gauche à droite ou de droite à gauche; souvent même il ne saurait lever le pied, mais il le traîne comme lorsqu'on a à monter quelque pente raide. »

D'après le témoignage de M. le Bret, qui, à Balaruc, a fait une étude spéciale de cette paralysie, les eaux chlorurées sodiques fortes sont les plus convenables, moins à l'intérieur que comme usage externe, en immersion plutôt qu'en bains, et en provoquant une énergique réaction au moyen des procédés hydrothérapiques.

2° *Paralysie suite d'excès vénériens.* — Il n'est pas sans quelque utilité pratique de s'assurer si cette paralysie s'accompagne ou non de pertes séminales. Dans les cas où la paralysie est simple, sans complication du côté des vésicules séminales, les eaux faiblement minéralisées, *Plombières, Néris, Luxeuil, Bourbon-Lancy* sont les plus convenables, car la médication thermale repose plutôt ici sur les conditions hygiéniques que présentent les stations minérales que sur la vertu thérapeutique des eaux proprement dite.

Quand des pertes séminales accompagnent la paralysie, il faut, avant toutes choses, tarir ces pertes qui entretiennent et aggravent l'épuisement du système nerveux, et pour arriver à ce résultat, la médication thermale, il faut bien le dire, offre peu de ressources.

La thérapeutique ordinaire et l'hydrothérapie devront avoir la préférence.

3° *Paralysie suite de fièvres graves.* — Il est ici d'une haute importance pratique d'être bien fixé sur l'âge de la paralysie, si l'on peut ainsi dire. Quand l'affection qui a donné naissance à la paralysie est récente et ne remonte pas à une époque très-reculée, l'organisme est encore sous l'empire de la violente secousse qu'il vient d'éprouver, et il y aurait peut-être péril à lui imposer une médication dont l'énergie serait au-dessus de ses forces. Dans ce cas, il est bon de recourir aux eaux faiblement minéralisées, mais qui agiront surtout par leur haute température; de ce nombre sont *Plombières, Néris, Bourbon-Lancy*, et surtout le *Mont-Dore*, où ces paralysies sont traitées par la source du *Grand-Bain*, dont la thermalité est de 30 à 40°.

Quand l'affection mère date d'une époque déjà ancienne et quand l'organisme a réparé les forces que le mal avait fait perdre, il faut recourir à une médication plus énergique et réveiller dans les muscles la contractilité endormie. Dans ces cas, les eaux sulfurées et surtout les eaux chlorurées sodiques fortes devront avoir la préférence, et parmi elles *Balaruc, Bourbonne, Bourbon-l'Archambault, Lamotte* et *Uriage*.

4° *Paralysie suite de couches.* — C'est surtout dans les auteurs allemands que l'on trouve quelques détails sur cette variété de paralysies. Presque tous s'accordent sur l'utilité des eaux bicarbonatées sodiques dont *Tœplitz* leur sert de type. Seulement Schmelkes insiste pour que le traitement thermal ne soit employé qu'après l'électricité.

PARALYSIE HÉMIPLÉGIQUE.

La paralysie hémiplégique, ou plus simplement l'hémiplégie, est toujours produite par une affection du cerveau.

L'apoplexie et le ramollissement de la pulpe cérébrale sont ordinairement les maladies-mères de l'hémiplégie.

Mais le ramollissement, affection très-grave et au-dessus de toutes les ressources de l'art, ne doit pas nous occuper ici, car la paralysie qui l'accompagne est constamment tenue sous la dépendance de la lésion anatomique qui échappe, nous le répétons, à la thérapeutique thermale, comme à toute autre thérapeutique.

Reste donc l'apoplexie.

L'apoplexie est la congestion sanguine d'une partie plus ou moins étendue du cerveau, avec persistance d'un caillot sanguin dans les parties congestionnées.

La pression exercée par ce caillot sur la pulpe cérébrale est la cause mécanique de l'hémiplégie.

Le sang épanché subit une première modification : il se décompose, et la partie aqueuse commence à être résorbée; pendant ce premier travail de réparation, les symptômes de la paralysie s'amendent, parce qu'il y a nécessairement diminution dans la pression subie par la pulpe cérébrale. Peu à peu, toute la partie aqueuse du sang épanché est résorbée, et il ne reste plus que la partie fibrineuse, qui subit elle-même, mais plus lentement encore, ce travail de réparation.

Enfin, la disparition complète de la lésion cérébrale n'est pas toujours le signal de la fin de la paralysie, et les parties où le mouvement avait été aboli peuvent persévérer dans leur inaction par le fait seul de cette longue suspension de leurs fonctions.

Cette histoire rapide du mécanisme de l'apoplexie était nécessaire pour bien apprécier les services que l'on doit attendre de la médication thermale appliquée à l'hémiplégie.

L'époque qui s'étend depuis l'invasion de la maladie jusqu'au moment où s'achève le travail de résorption est non-seulement très-longue, mais encore très-variable selon les individualités ; on s'est alors demandé si, dans ce long intervalle, il n'y avait pas une période plus particulièrement opportune pour la médication thermale.

Les uns ont prétendu que l'on pouvait agir à une époque très-rapprochée de l'apoplexie ; les autres ont pensé qu'il fallait attendre un temps beaucoup plus éloigné.

A notre avis, aucune règle absolue ne saurait être établie à cet égard.

Tant que le travail de réparation n'a pas commencé, la maladie s'accompagne de symptômes d'acuité qui contre-indiquent la médication thermale.

Il faut, comme première loi à formuler, laisser passer la période d'acuité et attendre que l'apoplexie soit entrée dans la période de retour ou de réparation.

Mais la venue, la durée et l'énergie d'action de cette période étant essentiellement variables avec chaque individu, il est impossible, on le comprend, d'établir une règle générale pour le temps précis où il convient d'agir.

Il faut donc, c'est la seconde loi que nous formulons, se baser, non sur le temps écoulé depuis l'apoplexie, mais sur la marche des symptômes, alors que, d'après ceux-ci, on est sûr que la lésion cérébrale est en voie de réparation.

Pour cette période de la maladie, la thérapeutique thermale possède des ressources assez précieuses dans les eaux chlorurées sodiques fortes, dont presque toutes, par leurs propriétés laxatives, exercent sur l'intestin une action dérivative. Nous citerons surtout comme ayant en quelque sorte la spécialité du traitement des hémiplégies à cette période : *Balaruc*, *Bourbon-l'Archambault*, *Baurbonne*, *Lamotte* et *Niederbronn*.

Quand le travail de résorption du caillot hémorragique est achevé, et qu'il ne reste plus qu'à rappeler directement les fonctions abolies dans les parties paralysées, on recourra aux sources chlorurées sodiques faibles, telles que *Néris*, *Plombières*, *Luxeuil* et *Bourbon-Lancy*, dont les eaux, administrées en douches, agiront surtout par leur haute température.

PARALYSIE HYSTÉRIQUE.

L'hystérie est bien souvent sous la dépendance d'un état chloro-anémique, et la paralysie qui l'accompagne trouve alors son spécifique dans les eaux ferrugineuses.

Dans les paralysies hystériques où les phénomènes ne sont pas dominés par la chloro-anémie, on a conseillé les eaux sulfureuses comme excitantes, et l'on a même indiqué *Baréges* comme la station qui méritait la préférence.

Nous ne savons si les eaux sulfureuses exercent une action salutaire sur la marche de la paralysie hystérique; mais, en admettant cette action, nous pensons, avec M. Durand-Fardel, qu'il vaudrait mieux, dans ce cas, s'adresser à des eaux sulfurées moins fortes, telles que *Saint-Sauveur*, *Molitg* et *Olette*.

PARALYSIE INFANTILE.

On ne possède guère de détails sur cette espèce de paralysie, qui paraît succéder à des affections presque toujours convulsives.

Dans ses notes, encore inédites et confiées à M. Durand-Fardel, M. Le Bret assure que les eaux de *Balaruc*, administrées en bains et en douches, triomphent presque constamment de la paralysie essentielle des enfants.

Nous ne savons si cette médication par les eaux chlorurées sodiques fortes a été essayée autre part qu'à Balaruc ; mais les assertions de M. Le Bret doivent engager les médecins des sources analogues à entrer dans cette voie.

PARALYSIE LOCALISÉE.

Nous appelons paralysie *localisée* le défaut de contractilité musculaire qui n'a point son origine dans une lésion des centres nerveux, qui n'est sous la dépendance d'aucune diathèse, et qui n'affecte que les parties soumises à l'action du nerf malade. Les paralysies essentielles des organes des sens, l'amaurose, la surdité, etc., sont des types de paralysies localisées.

Tous les nerfs du corps, on le comprend, peuvent être atteints de cette altération ; mais ceux qui la présentent le plus fréquemment sont les nerfs superficiels, ceux de la face, entre autres, plus directement exposés aux causes extérieures de lésion.

La paralysie localisée se rapproche beaucoup de la paralysie hémiplégique au dernier degré, quand le caillot hémorragique est résorbé et qu'il ne reste plus à combattre que l'engourdissement causé par un long temps d'inaction.

Cette ressemblance de physionomie appelle l'analogie dans le traitement.

Les eaux chlorurées sodiques faibles, pourvu qu'elles soient douées d'une haute température, forment ici, comme précédemment, la base du traitement; nous rappellerons que c'est surtout en douches que devront être employées les eaux de *Néris*, de *Plombières*, de *Luxeuil* et de *Bourbon-Lancy*.

PARALYSIES MÉTALLIQUES.

Les progrès de la science et de l'industrie tendent à rendre les paralysies métalliques de plus en plus rares. Cependant diverses professions sont encore condamnées à l'emploi de ces agents meurtriers, le plomb et le mercure surtout, et fournissent encore chaque année de nombreuses victimes au martyrologe de l'industrie.

Les malheureux ouvriers frappés ainsi de paralysie trouvent dans les eaux chlorurées sodiques, *Balaruc*, *Bourbon-l'Archambault*, *Plombieres*, *Uriage*, etc., des ressources précieuses, que leur offrent aussi les eaux sulfurées à haute température, telles que *Ax*, *Luchon*, *Amélie*, *Vernet*, etc., etc.

PARALYSIE MUSCULAIRE PROGRESSIVE. (Voir *Atrophie musculaire progressive.*)

PARALYSIE MUSCULAIRE RHUMATISMALE. (Voir *Rhumatisme* et *Atrophie musculaire rhumatismale.*)

PARALYSIE PARAPLÉGIQUE.

On donne d'une manière générique le nom de *paraplégie* à la paralysie des membres inférieurs. De même que l'hémiplégie emporte toujours l'idée d'une lésion organique du cerveau, de même la paraplégie suppose une altération de la moelle épinière.

Cependant il est loin d'en être toujours ainsi.

Les membres inférieurs peuvent être frappés de paralysie sans que la moelle épinière présente la moindre altération dans son tissu ; on prend alors la lésion fonctionnelle pour une lésion organique.

Ces paraplégies sont dites paraplégies *essentielles.*

Nous les avons successivement passées en revue sous les noms de paralysies consécutive, hystérique, infantile, localisée, etc. ; nous n'y reviendrons pas ici.

En cette place, nous ne devons nous occuper que des paralysies liées à une lésion de la moelle épinière, et que nous appellons paraplégiques, de même que nous avons conservé l'épithète d'hémiplégiques aux paralysies dépendant d'une lésion cérébrale.

L'étude physiologique et pathologique de la moelle épinière est couverte encore de trop d'obscurités pour conduire à des indications thérapeutiques précises. Il est incontestable, en présence des difficultés presque insurmontables que présente le diagnostic, qu'on a dû rapporter à une lésion organique du cordon rachidien bien des troubles purement fonctionnels de la motilité et de la sensibilité, et que par suite une confusion regrettable a dû s'introduire dans la thérapeutique.

Nous n'essayerons pas, dans les limites et les conditions de cet ouvrage, de jeter quelque jour sur une question aussi complexe.

Mais, sans sortir des bornes qui nous sont imposées, nous

dirons que les eaux minérales paraissent généralement contre-indiquées dans les cas où la paralysie tient à une cause mécanique, telle que déplacement des vertèbres, tumeurs intra ou extra-rachidiennes, etc.

Cependant M. Lhéritier prétend avoir réussi quelquefois, avec les eaux de *Plombières*, à dissiper des paralysies dépendant de déviations rachidiennes ou de caries vertébrales.

La myélite ou inflammation de la moelle épinière est, le plus ordinairement, l'affection-mère des paraplégies. L'état aigu de la myélite est une contre-indication formelle à l'emploi des eaux minérales.

Mais, lorsque les symptômes d'acuité se sont dissipés, on pourra avec avantage recourir aux eaux chlorurées sodiques fortes (*Balaruc*, *Bourbon-l'Archambault*, *Bourbonne*, *Lamotte*, *Niederbronn*), ou aux eaux sulfatées (*Évaux*, *Miers*, *Bagnères-de-Bigorre*, *Ussat*, *Bagnoles*, etc.), ou aux boues minérales (*Saint-Amand*), ou aux eaux chlorurées sodiques faibles à haute température (*Plombières*, *Néris*, *Bourbon-Lancy*, *Luxeuil*, etc.)

Les bains de mer doivent également trouver place dans cette énumération, et M. Gaudet assure avoir eu à se louer souvent des bains de mer froids accompagnés de copieuses affusions.

PARALYSIE RHUMATISMALE.

Nous consacrons plus loin un chapitre étendu au rhumatisme.

La paralysie qui l'accompagne ne réclame pas une thérapeutique différente de celle de la diathèse; nous renvoyons donc pour de plus longs détails à l'article *Rhumatisme*.

Seulement nous dirons ici, entre temps, que la paralysie rhumatismale réclame de préférence les eaux faiblement minéralisées, mais dont la température est élevée, telles que : *Mont-Dore*, *Luxeuil*, *Plombières*, *Bourbon-Lancy*, *Chaudes-Aigues*, etc., etc.

PARALYSIE SÉNILE.

Quand la paralysie sénile existe sans lésion organique, quand elle est caractérisée par un affaiblissement général de la contractilité, surtout prononcé aux membres inférieurs, avec paralysie de la vessie et du rectum, on obtient les plus heureux résultats avec les eaux chlorurées sodiques fortes (*Balaruc, Bourbon-l'Archambault*, etc.), de préférence aux eaux chlorurée sodiques faibles, généralement recommandées dans ce cas.

PARALYSIE SYPHILITIQUE.

Nous consacrons plus loin un article à la syphilis. — Devançant nos conclusions, nous dirons ici que les eaux minérales actuellement connues sont impuissantes contre le virus syphilitique, et que la paralysie liée à une cachexie de cette nature n'a rien à attendre de la médication thermale.

PARAPLÉGIE. (Voir *Paralysie paraplégique*.)

PEMPHIGUS.

Le pemphigus est une phlegmasie cutanée qui commence par un prurit promptement suivi de plaques rouges, sur lesquelles se forment des bulles volumineuses, jaunâtres, transparentes, qui se terminent, au bout de deux ou trois jours, par l'effusion du liquide qu'elles contiennent et par la dessiccation de leurs bases dénudées.

Le pemphigus, surtout à l'état chronique, est toujours d'une grande gravité et dénote une cachexie très-souvent mortelle.

Nous ne pensons pas que la médication thermale soit ici de quelque utilité, et nous ne connaissons aucun fait qui contredise cette opinion.

PHTHISIE.

Malgré la puissante autorité de Bordeu, on peut se demander si la phthisie réelle, bien constatée et dégagée de tout autre élément morbide, relève de la médication thermale. Nous ne sommes pas les premiers à penser que les eaux minérales ne sont pas seulement inutiles dans la tuberculisation véritable, mais encore qu'elles aggravent la maladie et en précipitent le terme funeste.

Si l'on nous opposait les cures qui, toutes les années, s'obtiennent aux Eaux-Bonnes, une des stations les plus en vogue pour ces sortes d'affections, nous rappelerions ce que, sous la dictée du médecin distingué qui se rend à ces sources, M. René Briau, nous écrivons dans l'article consacré aux Eaux-Bonnes : Cette action, disions-nous, se fait sentir de deux manières : 1° En dissolvant et en faisant disparaître les engorgements, indurations et engouements qui se produisent soit spontanément, soit à la suite de maladies antérieures des bronches, du tissu pulmonaire ou des plèvres ; 2° en agissant comme médication substitutive sur les inflammations apyrétiques subaiguës ou chroniques des mêmes organes, ainsi que sur celles du larynx et du pharynx, et en produisant dans ces parties une irritation spéciale, facilement appréciable dans un grand nombre de cas, laquelle change le mode morbide et fait en définitive disparaître les affections chroniquement établies dans un ou plusieurs points de l'appareil respiratoire.

Si l'on songe d'une part aux difficultés, j'allais presque dire à l'impossibilité d'établir un bon diagnostic différentiel entre la phthisie commençante et ces indurations et ces engouements dont parle M. René Briau ; et d'autre part à l'action désastreuse des eaux minérales sur la phthisie arrivée au second et surtout au troisième degré, alors que son existence ne peut plus être mise en doute, on conviendra que dans la très-grande majorité des cas où la médication thermale réussit, on a mis sur le compte des tubercules ce qui revenait de droit à des indurations, à des engorgements, à des engouements ou à toute autre affection chronique, fixés sur un des points du système respiratoire.

Poursuivons la communication de M. René Briau : Dans la phthisie entée sur une constitution lymphatique, dit-il, lorsque la vitalité locale et générale a subi une forte dépression ou au moins des modifications considérables, l'eau de Bonnes agit puissamment sur l'état diathésique, l'ébranle dans sa marche progressive et parvient souvent à arrêter par cette action générale le développement des productions tuberculeuses.

Dans ce cas encore, la médication thermale ne s'adresse pas aux tubercules, mais bien à la constitution délabrée dont elle relève les forces et qui par suite oppose une résistance plus grande à la marche envahissante de la diathèse tuberculeuse.

Enfin, la phthisie se rattache quelque fois à un principe morbide répercuté, et l'on ne doit pas s'étonner, dans ce cas, de l'influence heureuse que les eaux minérales exercent par leur action spéciale.

Mais, nous le répétons, dans la phthisie réelle, dégagée de tout autre élément morbide, la médication thermale, envisagée seulement au point de vue des principes minéralisateurs, est inutile et même dangereuse.

Cependant, comme notre opinion ne saurait faire loi, que d'ailleurs les symptômes de la phthisie au premier degré se confondent avec les signes fournis par les indurations, engorgements et engouements pleurétiques et pulmonaires, et que tous les auteurs ne conseillent la médication thermale qu'au premier degré de la tuberculisation ; qu'enfin certaines phthisies, greffées sur des tempéraments lymphatiques et des constitutions malheureuses, sont enrayées par suite des modifications générales que subit l'organisme, nous nous faisons un devoir d'indiquer ici les sources dont la réputation est la mieux établie pour le traitement de la phthisie et de l'hémophthysie qui toujours la précède : ces sources sont : *Cauterets*, *Eaux-Bonnes*, *Saint-Sauveur*, *Vernet*, *Amélie*, *Allevard*, *Saint-Alban* et *Hamman-Meskhoutin*, en Afrique.

PLAIES PAR ARMES A FEU. (Voir *Maladies chirurgicales.*)

PITYRIASIS.

C'est une affection chronique superficielle de la peau caractérisée par de petites taches roses, souvent à peine apercevables, et suivie d'une desquammation furfuracée permanente de l'épiderme. Bien que le pityriasis puisse se montrer sur toutes les parties du corps, il affecte particulièrement le cuir chevelu. Les personnes qui en sont atteintes éprouvent une démangeaison qui les porte à se gratter ; elles détachent alors une poussière blanche, formée par de petites squammes épidermiques. Si l'on écarte les cheveux et qu'on examine la peau, on aperçoit, au-dessous des squammes, les petites taches rouges, irrégulières et superficielles qui forment le caractère de cette inflammation.

La médication sulfureuse réussit assez mal contre cette dermatose. S'il en faut croire M. Wetzlar qui exerce aux eaux chlorurées sodiques d'Aix-la-Chapelle, la médication saline, combinée avec d'autres moyens appropriés, tels que les frictions avec la pommade au borax ou au goudron, conviendrait beaucoup mieux. A ce point de vue, *Uriage* nous paraît mériter la préférence sur les autres eaux exclusivement chlorurées sodiques, telles que *Bourbonne*, *Salins*, etc.

PRURIGO.

Cette éruption cutanée est caractérisée par des papules peu saillantes et à peu près de même couleur que la peau, assez larges et produisant une démangeaison très-vive et quelquefois intolérable.

La médication sulfureuse convient rarement dans le prurigo; comme dans la médecine usuelle, il faut donner la préférence aux bains alcalins, et sous ce rapport s'adresser aux sources légèrement alcalines de *Néris*, *Plombières*, *Bains*, *Luxeuil*, *Ussat* et *Neyrac*.

PSORIASIS.

Le psoriasis est une maladie très-commune, non contagieuse, mais héréditaire. C'est une inflammation chronique de la peau, bornée à une partie du corps plus ou moins étendue, se présentant d'abord sous la forme d'élevures solides qui se transforment ensuite en plaques squammeuses, comme nacrées, de dimensions variées, non déprimées à leur centre, et dont les bords, ordinairement irréguliers, sont très-peu proéminents. Quelquefois le tissu de la peau finit par s'endurcir et se couvrir de squammes sèches, dures, blanches, épaisses, comparables à l'écorce rugueuse des vieux arbres.

Au point de vue de la médication thermale, appliquée au psoriasis, les opinions sont très-partagées : les uns refusent toute action salutaire à cette médication ; les autres préconisent le traitement sulfureux ; ceux-ci donnent la préférence aux bains de mer et aux eaux chlorurées sodiques ; ceux-là enfin s'adressent aux bains alcalins ou aux douches de vapeur aqueuse.

Toutes ces assertions prouvent que le psoriasis est susceptible de modifications heureuses sous l'empire de médications diverses, et l'on sera moins étonné de ces modifications quand nous dirons qu'un traitement interne, dont la base est l'arsenic ou l'iodure de potassium, qui semblent comme les spécifiques de cette affection, est presque toujours mis en usage concurremment avec la médication externe.

Quoi qu'il en soit, que le traitement thermal soit sulfureux ou salin, il faut s'adresser aux sources les plus fortes, à *Ax*, à *Luchon*, à *Enghien*, à *Foncaude*, pour les eaux sulfureuses, à *Salins* ou aux *bains de mer* pour les chlorurées sodiques.

RACHITISME. (Voir *Scrofule*.)

RETENTION D'URINES. (Voir *Atonie de la vessie*.)

RHUMATISME.

Si nous voulions nous contenter de dresser, sans appréciation, le catalogue de toutes les stations thermales qui affichent la prétention de guérir le rhumatisme, nous formerions une liste dont la longueur effrayerait même les partisans les plus passionnés de l'hydrologie médicale ; si en même temps, à côté des succès obtenus, nous inscrivions les revers qui, chaque année, donnent un démenti à tant d'ambitions, nous trouverions peut-être que cette prétendue richesse n'est que pauvreté, et que le rhumatisme n'a pas plus que les autres maladies de nombreux spécifiques dans la thérapeutique thermale.

Cette conclusion, hâtons-nous de le dire, serait illégitime, car, plus que toute autre affection peut-être, le rhumatisme compte de puissants modificateurs dans l'hydrologie médicale. Seulement, par cela même que le rhumatisme est une espèce de Protée morbide, il importe d'approprier la médication thermale aux différentes physionomies que l'affection revêt, et ne pas indistinctement envoyer un rhumatisant dans une station ou dans l'autre.

Il est donc nécessaire, pour les besoins de la thérapeutique qui nous occupe, d'exposer brièvement les formes diverses sous lesquelles le rhumatisme se présente.

Sous ce rapport, nous entrerons dans deux ordres de considérations : dans le premier, nous examinerons la diathèss rhumathismale, soit dégagée de toute complication, soit mariée à d'autres états diathésiques ; dans le second, nous étudierons le rhumatisme selon les lésions qu'il détermine et qui lui impriment des caractères dont la thérapeutique thermale tire avantage.

Rhumatisme sans lésion organique.

Bien que le rhumatisme se présente sous les traits bien reconnaissables d'une diathèse, hérédité, ténacité, généralisation et mobilité de ses manifestations, empire exercé sur les maladies intercurrentes, etc., il est incontestable que des individus, sous l'influence des causes occasionelles du rhumatisme, peuvent souffrir de douleurs rhumatismales sans en avoir la diathèse.

Il est quelquefois difficile à une première attaque de rhumatisme, quand l'hérédité ne vient pas éclairer le diagnostic, de constater l'existence de la diathèse rhumatismale, car sa nature intime, comme d'ailleurs celle de toutes les autres diathèses, nous échappe complétement.

Mais en dehors de ces faits dont la pratique doit tenir compte, le rhumatisme est bien réellement la manifestation d'une diathèse dont la douleur est essentiellement le symptôme morbide.

Ce symptôme qui, dans beaucoup de cas, constitue à lui seul toute la maladie, cède surtout à l'application de la chaleur et à l'exaltation artificielle de l'activité cutanée.

Sous ce rapport, on le comprend déjà, la thérapeutique thermale offre des ressources inespérées.

Mais il est rare que le rhumatisme se présente dans cette simplicité, dégagé de toute liaison soit avec la constitution du malade, soit avec d'autres diathèses; et c'est ici que les résultats de la thérapeutique dépendent de la bonté du diagnostic.

Au point de vue des états constitutionnels, il en est deux surtout qui doivent fixer l'attention : le *lymphatisme* et le *névropatisme*, si l'on peut ainsi dire.

Quand il se greffe sur une constitution molle et lymphatique, le rhumatisme a un caractère moins douloureux, mais il est plus tenace, a de la tendance à se fixer sur les articulations et à engorger les tissus.

Quand, au contraire, le malade est d'une constitution très-irritable, le rhumatisme est douloureux, mobile, et se fixe plutôt sur le trajet des nerfs que sur les articulations.

On le comprend déjà, si la thérapeutique a, dans les deux cas, à combattre un élément commun, l'élément rhumatismal, elle doit, d'autre part, aider l'organisme par des moyens différents à réagir contre ce même élément.

Au point de vue des diathèses, le rhumatisme peut contracter mariage, comme dit M. Baumès, avec la diathèse scrofuleuse et avec la diathèse herpétique, et alors, ici encore, la thérapeutique thermale a des indications différentes à remplir.

Enfin, il est un état morbide avec lequel le rhumatisme est souvent lié, et qui, dans la plupart des cas, ne cède qu'après la disparition de ce désordre fonctionnel. — Nous voulons parler de la dyspepsie.

En résumant ce premier ordre d'idées, nous obtenons les variétés suivantes de rhumathismes :

1° Rhumatisme simple;

2° Rhumatisme avec prédominance de la constitution lymphatique;

3° Rhumatisme avec prédominance de la constitution névropathique;

4° Rhumatisme lié à la diathèse scrofuleuse;

5° Rhumatisme lié à la diathèse herpétique;

6° Rhumatisme lié à la dyspepsie.

Pour ne pas le scinder, complétons ce tableau par les indications thérapeutiques que chacune de ces variétés comporte, et nous parlerons ensuite des lésions organiques rhumatismales et des médications spéciales qui conviennent à chacune d'elles.

1° *Rhumatisme simple.* Déclarons tout d'abord qu'aucun des agents qui entrent dans la composition des eaux minérales ne mérite, à l'égard du rhumatisme, le titre de spécifique; d'autre part, si l'on se rappelle que la douleur, symptôme le plus saisissable de la diathèse rhumatismale, cède surtout à l'application de la chaleur et à l'exaltation artificielle de l'activité cutanée, il faudra reconnaître que l'action médicatrice des eaux minérales dans l'affection qui nous occupe, réside entièrement dans la température de l'eau et dans son mode d'emploi.

Cette vérité est tellement incontestable, que le rhumatisme simple peut s'adresser indistinctement à toutes les sources, pourvu que leur thermalité soit élevée et que l'emménagement hydrothérapique soit aussi complet que possible.

Nous citerons donc, dans les diverses classes d'eaux minérales, les stations suivantes :

Eaux sulfurées : *Luchon*, *Ax*, *Baréges*, *Cauterets*, *Bagnoles*, *Olette*, *Saint-Sauveur*, *Eaux-Chaudes*, *Gréoulx*, *Pietrapola*, etc., etc.

Eaux chlorurées sodiques: *Balaruc*, *Bourbon-l'Archambault*, *Bourbonne*, *la Bourboule*, *Lamotte*, *Néris*, *Luxeuil*, *Bourbon-Lancy*, etc.

Eaux bicarbonatées : *Mont-Dore*, *Chaudesaigues*, *Chateauneuf*, etc.

Eaux sulfatées : *Plombières*, *Bagnères-de-Bigorre*, *Evaux*, *Saint-Amand*, *Dax*, *Bains*, etc.

Dans ce nombre considérable de sources, il est difficile d'établir des catégories, et le choix de la station thermale devra surtout être déterminé par les moyens hydrothérapiques dont chaque station dispose. Ces moyens consistent principalement en bains, douches et étuves qui, par leur variété et leur multiplicité, doivent pouvoir se prêter à tous les besoins de la médication.

Nous devons mentionner ici, à simple titre de renseignement, parce que nous étudions ce sujet ailleurs, une médication afférente à la thérapeutique thermale et qui, peu employée chez nous, est en grand honneur dans quelques thermes d'Allemagne.

Nous voulons parler des bains et douches d'acide carbonique. En France, *Saint-Alban* a eu pendant longtemps le monopole de cette médication; mais, depuis quelques années, diverses stations dont les sources sont gazeuses, se sont pourvues des appareils propres à ce mode de traitement soit en vue du rhumatisme, soit en vue d'autres affections douloureuses, telles que les névroses, par exemple.

2° *Rhumatisme avec prédominance de la constitution lymphatique*. Deux natures d'eaux, les sulfurées et les chlorurées sodiques, trouvent ici leur emploi. Seulement on doit baser sur les symptômes à combattre la préférence que l'on doit accorder aux unes plutôt qu'aux autres. Quand le lymphatisme ne sera pas trop prononcé, quand le rhumatisme n'aura pas de tendance à envahir les articulations, on s'adressera aux eaux sulfurées, telles que : *Luchon, Baréges, Ax, Bagnols*, etc., avec lesquelles on mettra à profit toutes les ressources hydrothérapiques.

Si l'état lymphatique est très-prononcé, s'il côtoie presque la scrofule et si des engorgements articulaires se montrent, il faudra, bien que les eaux sulfurées puissent rendre quelques services encore, donner la préférence aux eaux chlorurées sodiques, telles que *Bourbonne*, *Uriage*, *Balaruc*, *Bourbon-l'Archambault*, etc.

Une des conditions de succès dans cette forme de rhumatisme, est la persistance dans les moyens employés. Quelquefois, au début de la médication, les symptômes se trouvent exaspérés, ainsi qu'il arrive pour les maladies de la peau et les affections catarrhales. Cette recrudescence du rhumatisme n'est nullement nécessaire au succès de la médication ; elle manque quelquefois, et sa présence n'implique pas la suspension du traitement. Sous ce rapport, d'ailleurs, il faut consulter les convenances individuelles et laisser au médecin des eaux le soin de trancher la question.

3° *Rhumatisme avec prédominance de la constitution névropathique.* Dans cette forme de rhumatisme où l'organisme est dans un état d'irritabilité excessive, il faut éviter, dans la crainte d'augmenter cette surexcitation, les eaux trop fortement minéralisées et les modes d'emploi trop énergiques. Astrié se contentait des douches de vapeur et des bains de vapeur à douce température et contenant de l'hydrogène sulfuré ; il assure avoir retiré les plus grands succès de l'emploi de ces moyens ; aussi, pour répondre à cette indication, croyons-nous qu'il ne faut pas s'écarter des eaux de *Saint-Sauveur*, des *Eaux-Chaudes*, d'*Olette*, et de certaines sources du *Vernet*, d'*Ax* et de *Bagnoles*.

Cependant les eaux faiblement minéralisées, quelle que soit la place qu'elles occupent dans la nomenclature, rendront des services peut-être plus réels que les sources que nous venons d'indiquer dans cette forme de rhumatisme, dite rhumatisme nerveux. Les plus importantes de ces sources, nous les avons déjà plusieurs fois nommées, sont : *Néris*, *Plombières*, *Bains*, *Luxeuil* et *Bourbon-Lancy*.

Nous ne pouvons terminer ce paragraphe sans dire la réputation que l'on a faite, dans le traitement du rhumatisme nerveux, aux eaux de *Lamalou*, que nous avons classées parmi les eaux ferrugineuses, et que l'*Annuaire* avait mises au nombre des bicarbonatées sodiques. La notoriété qui s'attache à ces eaux dans le sujet qui nous occupe, a créé à Lamalou une sorte de spécialité, des avantages de laquelle nous ne nous portons point garant.

4° *Rhumatisme lié à la diathèse scrofuleuse.* Sans nier positivement, comme d'aucuns l'ont fait, la possibilité de l'association du rhumatisme et de la scrofule confirmée, il faut reconnaître que cette association est assez rare, et que la scrofule, par la désorganisation profonde qu'elle jette dans l'organisme, absorbe bientôt en elle-même toute autre manifestation morbide.

Dans ce cas, le traitement est exclusivement celui de la scrofule, et nous renvoyons, pour les indications thérapeutiques, à l'article qui lui est consacré.

5° *Rhumatisme lié à la diathèse herpétique.* Les eaux sulfureuses thermales sont ici indiquées par l'existence des deux éléments morbides qu'il s'agit de combattre. Le choix de la source sera surtout déterminé par la nature de la dermatose, sans toutefois laisser dans un complet oubli la constitution du malade.

Nous n'avons pas à rappeler ici ce que nous avons dit plus haut sur ce dernier point, et pour ce qui est des dermatoses, nous renvoyons aux chapitres que nous consacrons aux diverses formes qu'affectent les maladies de la peau.

6° *Rhumatisme lié à la dyspepsie.* Commençons par déclarer que ces sortes de rhumatismes ne guérissent qu'avec la dyspepsie, et que, par conséquent, la médication doit s'adresser surtout au trouble fonctionnel de l'estomac. Les eaux alcalines, ainsi que nous le disons à l'article dyspepsie, trouvent tout naturellement leur emploi. Mais le traitement interne par cette classe d'eaux doit se combiner avec les pratiques de l'hydrothérapie, dût l'eau employée à l'usage externe ne présenter aucune trace de minéralisation. (*Voir Dyspepsie.*)

Rhumatisme avec lésion organique.

Les lésions organiques que le rhumatisme peut entraîner, à part une altération musculaire que nous avons décrite ailleurs sous le nom d'atrophie musculaire rhumatismale, ont toutes pour siége les articulations et consistent en engorgements péri-articulaires, en épanchements synoviaux et autres désordres dans les surfaces articulaires.

Ces lésions ont deux modes d'origine : tantôt elles sont amenées par le rhumatisme aigu et sont comme la transition de cet état à l'état chronique ; tantôt elles sont dues au rhumatisme chronique lui-même qui s'est primitivement établi dans les articulations.

Dans cette distinction, la thérapeutique thermale trouve quelques indications spéciales.

Quand la maladie débute par l'état aigu, il faut se hâter d'agir pour empêcher l'état chronique de s'établir, ou tout au moins pour enrayer dans leur marche les lésions organiques dont nous venons de parler.

L'emploi des moyens thermaux réclame ici beaucoup de circonspection.

Si les douleurs sont encore vives et si les phénomènes inflammatoires ne sont point complétement dissipés ou montrent de la tendance à se produire, il faut donner la préférence aux sources thermales faiblement minéralisées, telles que : *Néris*, *Luxeuil*, *Bains*, *Plombières* et *Bourbon-Lancy*; au besoin et dans les cas où les malades ne pourraient franchir de grandes distances, on pourrait recourir aux eaux sulfurées faibles, telles que : *Chaudes-Aigues*, *Evaux*, *Aix* (Bouches-du-Rhône), *Gréoulx*, *Bagnères de Bigorre*, etc.

Si l'état aigu est entièrement dissipé et s'il n'y a plus à craindre le retour des accidents inflammatoires, il conviendra de s'adresser aux eaux sulfurées, telles que *Baréges*, ou mieux encore aux chlorurées sodiques thermales, telles que *Balaruc*, *Bourbonne*, *Bourbon-l'Archambault*, *Lamotte et Uriage*.

Quand les lésions articulaires se seront développées sous l'empire de l'état chronique, il faut de prime abord recourir aux eaux les plus énergiques, celles que nous venons de citer en dernier lieu; *Néris* mérite d'être mis au même rang, grace à ses conferves dont on fait des applications topiques; ainsi que *Dax* et *Saint-Amand* dont les boues jouissent, en cette matière, d'une réputation méritée.

SCIATIQUE. (Voir *Névralgies*.)

SCROFULE.

On a dit que la scrofule était l'exagération du tempérament

lymphatique ; il en est ainsi en effet dans la très-grande majorité des cas, surtout pour la scrofule puisée dans le sein de la mère; mais il est quelques exceptions à faire pour la scrofule acquise dont on rencontre des manifestations sur des tempéraments pléthoriques.

Comme on doit le pressentir, les origines de la scrofule sont diverses; la maladie est tantôt congénitale et tantôt acquise; les causes de la scrofule congénitale sont l'hérédité, les mariages entre consanguins et les mariages mal assortis sous le rapport de l'âge des époux, les circonstances débilitantes, physiques ou morales, qui ont accompagné la formation et le développement du germe, la syphilis chez les parents, etc., etc. Les causes de la scrofule acquise rentrent toutes dans la violation des lois de l'hygiène et se résument dans un ensemble de conditions que caractérise surtout l'insuffisance de l'air et de la lumière.

Dans sa période d'acuité, la scrofule appartient essentiellement à l'enfance; rarement apparente avant cinq ans, elle se développe à cet âge, se continue jusqu'à quinze ans, vingt ans au plus, et s'efface alors progressivement pour disparaître avec la vieillesse ; mais après la cessation des phénomènes aigus, si je puis ainsi dire, l'organisme n'en a point fini avec l'affection scrofuleuse, car la diathèse existe toujours et s'impose à toutes les manifestations de la vie.

Il n'est donc pas d'affection qui, plus que la scrofule, soit tributaire des eaux minérales, d'autant mieux que la médication comprend ici tous les éléments modificateurs qui se rencontrent aux établissements thermaux, conditions hygiéniques et propriétés médicales des eaux.

Nous n'avons pas à nous occuper ici des conditions hygiéniques dont les principales, au point de vue qui nous occupe, celles qui dépendent de l'air et de la lumière, se rencontrent dans presque toutes les stations thermales; mais nous dirons seulement que les circonstances relatives aux climats, et par suite aux saisons, doivent être prises en considération pour le choix d'une station thermale ; ainsi on évitera les pays froids et humides et l'on donnera la préférence aux contrées méridionales et aux saisons chaudes, où l'air est plus pur et par conséquent plus vivifiant. Cependant, même en dehors de ces circonstances plus favorables, le passage seul d'une hygiène déplorable à des conditions meilleures, suffit pour modifier heureusement la diathèse scrofuleuse et pour en enrayer les manifestations, comme on peut s'en convaincre sur les enfants que l'administration de l'assistance publique de Paris envoie chaque année à Forges (Seine-Inférieure) où l'amélioration obtenue ne peut s'expliquer exclusivement par la composition chimique des eaux, mais bien par cet ensemble de bonnes conditions hygiéniques dont ces malheureux sont privés dans les infimes taudis que leurs parents occupent dans les quartiers les plus sombres et les plus infects de la capitale.

Après cette part large et légitime, qu'il convient de faire à l'hygiène dans le traitement de la scrofule, il faut tenir compte de la composition chimique des eaux dont l'action médicale est loin d'être indifférente dans la thérapeutique de la scrofule.

Un grand nombre d'eaux minérales se disputent l'honneur de la médication scrofuleuse; mais l'expérience s'est depuis longtemps prononcée en faveur des eaux chlorurées sodiques au nombre des quelles nous avons placé les eaux de la mer, et les *eaux mères* des salines; puis viennent les eaux sulfurées qui, sans s'adresser directement à la diathèse scrofuleuse, répondent à une série assez importante de ses manifestations; enfin se présentent des sources, en assez grand nombre, à composition différente, dont l'action bien manifeste paraît due à la présence de l'iode dans leurs eaux.

Ainsi donc, en mettant de côté ces dernières sources qu deviendraient à coup sûr les plus importantes si leur caractéristique pouvait être l'iode, nous avons à opposer à la scrofule deux sortes d'eaux, les salines et les sulfureuses, qu'il ne faut cependant pas confondre ; car, nous le répétons, les premières s'adressent à la diathèse scrofuleuse qui frappe l'organisme d'une altération radicale et universelle, et les secondes à une série de manifestations qui ont le système cutané pour siége.

Il importe donc, avant d'aller plus loin, de peindre en quelques mots la physionomie pourtant si compliquée de la scrofule.

Avant de se traduire par des phénomènes plus ou moins graves, la diathèse scrofuleuse se dessine dans des habitudes assez caractérisées pour former une constitution spéciale, la constitution scrofuleuse; ces habitudes sont : pour le physique, mollesse et flaccidité des tissus, accroissement difficile, cheveux blonds, yeux grands, saillants, bleus, peau très-polie, d'un blanc pur, pâleur et grosseur des lèvres; cou court et gros, embonpoint sans bouffissure; pouls mou; dartres et autres éruptions irrégulières et très-opiniâtres; du côté du moral, paresse, insouciance, dégoût, penchant au sommeil, nonchalance dans les actions, prononciation lente et difficile.

Mais la maladie ne se borne pas à cette physionomie, à cette exagération du tempérament lymphatique; elle s'accuse par des phénomènes morbides variés dont les principaux sont dans l'ordre de fréquence : 1° engorgements ganglionnaires, 2° engorgements celluleux et abcès froids, 3° exostoses, caries et autres lésions du système osseux, 4° différentes affections de la peau.

Les engorgements ganglionnaires sont les accidents par excellence de la scrofule, ils en sont comme la caractéristique; ceux du cou, les plus fréquents, sont connus sous le nom d'*écrouelles*; formant quelquefois par leur réunion des masses énormes tantôt d'un côté seul et tantôt des deux côtés du cou, ces tumeurs s'enflamment souvent d'une manière plus ou moins active et finissent par entrer en suppuration et par former des ulcérations très-longues à guérir et qui laissent après elles des cicatrices plus ou moins difformes.

Les ganglions des aisselles et des aines peuvent subir les mêmes altérations que ceux du cou.

Les engorgements celluleux sont des tumeurs qui se forment dans différentes parties du corps, sur le tronc, dans le trajet des membres, et qui, d'abord petites et fermes, grossissent, s'enflamment, se ramollissent du centre à la circonférence et donnent naissance, comme les ganglions engorgés, à une suppuration qui, sans parler des fistules qu'elle détermine, laisse, en s'ouvrant une issue au dehors, des ulcérations également très-longues à guérir.

Les affections osseuses dont la scrofule est la cause, sont la carie, la tuberculisation, l'exostose, la tumeur blanche, sur les quelles nous ne pouvons nous appesantir ici sans sortir du cadre de cet ouvrage.

Quant aux maladies de la peau, la scrofule peut revêtir à peu près toutes les formes des dartres ; mais il en est une qui lui est particulière, le *lupus*, la *dartre rongeante,* qui, pour beaucoup d'auteurs, lui emprunte son nom de *scrofule cutanée.*

Cette dartre, la plus redoutable de toutes, est caractérisée à son début par des indurations plus ou moins marquées de la peau avec une coloration rouge foncé et suivie plus tard d'ulcères difficiles à guérir. Son siége le plus fréquent est à la face, surtout vers les joues et au nez ; il n'est pas rare pourtant de l'observer au cou, aux membres inférieurs, sur les fesses où il prend plus particulièrement le nom de *scrofule cutanée.*

C'est contre cette série des manifestations de la scrofule, dont le *lupus* est la forme la plus redoutable, que sont employées les eaux sulfureuses.

Les eaux chlorurées sodiques et les eaux mères des salines, s'adressent à tous les accidents de la maladie et conviennent surtout aux maladies du système osseux.

Enfin, les sources qui contiennent de l'iode n'agissent guère, eu égard à la faible quantité d'iode qu'elles renferment, que sur les engorgements glanduleux avec ou sans suppuration ; cependant cette règle n'est pas absolue, car nous avons vu les eaux de Pougues modifier heureusement une affection scrofuleuse des os chez un enfant de dix ans, que nous avait adressé M. Nelaton.

Nous avons donc ici trois séries d'eaux minérales qui répondent, chacune, à des manifestations diverses de la diathèse scrofuleuse, et parmi lesquelles il sera facile de choisir après les considérations que nous venons de présenter.

Les stations thermales les mieux autorisées pour chacune de ces séries, sont :

EAUX CHLORURÉES SODIQUES : *Salins, la Bourboule, Saint-Nectaire, Balaruc, Lamotte, Bourbonne, Bourbon-L'Archambault, Bourbon-Lancy, Luxeuil, Niederbronn, Uriage,* tous les bains de mer et toutes les salines.

EAUX SULFURÉES : *Bagnoles, Luchon, Baréges, Eaux-Chaudes, Ax, Amélie, Gréoulx, Digne, Enghien.*

EAUX DIVERSES : *Charbonnières, Cransac, Pougues, Rennes, Royat, Vals, Vic, Vichy.*

STÉRILITÉ.

Nous sommes tenté de répéter ici ce que nous avons écrit dans l'article sur l'impuissance et d'exposer de nouveau l'embarras en lequel nous nous trouvons d'indiquer, sans sortir des limites imposées à ce livre, la médication thermale qu'il convient d'opposer à la stérilité. La stérilité ! état complexe, dû à des causes si différentes qu'il faut, pour remonter à sa source, passer en revue toutes les altérations des organes divers qui forment un des appareils les plus compliqués de l'économie.

Il s'agirait d'abord d'étudier la stérilité chez l'homme et chez la femme et, pour chacun d'eux, de dresser le bilan des affections fort dissemblables qui s'opposent à la reproduction de l'espèce; car, à l'exemple de l'impuissance, la stérilité est rarement une maladie essentielle, c'est-à-dire indépendante de l'altération de quelque organe.

Comment en cette place accomplir cette œuvre? L'entreprise nous paraît tout simplement impossible; mais une circonstance nous rassure et allége un peu notre responsabilité : presque toutes les maladies, surtout du côté de la femme, qui apportent un empêchement à la fécondation du germe, ont une place marquée dans ce rapide catalogue des infirmités humaines, tributaires des eaux minérales. Nous ferons en détail ce qui se refuse ici à un travail d'ensemble, et nous croyons ainsi remplir plus utilement notre tâche que de prescrire toujours et indistinctement les eaux ferrugineuses.

SYPHILIS.

Nous répéterons ici ce que nous avons dit à l'occasion de la cachexie paludéenne : que les eaux minérales ne pouvaient pas plus remplacer le quinquina dans la fièvre intermittente que suppléer le mercure dans la syphilis; que seulement elles mettent l'organisme dans de meilleures conditions pour lui faire éprouver l'action du médicament.

Sous ce rapport, il ne peut y avoir doute pour personne.

Mais à côté de ce fait, parfaitement vrai, on a prétendu que les eaux minérales, les eaux sulfureuses en particulier, par l'excitation qu'elles produisent sur l'enveloppe cutanée, jouissaient du privilége d'éveiller des manifestations de syphilis qui se dérobaient à toutes les investigations; en d'autres termes que la médication thermale était la *pierre de touche* de l'existence de la syphilis; et, à ce propos, on cite les visites que les jeunes gens vont faire aux sources des Pyrénées avant de contracter mariage.

Cette grave assertion ne mérite pas une confiance absolue, et nous pourrions citer des exemples où des accidents secondaires et tertiaires de la syphilis ne se sont pas montrés, après un traitement aux eaux sulfureuses.

Ces dernières, dans tous les cas, n'ont pas le monopole qu'on leur attribue, et nous avons vu, plus d'une fois, les bains de mer rappeler à la peau une syphilis que l'on croyait éteinte et disparue.

TEIGNE.

Cette maladie cutanée est caractérisée par des croûtes d'une odeur dégoûtante, d'un jaune clair, sèches, adhérentes, circulaires, déprimées en godet, isolées ou agglomérées en larges incrustations, qui ont leurs bords saillants ou relevés, et dont la surface présente des dépressions.

On est à peu près d'accord sur l'inanité de la médication sulfureuse contre les teignes, et Astrié pense que la plupart, au moins, des guérisons de cette maladie, attribuées aux eaux minérales, appartenaient à des eczemas impétigineux ou des pityriasis du cuir chevelu.

Mais, comme assez fréquemment, les teignes se trouvent greffées sur des tempéraments lymphatiques ou des constitutions scrofuleuses, il y a avantage à modifier les conditions générales de l'organisme, et l'on arrive ainsi à se rendre plus facilement maître de la maladie cutanée par les moyens de la thérapeutique ordinaire.

TIC DOULOUREUX DE LA FACE. (Voir *Névralgie.*)

TUBERCULISATION. (Voir *Phthisie.*)

TUMEUR BLANCHE. (Voir *Scrofule.*)

TUMEURS UTÉRINES.

L'action sédative des eaux minérales sur les tumeurs fibreuses est encore pleine d'incertitude; mais quand on songe à l'impuissance de nos moyens ordinaires, et à quelques observations heureuses, recueillies dans diverses stations thermales, on est autorisé à conseiller les eaux minérales, ne fût-ce même qu'à titre d'essai.

Seulement, afin de mettre de son côté toutes les chances de réussite, il faut que la tumeur soit de date récente, et qu'elle ait tendance à s'accroître. Si l'affection remonte à une époque reculée, et si depuis longtemps elle est restée dans un état stationnaire, la médication thermale est à peu près impuissante.

Cependant, au milieu même des meilleures conditions de succès, la guérison pourra ne pas être complète, et on n'obtiendra, soit qu'une diminution dans le volume de la tumeur, soit qu'un arrêt dans son développement.

Quoi qu'il en soit des résultats, la médication thermale, nous le répétons, mérite d'être tentée, et l'on s'adressera, soit aux eaux bicarbonatées sodiques les plus fortes, telles que *Vichy*, *Vals*, soit aux chlorurées sodiques énergiques, *Lamotte*, *Bourbonne*, etc.

ULCÈRE ATONIQUE. (Voir *Maladies chirurgicales.*)

ULCÉRATIONS DE L'UTERUS. (Voir *Engorgement utérin.*)

FIN.

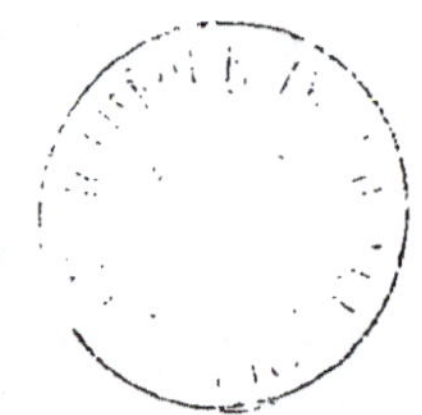

TABLE

PREMIÈRE PARTIE.

CONSIDÉRATIONS GÉNÉRALES SUR LES EAUX MINÉRALES.

CHAPITRE PREMIER.

CHAPITRE VIII.

DEUXIÈME PARTIE.

CLASSIFICATIONS DES EAUX MINÉRALES.

CHAPITRE PREMIER.

CHAPITRE II.

CHAPITRE III.

TROISIÈME PARTIE.

QUATRIÈME PARTIE.

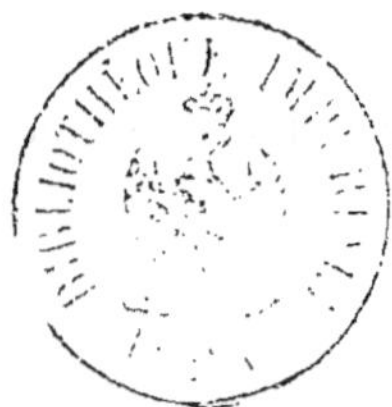

LES

EAUX MINÉRALES

DE LA FRANCE

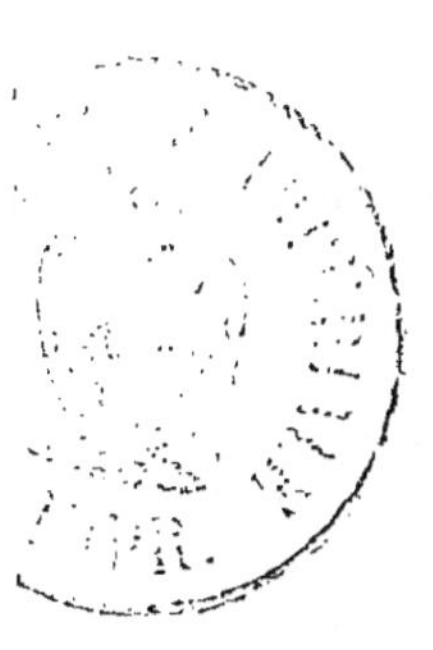

OUVRAGES DU Dr FÉLIX ROUBAUD

MÉDECIN DIRECTEUR DES EAUX MINÉRALES DE POUGUES

TRAITÉ DE L'IMPUISSANCE ET DE LA STÉRILITÉ chez l'homme et chez la femme. 2 vol.

DES HOPITAUX au point de vue de leur origine et de leur utilité, des conditions hygiéniques qu'ils doivent présenter et de leur administration. 1 vol. in-12.

THÉOPHRASTE RENAUDOT. Étude sur les mœurs médicales du XVIIe siècle. Édition de bibliophile, tirée à un petit nombre d'exemplaires, 1 vol.

STATISTIQUE MÉDICALE ET PHARMACEUTIQUE DE LA FRANCE (couronnée par l'Institut, *Académie des Sciences*). 1 vol. in-18.

HISTOIRE ET STATISTIQUE DE L'ACADÉMIE NATIONALE DE MÉDECINE depuis sa fondation jusqu'en septembre 1852. In-8°. (*Très-rare*).

HYDROLOGIE MÉDICALE

- *Les eaux minérales de la France*, Guide du médecin praticien. 1 vol. in-12.
- *L'Hydrothérapie, les Bains de mer et les Eaux minérales de l'étranger* (en préparation). 1 vol.
- *Pougues, ses Eaux minérales et ses environs*. 1 vol. in-12. — 3e édition, illustrée.
- Troubles de la digestion. — Maladies des voies urinaires.
- Identité d'origine de la Gravelle, de la Goutte, du Diabète et de l'Albuminerie, 1 vol. in-8°.
- *Rapports sur le service médical des Eaux minérales de Pougues* (couronné par l'Académie impériale de médecine). Brochure in-8°.

ANNUAIRE MÉDICAL ET PHARMACEUTIQUE DE LA FRANCE, de 1849 à 1866. 18 vol. in-18. — Chaque volume se vend séparément.

Imprimerie L. Toinon et Cie, à Saint-Germain.

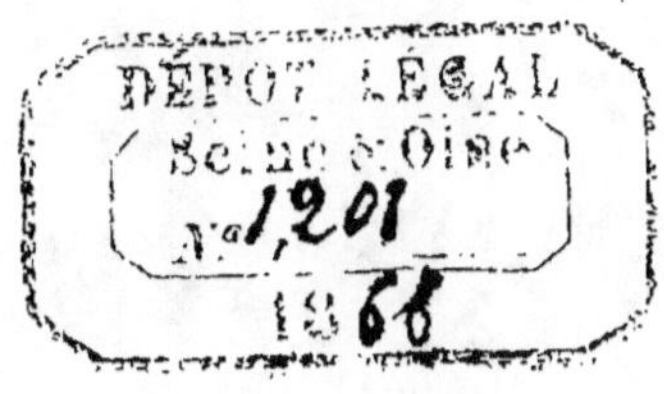

LES

EAUX MINÉRALES

DE LA FRANCE

GUIDE DU MÉDECIN PRATICIEN ET DU MALADE

PAR

LE Dr FÉLIX ROUBAUD

Médecin directeur des eaux minérales de Pougues (Nièvre)

DEUXIÈME ÉDITION

PARIS

MICHEL LÉVY FRÈRES, LIBRAIRES ÉDITEURS

RUE VIVIENNE, 2 BIS, ET BOULEVARD DES ITALIENS, 15

A LA LIBRAIRIE NOUVELLE

A M. TROUSSEAU

OFESSEUR DE THÉRAPEUTIQUE A LA FACULTÉ DE MÉDECINE
DE PARIS

Très-cher et très-honoré maître,

D'autres pourront vous offrir de leurs sentiments un témoignage plus digne de votre grand nom et de votre beau talent, mais nul n'aura jamais pour vous une reconnaissance égale à celle que vos bontés ont gravée dans le cœur de votre élève respectueux et dévoué.

FÉLIX ROUBAUD

Les bons médecins font les bonnes eaux.
(Vieux dicton.)

En tête de la première édition de ce livre, nous écrivions les lignes suivantes :

« Le traitement des maladies chroniques par les eaux » minérales a conquis, depuis quelques années, en France, » une faveur que le succès légitime et justifie.

» Cette nouvelle voie ouverte à la thérapeutique a été » frayée par quelques hommes dont la persévérance et le » talent ont tour à tour dissipé l'incrédulité des uns et les » exagérations mystiques des autres, et, par ainsi, ont donné » à la médication thermale le cachet d'une incontestable » utilité. »

Aujourd'hui, soit qu'une expérience plus longue ait raffermi les croyances et porté la conviction dans les esprits encore indécis, soit qu'un concours de circonstances heureuses ait permis de recourir plus fréquemment à cette médication, aujourd'hui, disons-nous, cette utilité est devenue une nécessité, et dans toutes les familles, quand reviennent les hirondelles et les premiers rayons du printemps, on se préoccupe des eaux qu'il faudra aller boire et des établissements qu'il importera de fréquenter.

C'est pour répondre à ce besoin de plus en plus impérieux, que nous publions une seconde édition de ce livre.

Nous avons respecté l'ordre qui avait primitivement présidé à la confection de l'ouvrage, parce qu'il nous paraît satisfaire à toutes les exigences du public auquel nous nous adressons. La science n'est point encore assez fixée en hydrologie pour imposer à tous la même classification, soi chimique, soit physique, soit médicale.

En cet état de choses, et n'ambitionnant qu'un résultat pratique, nous avons conservé l'ordre alphabétique pour les deux parties où cet ordre était possible, et nous sommes ainsi parvenu à rendre toute recherche prompte et facile.

Le but de l'auteur sera complétement atteint s'il concourt, pour une part aussi minime qu'elle soit, au développement d'une médication à laquelle il s'est depuis longtemps voué et qui lui a donné les succès les plus réels et les plus légitimes dans le traitement des maladies chroniques.

Paris, le 1er mai 1866.

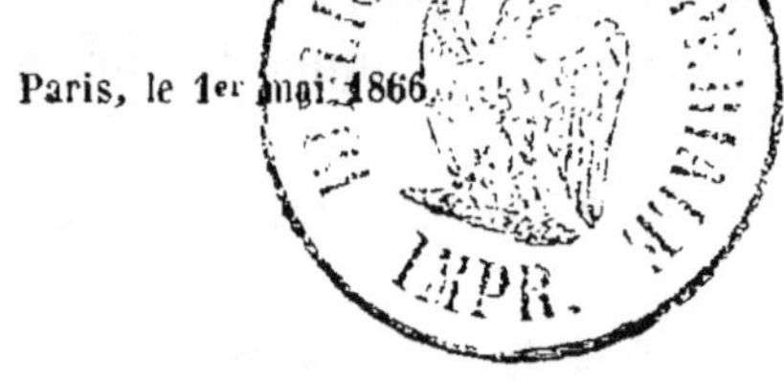

www.ingramcontent.com/pod-product-compliance
Lightning Source LLC
Chambersburg PA
CBHW051252060726
47596CB00001B/86

* 9 7 8 2 0 1 3 7 1 8 6 6 0 *